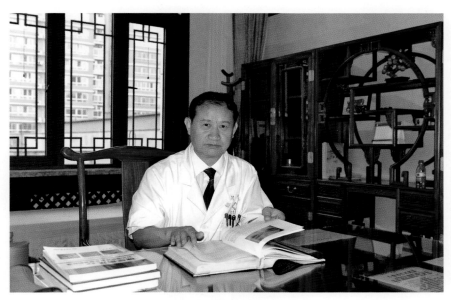

陕西省名中医马拴全

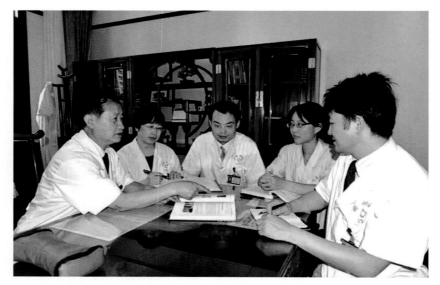

马拴全老师（左一）组织年轻医生讨论病案

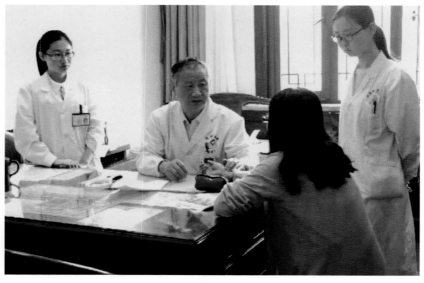

马拴全老师（左二）带领研究生上门诊

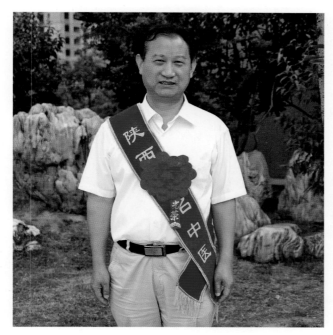

马拴全老
师获"陕西省
名中医"称号

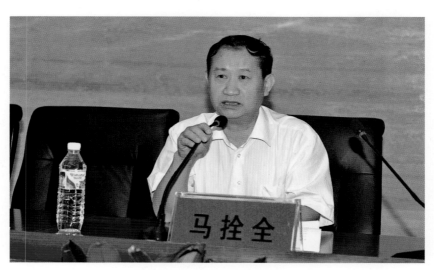

马拴全老师参加学术会议

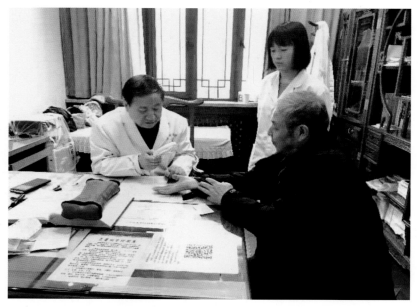

马拴全老师（左一）带领徒弟上门诊

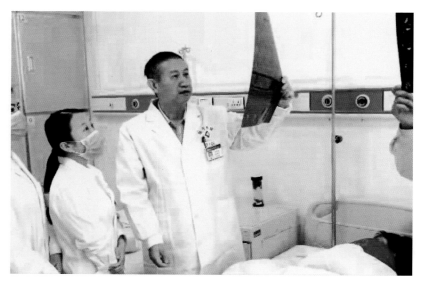

马拴全老师（左二）查房指导诊治疑难病例

"十四五"时期国家重点出版物出版专项规划项目

陕西省名中医学术经验集

马拴全名中医学术经验集

◎ 马拴全 罗艳玲 薛艳 主编

陕西新华出版传媒集团
陕西科学技术出版社
Shaanxi Science and Technology Press
——
西安

图书在版编目(CIP)数据

马拴全名中医学术经验集 / 马拴全,罗艳玲,薛艳主编. —西安:陕西科学技术出版社,2022.12
（陕西省名中医学术经验集）
ISBN 978 – 7 – 5369 – 8265 – 9

Ⅰ.①马… Ⅱ.①马… ②罗… ③薛… Ⅲ.①中医临床 – 经验 – 中国 – 现代 Ⅳ.①R249.7

中国版本图书馆 CIP 数据核字(2021)第 190209 号

陕西省名中医学术经验集 · 马拴全名中医学术经验集
SHAANXI SHENG MINGZHONGYI XUESHU JINGYANJI · MA SHUANQUAN MINGZHONGYI XUESHU JINGYANJI

马拴全　罗艳玲　薛艳　主编

责任编辑	耿　奕
封面设计	朵云文化

出　版　者　陕西新华出版传媒集团　　陕西科学技术出版社
　　　　　　西安市曲江新区登高路 1388 号陕西新华出版传媒产业大厦 B 座
　　　　　　电话(029)81205187　传真(029)81205155　邮编 710061
　　　　　　http://www.snstp.com

发　行　者　陕西新华出版传媒集团　　　陕西科学技术出版社
　　　　　　电话(029)81205180　81206809

印　　　刷　中煤地西安地图制印有限公司
规　　　格　720mm × 1000mm　16 开本
印　　　张　16.5　插页 2
字　　　数　213 千字
版　　　次　2022 年 12 月第 1 版
　　　　　　2022 年 12 月第 1 次印刷
书　　　号　ISBN 978 – 7 – 5369 – 8265 – 9
定　　　价　68.00 元

序 一

《陕西省名中医学术经验集》丛书几经绸缪，即将面世。这是陕西中医界的一桩盛事，也是全省中医药界的骄傲。

陕西是中医药的重要发祥地，素有"秦地无闲草""自古多名医"之美誉。传说中的神农氏和他的族人早先就生活在姜水（今陕西岐水）流域，关中的高天厚土养育了他们，孕育了医学，也推动了《神农本草经》的问世。春秋时期秦国著名医家医缓、医和先后入晋为晋国国君治病，反映了当时秦地医学较其他地区的明显优势。汉代的楼护、韩康，隋唐的孙思邈、王焘，宋代的石泰，明代的王履、武之望以及清代的小儿痘疹专家刘企向等，是陕西中医药的集大成者，为祖国中医药学的进步和发展做出了重要贡献。

中华人民共和国成立后，在毛主席"中国医药学是一个伟大的宝库，应当努力发掘，加以提高"精神的指引下，中医药学进入了日新月异的发展时代，不仅为人民群众提供了方便的中医药诊治途径，也更大幅提升了其理论和技术水平。近年来，习近平总书记对中医药发展做出一系列重要指示，强调"中医药是中华民族的瑰宝，一定要保护好、发掘好、发展好、传承好"，要"遵循中医药发展规律，传承精华，守正创新"。

我省中医药事业在省委省政府的坚强领导下迅速发展，服务体系不断健全、服务能力不断提高，为人民群众"看中医""用中药"提供了更多的途径。

相对于现代医学，中医是很讲究"名医"的，名医绝大多数是德艺双馨的，也是经验丰富的。在临床实践中，"经验"极其关键。在中医领域，几乎所有的经验都是临床积累，或是世代传承而来的。中医药学是必然要向前发展的，新的技术方法也是会不断融合进来的，但中医大约永远都不会离开"经验"。传承精华、守正创新，这是新时代中医药发展的核心与关键。

此前，陕西省中医药管理局曾先后出版过 6 辑《陕西省名老中医经验荟萃》，不仅医生需要，患者也很是欢迎，这些书籍为中医药传承发展起到了重大作用。为进一步挖掘、整理、继承名中医的学术经验，提高全省中医药学术水平，他们开展新一轮《陕西省名中医学术经验集》丛书的编纂工作，这其中既有郭诚杰、杨震等国医大师，又有姚树锦、仝俐功等一批陕西省名老中医，涉及中医内科、外科、针灸等多个专业，覆盖面广，专业水平高。希望通过《陕西省名中医学术经验集》丛书将名老中医的经验传承下去，并为年轻的中医人提高医术提供更多的机缘。更重要的是，通过这种代代相传的模式来不断延续中医的"经验"，必将为中医药学术理论的研究打开新的思路，使中医药学在发展中不断地提升，并造福于万万千千的群众。

《陕西省名中医学术经验集》丛书编委会

2022 年 6 月

序 二

《陕西省名中医学术经验集·马拴全名中医学术经验集》即将出版，马老师请我作序，我欣然允诺。

马老师1957年7月生于陕西省宝鸡市陈仓区县功镇。高中毕业后，马老师积极响应"把医疗卫生工作的重点放到农村去"的号召，回到家乡当赤脚医生。他放下药箱下地，背起药箱出诊，有空就请教老中医、老药农、土郎中，向他们学习中草药知识，很快马老师就对中医产生了浓厚的兴趣与热情。1976年马老师步入陕西中医学院深造学习。他精勤不倦、博览群书、广寻精粹、锲而不舍，系统地掌握了中医的基本理论。毕业后，马老师留任陕西中医学院附属医院工作至今。马老师以高度的敬业精神、高超的诊疗技术、高尚的医德医风赢得了同行的认可和患者的赞誉。从赤脚医生成长为主任医师，治病救人的使命一直扎根于马老师的脑海；从无名小辈成长为陕西省名中医，"大医精诚"的理念未曾动摇。在40余载从医生涯中，马老师用"大医精诚"向人们诠释了"医者仁心"的深刻含义。

勤耕不辍，妙手回春医术高超。马老师酷爱读书，以"勤""苦"二字作为学习方法，认真研读中医经典，学习中医理论，博览、记诵、勤思、体悟；他学习临床，尝药、侍诊、求师、省身，终生为之。在40多年的临床实践中，马老师紧跟专业发展前沿，潜心钻研、大胆实践，探索治疗疑难杂症行之有效的方法，在中医外科，尤其在皮肤病、疮疡、烧伤、乳房疾病、周围血管病等方面形成了自己的独到见解和特色疗法。他的治疗技术既突出中医特色，又擅长用中西医结合的方法诊治银屑病、白癜风、黄褐斑、荨麻疹、紫癜、痤疮、带状疱疹、湿疹、硬皮病等皮肤疑难顽症和乳房疾病、烧伤、疮疡、周围血管病、男性生殖与泌尿系疾病、体表肿瘤等体表外科疾病，临床效果良好，慕名求医者络绎不绝，患者群辐射西北五省乃至全国。马老师担任陕西中医药大学附属医院皮肤科主任20余年，他始终关心科室的发展与进步，弘扬正气、恪守职业操守。他带领皮肤科快速发展，开展了多项新技术、新疗法，大大扩展了诊疗范围，丰富了治疗手段。

潜心医海，著书立说成果斐然。应诊之暇，马老师熟读《黄帝内经》《难经》《伤寒杂病论》《神农本草经》等经典著作，对《金匮要略》《温病学》《外科正宗》《外科心法》《洞天奥旨》《疡科心得集》等经典著作研究颇深。他博采众长，不抱成见，强调"发皇古义，融会新知"，将祖国传统医学与现代科学相结合，不断努力完善、创新，最终形成了自己独特的治疗风格，并总结出多例疑难病证治疗的良方。他临证独具特色，其辨证思路融寒温、内外于一体，重体质，抓主症、善斡旋，重脾胃、顾阳气，有方有守，与其学术思想之精华一脉相承、紧紧相扣。悬壶之余，马老师勤于总结临床及教学方面的经验和体会，著述颇丰：撰写出版专著10部，发表学术论文80余篇。主持和参与完成科研课题16项，获科技成果奖2项。研制了创愈液、创愈膏、银黄消痤胶囊、大解毒颗粒、乳疾灵颗粒、生元丸、祛疣合剂等10余种院内制剂和协定方，取得了较好的临床效果。马老师多次参加全国性、地方性的学术会议，并介绍临床经验，引起业内人士高度关注，并获得一致好评。

情系苍生，大医精诚德泽四方。马老师秉承"见彼苦恼，若己有之"的传统美德，常以先贤庄子"吾生也有涯，而知也无涯"的名言古训自勉，以孙思邈"精于专业，诚于品德"的大医风范自律，以"医者仁心"的态度对待病患。他待患如亲、视病如己，用真心、细心和爱心为患者服务，能设身处地为患者着想，牺牲自己的休息时间及时为患者解除病痛。俗话说："每一个白衣天使的背后，都有一条用医德医风铺起来的路"，马老师用自己的一言一行对这句话进行了最完美的诠释。将金钱名利看淡如水，视医德医道重于天，将个人利益抛在一旁，把患者的病情放在心间。为人宽厚豁达，尊重同事，以礼相待，低调谦虚，从不以大家自居，凡事必身先士卒。

教书育人，桃李满园硕果盈枝。在救死扶伤的同时，马老师还担任硕士研究生导师、第四和第五批全省老中医药专家学术经验继承工作指导老师，他始终把教书育人作为自己的职责所在，无私传授独到的学术经验，培养了一批又一批硕士研究生、学术经验继承人等高层次中医人才，指导的各地进修医生及实习学生更是不计其数。他的严肃认真、循循善诱的教学风范为师生们交口赞誉。

《陕西省名中医学术经验集·马拴全名中医学术经验集》由马老师及其弟子，以及具有丰富经验的中医专家整理而成。全书分为成才之路、学术主张、临床经验、典型医案、师徒对话 5 章，比较全面地介绍了马老师的学术思想、辨证论治特色和临床经验，对于临床诊疗具有很好的指导意义，为中医后来者提供了可资借鉴的理论。本书可谓马老师数十年临证经验之集大成者。

从医 40 载，马老师播下了爱的种子。爱中医、爱弟子、爱患者，他收获了快乐、收获了幸福、收获了成功，他赢得了学生的爱戴、病人的信赖、社会的敬重。在《陕西省名中医学术经验集·马拴全名中医学术经验集》出版之际，特送上对联一副，以示敬意：

上联：一生向学，朝也苦读、暮也苦读，六十年皓首穷经，著书立说称大医。

下联：心系病患，起也思虑、卧也思虑，四十载悬壶济世，德艺双馨救苍生。

横批：医者仁心。

陕西中医药大学校长　周永学

2016 年 6 月 6 日于咸阳

目　录

第一章　成才之路

第一节　偶入杏林界，初探岐黄道

马拴全，1957年7月生于陕西省宝鸡市陈仓区县功镇。1975年1月，马老师中学毕业回乡后，被任命为生产队会计和记工员。因劳动积极，上进心强，踏实肯干，为人真诚，处事公正，工作认真负责，谦虚谨慎，1975年4月被宝鸡县上王公社碧峰寺大队选为医疗站的药房调剂员。当时医疗站药房的药物分类有中草药、中成药、西药、兽药，医疗站工作人员共有5位，1位老中医，1位西医，1位兽医和1位护士，进站后马老师即被安排去宝鸡市卫生学校进行了短期的学习和培训，并按规定积极踊跃地参加由宝鸡市卫生学校和公社卫生院每月各举办一次的学术讲座会，后经宝鸡县卫生局考核合格，颁发了赤脚医生证，从此正式成为医疗站的一名赤脚医生。在农村，老百姓看病偏重于中医，吃中药，但中草药的晾晒、炮制、加工、包装、保管都有具体的方法和要求。作为药房调剂员，马老师为了能尽快地了解和胜任本职工作，几经转折，托人购买了一本中医院校的现行中药学教材，利用晚上及一切业余时间抓紧自学，在工作时虚心求教并不断实践，很快便掌握了中草药的一般炮制过程和保管方法，并了解了临床常用中草药的药性、功效及使用方法，这使马老师成为一名较熟练的药房调剂员。不懈努力，终有回报。由于工作认真仔细，药材晾晒、炮制、分类、保管到位，损耗少，每次盘点皆平或没有明显亏损，马老师被公社卫生院多次予以表扬，群众亲切地称他为"红管家"。看见他对中医知识如此感兴趣，医疗站的两位老中医分别送给他《寿世保元》《医学衷中参西录》2本书。明代名医龚廷贤的《寿世保元》，该书对中医基础理论阐述较详，概述了由"神农尝百草"、《黄帝内经》到《难经》《伤寒论》《金匮要略》及后世医家的贡献，强调中医理论本之于《黄帝内经》，临床包括内科杂证、妇科、儿科、外科，并记载了民间单方、杂治、急救、灸疗等方法，其论述包括脏腑、经络、诊脉、用药等，并对脏腑、气血等重要内容作了专篇论述，对临床各科疾病的证治阐述精详，每病证之下均先采前贤之说分析病因，然后列述症状，确立治法，后备方药，有的附有验案。清朝末年名医张锡纯的代表著作《医学衷中参西录》，其既以传统中医理论为基础，突出理、法、方、药之根本，又能触类旁通，对西医解剖、生理、西药理论也有所讲解，开创了中医学与西医学的结合，理论联系实际，临床用药灵活多变，所列处方全系临床经验所得。当时的马老师如获至宝，随即陷入如饥似渴的研读，逐渐掌握了一些粗浅的临床疾病诊疗知识。当时的医疗站主要负责本大队社员、周边群众以及畜、禽的疾病预防和医疗救治工作，因此除在医疗站的日常工作外，马老师常跟随医疗站的医生一起到田间地头、社员家里看病和注射疫苗；流感盛行时熬好预防流感的中药，派送给群众或放在医疗站，做好疾病的预防工作；也常随医疗站的兽医下到生产队和群众家里给牲畜、家禽治病，注射疫苗以预防瘟疫。马老师受到了广大社员群众的赞誉，被称为"春苗"式的赤脚医生！忙碌的工作激起了马老师对医学的热爱，其中遇到的两件终生难忘的事件更坚定了马老师学医的决心：第一件事，某一年初冬时节，一名老人与家里人闹矛盾，争吵后一时想不开便在自家屋梁上吊自缢，家人发现后即刻抱起解开绳索，速去医疗站呼叫医生救人。一名老中医带马老师马不停蹄地赶到患者家里时，患者已昏迷不醒、呼之不应、口唇发紫，家属在其旁号啕痛哭。第一次见到这种情况，年轻的马老师手心冒汗、心慌腿软、不知所措，有经验的老中医嘱咐他去村东头的老皂角树下捡几个干皂角来，立即用砖块砸烂，研成粉末，另取一团棉花堵住肛门，然后将皂角粉末吹入患者鼻孔，原本已无气息的患者猛然间打了几个喷嚏，出现了呼吸，面色逐渐转润，口唇发紫也随之改善。过了大概30min，患者意识逐渐清醒。"皂角救人"，马老师对这背后的原理非常好奇，也再次激发了他对民间单方、验方，祖国传统医学更为浓厚的学习兴趣。另一件事，马老师本来有一个可爱的小弟，六七岁的时候，有次发烧后出现双下肢软瘫，行动不便，无法活动，只能依靠上肢力量支撑来完成基本的身体移动，大部分生活都无法自理。生病后的小弟失去了原本的活泼好动，逐渐郁郁寡欢，可当时的马老师因年少不懂事，不仅未曾安慰小弟，还经常调笑、欺负小弟，长大后的马老师愧疚不已。最艰难的是求治过程，父亲带着小弟多次辗转于当地各大小医院救治，可当时医疗水平有限，条件艰苦，缺医少药，小弟的病不仅没有治好，连明确的诊断都不清楚。在1975年秋季，也就是马老师进入医疗站成为一名赤脚医生的阶段，小弟夭折了。亲眼看见小弟就这样不明不白连诊断都未曾明确就早早离开人世，马老师悲痛之余，更想加紧完善自己的医疗知识，为类似小弟这样的患者带来一线生机。正是因为这些亲身经历，更加坚定了马老师从医的信念——立志要当一名医术精湛的医生，为广大人民群众解除疾苦，让病有所医、痛有所解。

马老师对中医的认识和感情，是在大队医疗站当药房调剂员开始的。年少的马老师看到老中医给患者看病，仅仅开了几味中药，服后病即缓解。中医药治疗疾病的简、便、验、廉激发了他对博大精深的中医的浓厚兴趣。当时的他不止一次地思考，仅凭几味花花草草、树根树皮就能治病？仅几味药便能药到病除，中医学的博大精深与玄机奥妙，深深地吸引着年轻好学的马老师。如果说当药房调剂员开启了马老师的中医启蒙路，那么在陕西中医学院对中医的系统学习促使马老师认定了自己一生的职业方向。在1976年，马老师有幸被录取进入陕西中医学院深造学习。入校后深知学习机会不易的他，格外珍惜在校的每一分一秒，极力将每一分精力都投放在医学知识的海洋中去。在校期间，他聆听了诸多中医名家大师的讲课和讲座，深入浅出地系统学习了《黄帝内经》《难经》《伤寒杂病论》《神农本草经》等经典医书，完善了对中医基础理论、金匮要略、温病学、中药学、方剂学、针灸学、中医内科学、中医外科学、中医妇科学、中医儿科学等基础与临床学科的学习，并涉猎了西医学的解剖、生理、病理、诊断、病原微生物及临床等科目。这些知识都为他日后的从医之路奠定了坚实的基础。当赤脚医生和药房调剂员时对中药形状、药性、炮制及药物名称的初步掌握，也为在校的学习打下了良好的基础。马老师知道求学不易、机会难得，故非常勤奋好学。他的努力和刻苦，大家有目共睹，除课堂的日常学习外，学校的自习室、路边的昏暗灯光下、星期天的公园凉亭里、大树下、河头堡的麦草垛边，都留下了他埋头读书、不懈努力的身影。功夫不负有心人，最终，他取得了平均93.1分的主课成绩，为之后的临床工作铸就了扎实的中医理论基础。

第二节　溯医道之源，博众家之彩

马拴全老师常说："经典是实践的结晶，是临床的智囊。经典是中医基础的灵魂，是中医精华之所在，是中医辨证论治的宝典。学习经典是学习中医、研究中医、发掘中医的理论基础。"马老师对经典的学习，主张要熟读、精读，多背，由浅入深，反复拆解，纵横挖掘，用心感悟，变化以为己用，以经典释证、悟证、解证。对经典的学习不应仅停留在背诵、理解方面，更需将其与临床工作紧密联系起来，使经典的学习和临床疾病的诊疗相辅相成，共同提升。马老师教导学生初学中医需从入门书读起，如《医学三字经》《濒湖脉学》《药性赋》《汤头歌诀》等，之后需反复研读"四大经

典"（《黄帝内经》《难经》《伤寒杂病论》《神农本草经》）。进入
提高阶段后，再读各派医家对经典的发挥及他们的经典临床著作，
如《金匮要略》《医宗金鉴》《景岳全书》《临证指南医案》《湿热
病篇》《脾胃论》等以及与临床各科相关的专著。熟读经典是老师
成才、成名、成家的基础。马老师阅读经典著作从串读、类方、
脉、症等不同角度进行研读和深入思考。虽反复诵读，仍每次都会
有不少新启悟，常读常新，不断联想，益感经典之博大精深，临床
再用，便多了几分自如和创见。马老师认为，读书时，要突出一个
"问"字。常言道："问，是前进的起点。"提出问题，记下存疑。
佛经云："大疑大悟，小疑小悟，不疑不悟"，再读时又激发了灵
感，另有启迪，就可产生许多联想，大有振聋发聩之感；读书时常
回顾总结以往临床实践中所遇到的成功或失败案例，仿佛豁然开
朗，收获颇丰。因可从理论高度来认识每种疾病，故理解得更为深
透，用马老师自己的话来讲："相互之间产生了一些联想，确有柳
暗花明之感，欣悦之情油然而生。"马老师还熟读《外科正宗》
《外科证治全生集》《疡科心得集》《医宗金鉴·外科心法要诀》
《外科医案汇编》《理瀹骈文》等外科专著，博采众长，不断汲取
丰富的理论新意与实践经验，所谓读万卷书，才能比较完整地掌握
中医学博大精深的学术内涵及系统理论知识。如在读到清代医家尤
在泾《伤寒贯珠集》中所述"积阴之下必有伏阳"时，马老师立
即联想到张仲景的寒热并用诸方，忽有顿悟，仿佛另入一番天地，
明白了"火郁证"非一病之专名，乃一系列病证的共有病机。再如
"发之"，亦非仅限汗法，祛其壅塞、透热外达诸法皆谓之"发"，
进而验之于临床，使临床辨证和用药更为精确。读经典、阅专著是
马老师工作、生活中每天必不可少的乐事，每次阅读经典就仿佛同
古人交谈，更像是与同道切磋。"以古为师，以今为友"，是马老师
读书的座右铭，也是马老师提倡的治学方法。

一、以古为师

初学者或传统中医学习的第一个阶段，必须要以经典为师，以古代名家为师，虚心地学习前人的理论和实践经验，领会咀嚼，细心品味，切不可一知半解便沾沾自喜、说三道四。经典中的条文，乃是从无数病例中总结出来的具有规律性的知识。阅读经典，亦是俗话所说的万变不离其宗之宗，掌握了中医理论的核心思想，方能思常达变。故吾师常告诫学门弟子："以古为师就要潜心读书，厚积薄发。"

二、以今为友

当理论知识和实践经验累积到一定程度时，就需结合现代医疗新思想、新技术，进而学会发现问题、提出问题、解决问题，有了自己的经验体会和感悟，即可形成自己对疾病的观点和认知。常同老师及同道商榷沟通，甚至争论，可提高自己的认识上限，拓展认识的宽度。即在传承了中医学经典的理论和实践经验的精髓后，还需通过反复临床实践以检验、确立自己正确的学术见解，形成自己的临床实践经验，并发现古人或前人包括老师的不足甚至错误的观点，结合现代医学新的研究进展，大胆地提出自己的正确观点和方法以纠正及弥补前人之不足。马老师倡导的这种治学态度正是学习、继承、创新、发展的规律，也是中医学理论与实践得以不断发展的前提和基础。马老师还特别强调，"以古为师"和"以今为友"并非目的，而是基础、前提和手段。在中医理论的学习和临证中，只有不断积累学识和经验，不断发现问题、提出问题，通过学习和查阅文献资料，与老师沟通、探讨和交流，最终解决问题，才能真正地提高。

（一）善于发问，敢于质疑

做学问，自然要学、要问。学是基础，是前提，问是起点，是方法。敢于发问，敢于反权威，敢于质疑，是发扬创新的开端。提出问题、解决问题，就是前进，就是进步。马老师做学问非常重视发问。日常实践中有了问题就先记下来，若有初步的设想、构思就先写个提纲，通过进一步学习实践，产生联想启悟，再充实完善，日久即自成文章。一时弄不懂的问题，可能八年、十年，也许更久后才能得以解决，正是通过不断学习、不断实践、不断提问、不断解决问题，才能不断前进、不断成长、不断提高。他不仅自己善于发现问题，还在查房、病案讨论、业务学习时鼓励督促年轻医生、规培生、进修生、实习生提问、讨论，甚至争论。提问、讨论及争论都是追求进步的起点，是创新的开端。这种创新要有相应的理论作为依据，也就是论据，紧接着根据我们的论点或创新点开展实践，做到理论与实践的紧密契合，才能对中医理论与临床的发扬有所裨益。

（二）重视医案，勤于写作

医案是中医临床最真实的记录、最朴实的描写，是医家思维方法的具体反映，是宝贵的中医文献，已成为大家学习中医的重要组成部分，对传承和交流历代名医临证经验有着不可替代的作用，也为当代以及后世研究与开发中医药留下了宝贵的财富和发展的空间。马拴全老师认为中医的临证实践经验，大部分蕴藏于浩瀚繁锦的各家医案中。许多医案夹议夹述，论病精辟透彻，理论与实践巧妙地结合在一起，是祖国医学不可或缺的宝贵财富。马老师非常重视医案的研读，时常教导学生开卷有益。从许叔微《伤寒九十论》到《韩氏医通》，从我国第一部集历代名医医案的专辑《名医类案》到张山雷《古今医案评议》、秦伯未《清代名医医案精华》、余瀛鳌《现代名中医类案选》、董建华《中国现代名中医医案精华》等近代名医各家的医案，不仅自己研读，也常鼓励学生学习，并进行归类整理，写出感悟体会。通过对医案的学习和研究，对病证演变规律的探索和归纳，客观、真实地总结前人成功的经验和误诊误治的教训，从而能够全面、系统地探究中医学术流派的形成和发展的轨迹，以加深对中医基础理论指导临证作用的认识，提高中医药文化素养。马老师重视医案，还表现在他自己诊治的每一个病人必有医案记述，从初诊到复诊、三诊、四诊，从病史到医嘱，从调服到护理等都有相关的记录。几十年坚持下来，对成功的、有效的病案总结规律，触类旁通。对无效或误诊的病案总结教训，找出原因，举一反三，以警示后学和再诊。通过对大量个案的潜心研究，总结经验和教训，汲取精华，逐渐形成了自己独特的学术思想和临床经验。

三、中医的价值在于理论体系

中医的生命在于理论知识指导临床实践，临床实践丰富理论知识。只有不断地学习研究和传承中医学的经典理论和学说，才能更好地创新、丰富中医，更好地弘扬、发展中医。马老师坚持和遵循中医理论指导下的临床实践，创立和形成了自己鲜明的学术思辨特点。

（一）坚持以中医理论为指导

中医是实践医学，是在千万年的劳动实践中积累形成的。远古时期的人们为求得生存，在寻找食物与对抗自然环境侵害的过程中，逐渐发现了有医疗作用的药物与针砭等，这些医疗经验历经几千、几万年的积累，日渐丰富。面对大量的、原始的、机械的医疗经验，必须加以整理、归纳、升华，以便驾驭，于是借助当时的哲学、天文、地理等各学科的成就，相互渗透、交融，形成了以精气、阴阳、五行学说为核心的理论体系。这一理论体系，是建立在朴素的辩证唯物主义基础上的科学。它是在宏观层面上，整体地把握人体的生理、病理及治疗规律，自然有别于西医的以分析还原理论为基础的理论体系。它具有强大的生命力，且具有稳定性、开放性和前瞻性。在以《黄帝内经》为标志的这一理论体系形成之后，不断地吸收周围各民族、海外的医学知识丰富自己，而且经过历代医家的不断发展、创新，使这一理论体系更加丰富、完善。时至今日，诸多先进的理论思想，仍引领着未来医学发展的方向。中医有独立的理论体系，有完整的诊疗方法，要提高临床疗效，就必须坚持在中医理论指导下进行辨证论治。"坚持以中医理论为指导"本来就是中医学界每一个大夫和同仁应有的基础和素养，并非什么特色，更谈不上什么创见或学术思想，但在学术多元化的今天，反倒成了马老师本非特色的特色，更值得业内人士倍加反思。究其缘由，主要是西方科学的价值观对中医价值观的冲击，扭曲了中医辨证论治的理论体系和思辨方法。近代长期以来，中医发展模式的西化，科研方法、学术水平、临床疗效评价体系和质量标准的西化，加之现代诊断技术、治疗手段的突飞猛进和便捷应用，特别是医疗理念的偏差和市场经济的干扰，使得中医阵地减少、学术萎缩、人才匮乏。中医院不再姓"中"，中医人不知道自己姓"中"，在这样的情况下，遵守中医理论，坚持辨证论治，谈何容易？中医理论的核心——辨证论治来源于《黄帝内经》，其本则肇端于《伤寒论》《金匮要略》，而《黄帝内经》奠定了中医学理论的基础，《伤寒论》《金匮要略》则奠定了辨证论治的策略和方法。所以，正本澄源，就是要努力继承《黄帝内经》的理论和仲景辨证论治的体系和思辨方法。马老师通过反复阅读经典，揣摩经旨，悟透经意，读懂了中医的价值在于理论；通过长期的临床实践，个案积累，总结规律，认识到中医的生命在于实践。通过自己半个多世纪对中医药学的躬身实践和不断探索，他认为："要想传承中医，发展中医，坚持和遵循中医理论为指导是唯一的前提。"中医理论指导下的辨证论治本质是因时、因地、因人制宜，是纳入全部信息基础上的个体化诊治。天地万物在不断地运动变化，人的生理、病理也在不断地运动变化，疾病的证也是不断运动变化的，治疗措施也应随之而变，唯此才是谨守病机。马老师临证，始终严格按照中医理论指导下的辨证论治体系，"谨守病机，勿失其宜"，审因论治，法无定法，方无定方，没有固定的僵死套路。他认为中医学理论不断丰富和发展的历史也是多学科不断融会贯通的过程，所以马老师临证从不排斥西医，并且努力学习和参考西医，从西医病理、生理、药理等多角度对病情作出分析；将实验室检查、超声和影像等现代医疗技术作为中医四诊的"外延"，用作对病情的认识和判断，但并不以西医的理论、化验、检查来指导中医辨证、中药应用，而是严格按中医理论体系辨证论治。

（二）胸有全局，见微知著

马老师临证具有大局观，主张临证看病要"胸有全局"。所谓胸有全局，就是要对每一病证的病因、病机、临床表现、诊断要点、治则、治法、方药等，有较全面的了解。不能光看局部皮损，要见微知著，临证时方能把握全局，全面分析，不致犯片面性错误，更不至于被临床假象所迷惑，从而保证和提高临床疗效。这实际是中医学"整体观念"的临证体现。马老师认为"整体观念"亦是中医学的特色之一。中医学是研究人体与天地万物、精神意识相互关联、不断运动变化的科学。人是自然产物，与天地自然相应。人本身是一个形与神俱的有机整体，这是整体观的 2 个要点。由于历史原因，在当时的背景下中医还不可能对微观有较为深入的了解，所以只能极大地发挥医者的直观感觉，通过望、闻、问、切去获取疾病的信息资料。四诊所采集的临床资料，都是疾病个别的表面现象，反映不了疾病本质，只能通过外在的表现去推断疾病在里之变化。而且，每一个证又由很多不同原因所引发，仅凭症状和体征，难以判断其病的性质。再者，中医的症状有真假，包括阴阳、表里、寒热、虚实的真假。有兼夹，包括寒热错杂、虚实相兼、表里同病、数邪杂合、宿疾新病、标本缓急。有转化，如阴阳、寒热、虚实、表里的转化。有体质之差，时空之别。有同病异治，异病同治之分。还有病人的表述或简或繁、或真或假、或夸大或忽略等。这些现象，都必须在中医整体观念的指导下，观其外而知其内，进行综合分析，推断其在里之生理、病理变化，才能对其性质、病位、程度、病势了然于胸，作出精准的病证判断。然后再据证论治，以立法、处方、加减用药而收效。因此主张中医治病，不可头痛医头、脚痛医脚，要充分运用整体观念来辨证论治。"有诸内，必形诸外"，不可只知其一不知其二。比如带状疱疹神经痛，中医认为气血应环周不休，若气血不通，"不通则痛，不荣则痛"。气血不通、不荣的原因，从性质来讲，早期即热毒壅滞，或余毒未清，毒瘀经络，气血不通，后期则气血凝滞，正虚与虚实相兼，头绪多端，若仅见一斑，则难窥全貌，一味活血止痛必然产生片面性的错误。所以，必须胸有全局，全面分析，逐一而迅速地排除，最终确定其症结所在，即辨明其证，据证而施治。这样把握全局，病因病机全部了然，则治之必验。切不可一叶障目，不见泰山。

（三）辨证首分阴阳，论治注重虚实

《黄帝内经》云："百病之生，皆有虚实。"张景岳曾曰："千病万病不外虚实，治病之法无逾攻补。"《素问·阴阳应象大论》曰："善诊者，察色，按脉，先别阴阳。"更有王洪绪《外科全生集》以阴阳为纲的辨证论治法则。但验之临床未免有笼统之嫌。马老师从临床出发，总揽全局，认为中医治则"汗、吐、下、和、清、温、补、消"八法无非补泻。他强调辨证论治以阴阳为纲，临证首辨虚实，治法无非补泻，虚者补之，实则泻之，权其轻重或补泻兼施，则能从临证之纷繁复杂中，执简驭繁、纲举目张。"大道至简"，中医理论深奥，却并不玄虚，很多理论只要悟懂了，即可执简驭繁，抓住要领，灵活运用。如疼痛，所有的疼痛，都是因气血不通所致，古代医家概括为"通则不痛，不通则痛"。气血不通的原因，无非虚实两大类，实者邪阻气血不通，其邪，包括六淫、七情及内生五邪。虚者，包括阴阳气血的虚衰，正虚无力而不通。治疗大法当实者泻之，虚者补之。再如发热，首先要分清是实热或虚热，然后再分实者何者实，虚者何者虚，以及病位、程度、兼夹等。凡病首分虚实，皆如此辨证。分清虚实，对大方向把握准确，不会实其实、虚其虚。大方向对了，还需进一步细化，分清实者何其实，虚者何其虚，其病位、程度、兼证等，要一一辨明，才能丝丝入扣。所以，马老师常说"大道至简，知其要者，一言而终；不知其要，流散无穷"。临证时，无论辨证还是论治，首分虚实，断不会面对复杂证候，如入云山雾罩，不识庐山真面目。

（四）辨证论治，首重于脉

自古以来，四诊在辨证论治中依其诊断价值来排列，当依次为望、闻、问、切。马老师根据自己的临床经验师法古人先贤，在中医外科，尤其是在诊治多种临床表现相似的皮肤病时，提出"脉诊在脏腑气血辨证论治中起着至关重要的作用"。每个病都有大致相似的临床表现，但病机又各不相同，且一病之中又有若干证。证是如何确定的？仲景谓之"脉证并治"，是依脉的变化来确定证。"证"即疾病某一阶段的病机，治法依病机而立，方药依法而出，这就形成了完整的以脉为重心的辨证论治体系。临床面对复杂的证候时需以脉释证、以脉解舌、以脉定证，从而作出准确的判断。脉诊内容非常丰富，很多疾病的性质、吉凶顺逆，皆以脉断。《黄帝内经》云："微妙在脉，不可不察"，"气口成寸，以决死生"。《难经》中论脉的篇幅，约占全书的四分之一，确定了寸口诊法，并予以全面论述，为后世所宗。仲景于《伤寒论》开篇之首即设"辨脉法与平脉法"论脉专篇，而且每卷都将脉诊置于突出位置。马老师认为，"望、闻、问、切"是四诊在诊断过程中运用的顺序，而不是重要性的先后排序。医者看病，辨证施治，总是先望病人之神色形态，闻其气息音声，问其所苦所欲，再诊其脉，以明确诊断。若论四诊的重要性，当以切诊为先。因为切诊对一个疾病的完整诊断起着重要作用。中医的一个完整诊断，要有 4 个要素：一是病性，二是病位，三是程度，四是病势。这 4 个要素可概括为"四定"，即定性、定位、定量、定势。在明确诊断这 4 个要素中，脉诊也起着重要的作用。即使出现"脉、舌、证"不符合的时候，也会有舍脉从证或舍证从脉。当然，许多临床病例由于首诊包括西医在内复杂的治疗过程，还要排除相关因素的影响。临证时中西医结合治疗的病例很多，具体如何排除干扰，凭脉辨证论治，还有待进一步研究探讨。

（五）动态平衡论治

马拴全老师认为"动态平衡观"也是中医理论体系的特点之一。宇宙间一切事物的发生、发展和变化，都是阴阳对立统一、运动变化的结果，"动而不已则变作矣"。人体的生理、病理，也是阴阳对立统一，运动变化的结果。"恒动观"指导下的辨证论治全过程，是马老师鲜明的临证思辨特点和方法之一。一个医生能守善变，是炉火纯青的境界。守得住，就是治病时虽一时未效，但只要病机不变，就要守原法原方，不可见一时无效，就变法更方，心无准的，导致茫然不知所措。善变，就是一旦脉变、病机变了，就要据其所变，变法更方，如仍以前法前方治之，终将功亏一篑。变与不变，皆依病机而定，此即"谨守病机"之也。疾病的性质、病位、程度、病势是不断变化的，这其中，有量变，也有质变，更何况我们临床施加的干预因素和手段，都会促使病机的转化。我们如何准确把握疾病的不断变化，《黄帝内经》提出的原则是"谨守病机"。而病机的把握关键在脉舌，以脉定性、定位、定量、定势，这四定，归结起来就是证。所以要通过"症"的变化，辨"证"的转化，才能明确病机，做到"谨守病机，随证治之，治随证转"。病机转变，证治亦变。临床依证来确定治则治法，再依治则治法选定方药方法。如麻疹、风疹初起，脉可沉而数，可用升降散、银翘散之类；若邪热进一步亢盛，激迫气血外涌，则脉由浮数变为洪数，可用白虎汤治之。若烧烫伤、重症药疹、重症银屑病患者邪热亢盛而耗津伤气，则脉由洪数变为芤数，可用人参白虎汤；若津气被壮火严重耗伤，则脉由芤而转为虚大乃至散，可用生脉散。若正气浮越而脱，由阳证转为阴证，脉转为沉微欲绝，可用参附汤、四逆汤回阳救逆；若邪热由卫分逆传心包，脉见沉数细而躁急，当用清营汤、安宫牛黄丸之类；若热病后期，邪退正衰，肝肾阴伤，脉转细数无力，可用加减复脉汤；若阴竭阳越，脉当浮大而虚，可用三甲复脉主之。再如，邪气阻遏，气机郁滞，气血不能畅达以鼓荡血脉，随郁滞程度不同，脉可随之转为沉、弦、迟、涩、细、短、结、伏乃至脉厥。这些脉象虽各不相同，但由于病机相同，可知上述诸脉是有联系的，是一种病机动态发展的不同阶段、不同程度所出现的不同变化。这样，就可以将诸脉以一理而融会贯通，就可以守绳墨而废绳墨，辨证地、灵活地看待各种脉象，而不必机械地、刻板地死于当下。"观其脉证，知犯何逆，随证治之"，也说明了疾病在不断运动变化着。如何把握，当然要辨其证，方能立法、处方。简而言之，就是建立"恒动观念"，其实质是"谨守病机，审因论治"。

第三节　得师承传授，重临证实践

毕业后，马老师留在学校附属医院外科工作。当时的外科包括普外、胸外、神经外科、骨伤科，还包括中医外科、痔瘘科、皮肤科，经过了大外科 5 年的住院医师和助教的锻炼后，马老师熟悉并掌握了西医和中医外科常见病、多发病以及急危重症的诊治原则和基本的手术技能，初步掌握了中医外科临床及教学技巧和规律。马老师在外科工作时曾在手术室接连手术两天两夜，虽筋疲力尽但因对外科手术的热爱，他从中获得了当医生的成就感，也培养了极强的手术动手操作能力。1985 年伊始中医外科从大外科分出，因马老师有赤脚医生和药房调剂管理的经历，对中草药的辨识和炮制比较熟悉，并且动手能力强，全国著名中医外科专家、中医外科教研室主任徐廷素老师强烈要求将马老师分配到新建的中医外科。随后马老师跟随全国著名中医外科专家徐廷素、皮肤科专家郭仲轲等老师进行临床学习。徐廷素老师早年毕业于贵阳医学院外科专业，是中华中医药学会外科专业委员会副主任委员、陕西中医学院中医外科教研室主任、附属医院中医外科主任，精通中医外科基础理论和临床技能以及丰富的教学经验，热衷中医外科事业，德高望重，擅长诊治乳房疾病、疮疡、周围血管病等外科疾病。郭仲轲老师是我国较早的一批"西学中"成员，同时掌握中医和西医两套医学知识，尤擅长中西医结合诊治皮肤病，临证得心应手，有较高的文化修养和崇高的职业道德。两位老师知识渊博，治学严谨，其风趣幽默的课堂教学方式，认真负责、精益求精的临证工作态度，使马老师受益匪浅、记忆犹新，一直以来也鞭策、鼓励着他认真致力于临床、教学和科研工作。1980年10月至1981年7月马老师参加了陕西中医学院"古典医籍师资进修班"，再次系统地学习了《黄帝内经》《难经》《伤寒论》《金匮要略》《温病学》等经典医籍；1985年3月至1985年7月在上海中医药大学参加全国高等院校"中医外科师资提高班"，受到全国著名中医外科专家顾伯华、顾伯康、陆德铭、马绍尧、唐汉钧等名家医师教导；1987年6月在江苏南通市参加全国"乳房疾病学习班"；1989年12月在北京参加由卫生部科技司举办的"中国烧伤创疡湿性医疗技术医学师资培训班"；1995年9月至1996年8月在中国人民解放军第四军医大学西京医院烧伤与皮肤外科进修学习1年；1997年1月至2000年1月有幸师承于第二批全国名老中医药专家熊永文教授，经陕西省中医药管理局考试合格出师，由中华人民共和国人事部、卫生部、国家中医药管理局共同颁发了全国名老中医药专家学术经验继承人出师证书。熊永文老师毕业于成都中医药大学，毕业后留校从事中医外科临床和教学工作，后调入陕西中医学院，擅长诊治疮疡、痔、瘘及皮肤病，熊老师博览典籍，勤求古训，精通医理，热心于中医药传承事业，他赠予马老师五句话："祖国医学，伟大宝库；整体观念，辨证论治；经验医学，师承传授；虚心学习，发扬光大；普度众生，造福人民。"这五句话至今仍是马老师的行医准则。马老师跟随诸位名师临床侍诊，深得这些名家前辈的亲传，并经多次培训进修学习，结合自己的心得体会，铸就了老师扎实的中医理论功底，他的实践技能在临床中不断丰富发展，对中医外科的兴趣也越来越浓厚。1996年起开始担任科主任，主持科室工作，在科室原来只能诊治常见疮疡、乳房疾病、皮肤病的基础上，马老师针对当时有些医院的医生不愿意收住烧烫伤患者的情况，本着对中医深厚的感情和普度众生造福人民的仁医之心，增加并开展了对烧烫伤疾病的研究治疗，并在本地区产生了一定的影响。

一次，有位烧伤深度达Ⅲ度、烧伤面积达40%延迟治疗的男性患者被送到陕西中医学院附属医院皮肤烧伤科救治，患者入院时已精神错乱，狂躁不安，胡言乱语，腐烂的创伤面散发出刺鼻的腥臭味，其家属甚至都不愿在病床前停留。经检查，病人已发生创面脓毒症、电解质紊乱合并肾衰竭，且两周未解大便，腹胀如鼓，呼吸急促。生命的延续刻不容缓，此时家属表示经济状况较差，马拴全主任当时果断指示："先不要考虑经济问题，尽全力抢救。"于是为患者清创换药、吸氧、输液、输血、抗感染、灌肠等各种抢救措施有条不紊地进行着。患者当时存在的大便秘结症状，经多次灌肠都没能奏效。这时，马拴全主任毫不犹豫地戴上手套一点一点地抠、掏燥屎，病人家属感动得热泪盈眶。当病情趋于平稳，需要多次手术植皮治疗时，家属再次表达无力支付巨额费用，马老师想方设法为患者手术并节约治疗费用，积极组织全科人员为患者捐钱捐物。在医护人员的精心治疗护理下，患者康复出院了，患者和家属跪着感谢马拴全等医护人员，马老师扶起家属和患者，认真地说："你们的康复和微笑便是对我们最大的感谢！"

在市场经济大潮的冲击下，当一些人纷纷向"钱"看的时候，马拴全老师却一直在自己的岗位上尽职尽责，恪守着一片心灵的净土。他说："一切为了病人是医务人员的天职。想要保持医院这块纯净的地方，就要抵制社会上的不良风气，不断改造自己，净化自己的心灵。我们愿以实际行动，保持白衣天使的形象，将一生献给医疗事业，奉献在岗位上，奉献给病人。时刻以病人的需要作为自己的行为标准，一切为了病人，一切方便病人。"他是这样说的，也是这样做的。

1997年12月，一位患者掉入开水锅内被严重烫伤，面积达67%，经马拴全等医护人员的精心治疗，病人痊愈出院。为了表示感谢，病人家属拿着"红包"来找马老师，流着泪请他一定收下自己的"心意"，被老师婉言谢绝，并真诚地说："请用这些钱买些补养品，让病人尽快恢复健康，我的心里就高兴，这就等于感谢我们了。"1999年，有一家人不幸被烧伤，病人经济拮据，又无人护理。在马拴全主任的带动下，科室医护人员争献爱心，给病人送饭赠物，精心护理，使得这家人得到及时治疗。家属为表感激之情，拿出500元作为酬谢，被马老师婉言谢绝："这是我们应该做的，请您把钱留给病人治疗疾病吧。"马老师的话打动了一个个病人和家属的心。他们说："你们不是亲人，胜似亲人，我们全家将永远记住你们这些好人。"陕西日报曾报道："患者需要医术精、视病人如亲人的好医生。陕西中医学院附属医院中医外科（烧伤科）马拴全副主任医师就是这样一位深受烧伤患者欢迎的好大夫。"

马老师20世纪70年代毕业于陕西中医学院后，留校附属医院，从事外科医疗、教学、科研工作，经过多年的勤奋努力，成绩斐然，被同行们誉为中医烧伤、疮疡理论与治疗的带头人。他曾担任陕西中医学院中医外科教研室主任，附属医院外一科主任、皮肤烧伤科主任、皮肤科主任，世界中医药学会联合会疳证专业委员会副会长、理事，陕西省中医药学会理事，中医外科学会副主任委员，中西医结合学会烧伤专业委员会副主任委员，中医中西医结合皮肤病专业委员会副主任委员，中华中医药学会外科疮疡专业委员会委员，中国中西医结合学会烧伤专业委员会委员等职务，连续多年被陕西中医学院及附属医院评为优秀共产党员、优秀教师、优秀工作者。

马老师在烧伤方面的建树，离不开多年来的勤奋努力与刻苦钻研。他阅读了大量古今有关烧伤的医疗文献，向有实践经验的人学习，反复进行实践和探索，取得了丰硕成果。他带领的科研小组研制的烫伤药水、烫伤药膏、止痒擦剂、大解毒颗粒等药，临床应用疗效颇佳，被患者称为"灵丹妙药"。同时，马老师将自己丰富的医疗实践由经验上升到理论，撰写了《中医对烧伤创面的病理认识及治则初探》一文，该文参加了首届中华创伤学会组织修复学组欧洲组织修复学会联合学术会议，受到普遍赞誉，并被陕西省科学技术协会、陕西省人事厅评为第六届自然科学三等优秀学术论文，马老师由此成为著名的中医烧伤治疗专家和学者。

耳闻不如目见，目见不如足践。马拴全老师积极倡导中医是实践医学，中医的生命价值在于临床实践。毛泽东说："读书是学习，使用也是学习，而且是更重要的学习。"读经典、拜名师、临床实践是最好的学习方法。中医学博大精深，只有在实践中才能切身感悟其深意、其真谛、其价值。1979 年马老师毕业留校后，立即投入临床工作的第一线。那时附院还没有独立的中医外科，他在大外科任住院医师，每天接诊一些骨伤、普外科疾病、急腹症等需要手术的危急重症患者。作为一个刚刚走出校门的年轻医生，每天面对着那么多危重病人，马老师努力学习外科相关知识和手术基本操作技术，阅读历代外科专著，每天在实践、学习、再实践、再学习过程中，一起与上级医师治愈了许多患者，同时自己也掌握了大量中西医结合急救治疗知识，总结出了中医治疗急危重症的优势，为以后的临床、教学尤其是开展中医外科科研工作创造了得天独厚的条件。白天在临床上遇到的疑难问题，他会记录下来，晚上回去后会查阅资料、翻看医案，有时有了新的想法，亦会自己熬制中药或制作药膏，用于临床实践，并一遍一遍不厌其烦地对此进行改进。

1985 年，马老师因工作需要被安排到新成立的中医外科工作，之前在大外科积累的临床实践经验，为日后的临床水平的提高和学术思想的形成及发展奠定了坚实的基础。"纸上得来终觉浅，绝知此事要躬行"，对中医学更是如此。中医学的临床实践和理论知识的学习相辅相成，缺一不可。理论指导实践，实践反过来会加深对理论精髓的理解。中医学是植根于临床、验之于临床的实践性极强的学科，其一切学术观点的是非争议、一切理论假说或创新，都只能依赖于临床实践的检验和印证，实践出真知，尤其对那些尚未被现代科学实验证明的规律与经验，临床实践既是检验其真理性的唯一标准，也是其机理和结论认定的终极目标。马老师在临床实践中摸爬滚打、长期磨炼，亲身印证了"中医乃临证第一之学"这一至理名言，虽身兼教学任务，但从未因此耽误临床工作，登门求医者众多，诊无虚日。临床实践不仅可以积累丰富的经验，更是从理论到实践的一个升华，逐渐地，马老师对中医外科疾病的本质、病变的各个阶段以及内、外治法等都有了新的认识和见解，逐步形成了自己的独具特色的学术理论。

第四节　寻科室特色，立优势病种

20 世纪 80 年代末，当时我科原有的几位著名中医外科专家相继退离科室，尽管科室有这些前辈多年工作付出所奠定形成的基础，但仍面临着一些困难，如缺乏专业的治疗设备，工作环境差，医疗质量低，对疾病的治疗方案缺乏系统化，既无专业特色，又无优势病种，这些问题无时无刻地困扰着马老师。为了探索专业特色，确立科室优势病种，以发展科室，马老师翻阅经典、查找教科书、虚心咨询请教同行，并不断加以总结分析，还常到同类兄弟院校中拜访学习，积极参加全国性有关的专业学术会议。曾听说河南省某医院周围血管疾病类的患者多，治疗方法很有特色，治疗效果也较好，他就不辞辛苦，专程前去拜访学习。回来后将他院的特色与我院所处的环境、优势相结合，创新出更加适用于本地区及周边的周围血管疾病患者的有效临床治疗方案，为更多的周围血管类疾病的患者提供了更为精准和优质的服务，研制了脉管炎片（院内制剂），方便患者服用，提高了治愈率，减轻了患者的痛苦，也为科室积累了有效的治疗经验，扩大了治疗的病种范围。在 20 世纪 90 年代初期，由于人们在工作及生活中的防范及自我保护意识淡薄，经常会有烧伤、烫伤、烟花爆竹爆炸、工厂燃料着火、化学物品爆炸等事件发生，因此有很多的烧伤、烫伤病患者，因治疗此类疾病时要求严苛的无菌医疗条件，且治疗起来耗时、费力、费用高，所以有些医院不愿意收住此类病患，马老师看到这种情况，秉持着"救死扶伤是医生的天职"的信念，开始收治烧烫伤患者。马老师根据中医治疗烧伤、烫伤的丰富经验，从外治法入手，研制了烫伤油外用来促进烧伤创面的愈合，取得了较好的临床疗效，并在本地产生了一定的影响，就诊的该类患者逐渐增多，外院也相继转来了更多的此类患者，马老师带领全科医务人员不分昼夜、尽心尽力地对患者进行积极治疗。在烧伤患者的治疗中，补液是关键，但烧伤创面的处理也是非常重要、谨慎的环节，创面处理得当既可以缓解病情又可以加速愈合，若烧伤创面处理不当，不仅会影响创面愈合，甚至还会引起全身病变。因此，为了使患者得到更好的治疗，在有效的时间内促进创面的愈合，以避免因创面的日久不愈，继发感染，加重病情，瘢痕形成等。他经常去图书馆翻阅古籍，查阅资料，历经数月，在原有烫伤油治疗烧伤的基础上，深入研究，反复筛选，历经 2 年，成功研制了烫伤药水、烫伤药膏并将其运用于临床，根据患者用药后的病情反应及各临床医生反馈的信息，不断地完善、改进烫伤药水和烫伤药膏的配方，及临床使用方法。马老师经常为给病人换药从早忙到晚，有时都顾不上吃饭和休息，细心观察每位患者创面的变化情况，掌握临床第一手资料，不断地完善研制的外用药，总结实用的换药方法。科室离家走路虽然只需 5min，马老师却为了给患者更好的治疗，给创面按时换药，他常常废寝忘食，吃住都在科室，无论昼夜晴雨，病人随叫随到，兢兢业业，一干就是 30 余年。马老师的成功离不开一个在背后一直默默支持他、予以他坚实后盾的女人，她正是马老师的爱人李惠娟护师。为了更好地支持丈夫的工作，在科室她帮助马老师反复做实验，甚至把家里的锅碗瓢盆都拿来熬制中药，并一直帮助他给患者定时换药，经常忙到无暇给孩子按时做饭，以致孩子曾因长期在外吃饭，感染了甲型肝炎。每次想到这一点，马老师内心对自己的孩子及夫人总有一些自责和愧疚。最终"功夫不负有心人"，他的努力和成绩得到了医院同仁及患者的赞赏和肯定，在马老师的带领下，科室同事干劲十足，经过大量的临床实践应用及药效学实验研究、制剂工艺、质量标准的制定、药物的稳定性实验、处方分析等一系列研究表明，马老师研制的烫伤药水、烫伤药膏临床效果显著、质量稳定，最终他将该药的配方及制剂工艺交予院方制剂科，由制剂科专门负责制作成院内制剂，提供给临床使用。随着烫伤药水、烫伤药膏的成功研制，烧伤、烫伤患者的治疗成了科室的一大特色及优势病种，十余年来救治了数千例烧伤患者，它显著的临床效果带来了更广泛的社会好评和影响，经常有患者给马老师送锦旗、牌匾以示感谢。与此同时科室开展了同种异体皮烧伤切痂植皮术，填补了咸阳地区这一领域的空白，并在周边区域有了一定的影响。马老师在工作岗位上始终严以律己、尽职尽责，时刻以病人的需求作为自己的行为标准，一切为了病人，一切为了方便病人来规范、要求自己在医疗活动中的行为，恪守医道，谦虚谨慎行医，铭记古训"医者，仁术也"，并将其作为医疗行为准则。因马老师在平凡岗位上以精湛的医学技术、真诚的爱心和无私的奉献精神始终把解除患者的痛苦视为己任，在2000年2月，被陕西日报以"医者，仁术也——记马拴全和他领导的陕西中医学院附属医院外一科"为题进行了报道。科室2002年在主管部门的支持下，经陕西省卫生厅批准，挂牌成立了"陕西省中医烧伤医疗中心"，同时被陕西省中医管理局确定为临床重点专科。

取得这份成就，并没有满足马老师的夙愿，他继续在寻找特色和优势病种的路上探索，他立志为中医外科的每一种疾病都创制特色的治疗方法和药物，经过数载的艰辛学习、不懈努力、探索挖掘，同科室同道一起讨论学习、深究，梳理本专业每个系统疾病目前的治疗进展，结合本科室现有的治疗方法，凝练出了科室特色，扩大了优势病种。如治疗各种病毒感染引起的疣病，研制了祛疣合剂；治疗痤疮的银黄消痤胶囊、大解毒颗粒，面部痤疮的局部综合治疗法；治疗白癜风疾病的补骨脂汤，用于面部黄褐斑治疗的加味七白散面膜、维生素 C 面部超声导入疗法；治疗脱发的荣生汤及头皮物理治疗方法；治疗乳腺增生症的乳疾灵颗粒、止痛消结汤、消结止痛膏及乳房物理治疗；治疗银屑病的生元丸、紫外线光疗室；治疗皮肤瘙痒的止痒擦剂、中药 1 号洗剂、中药 2 号洗剂；治疗溃疡创面的溃疡洗剂、祛腐引流条；建立了治疗感染性创面和瘙痒性疾病的中药药浴室、损容性皮肤病的咨询治疗室、皮肤美容室、激光治疗室等，对这些新开展的项目又逐一进行了科研课题的申报立项。

任科主任 20 年来，马老师竭尽全力、呕心沥血带领大家迎难而上，积极面对困难、解决困难。一路走来，"救死扶伤"的信念、不懈的努力、患者的需要、大家的团结使得科室逐年壮大，并连续多年保持年门诊量在全院领先的地位，无论是服务态度还是技术水平都得到了院领导及广大患者的认可及表扬。德艺双馨、佛心济世，"德不近佛者不可以为医，才不近仙者不可以为医"，马老师的很多举动都一直向我们印证着这句话。我们需要学习的不仅是他扎实的专业基础，孜孜不倦的学习态度，不耻下问的学习精神，更有其高尚的医德，难以计数的善举。医生的工作平凡又伟大，琐碎又不易，艰辛又劳苦。在马老师朴素的心里，始终坚守的是"悬壶济世"的信条。怀揣着一颗金子般的心，以一种对生命不离不弃的执着情怀，弘扬着医生"救死扶伤，不辞艰辛，执着追求"的精神品格和高尚情操，把自己的良心当作承诺和责任，用爱心和真诚营造和谐医患关系，谱写出一曲曲最美的生命赞歌。与此同时，马老师所带领的团队，也成了一支卓越充满激情的团队，团结就是力量，他们用智慧和力量推动着科室的发展，不仅履行着救死扶伤的诺言，且不忘自己科室的职责和使命，事无巨细，共同为科室发展谋划更广阔的蓝图，凝练了十余种治疗特色和方法，确立了烧伤、烫伤、银屑病、带状疱疹、神经性皮炎、痈等优势病种及制定了相应的诊疗规范。最终，科室由成立时的 5 张床位发展至现有的 30 余张，科室工作人员增加至 30 余人，年门诊量达到 5 万人次，为今后科室的业务发展夯实了坚实的基础。2012 年被国家中医药管理局确定为"十二五重点学科"陕西中医学院附属医院中医疮疡病学重点学科，马老师成为学科带头人。

第五节　慎独以修身，推诚以待人

当医生者，以德统才方为良医。马老师和中医药事业结下了永久的情缘。曾经清贫，依然守着中医那份情愫；曾经艰辛，仍不改追求的执着；曾经迷茫，才知道坚持就会有希望；曾经磨砺，练就了他坚强的意志品质。在那些艰苦的岁月，他坚守着医生的天职，实践着治病救人的诺言；在那些动荡的年代，他没有被岁月蹉跎，不能在白天读书，那就在晚上写作，在凌晨苦读，为以后打下了坚实的基础，他至今仍坚持着读书、著述的习惯，几十年如一日。马老师为人宽宏豁达，对年长者尊敬，对领导尊重，对同事皆以礼相待，从不以资深自居；他能看到别人的优点与长处，宽容原谅别人的缺点；他不计较个人名利得失，总是把荣誉让给别人，几项由他主持的课题或论文都署名最后。马老师生活简朴，衣着朴素，工作上却是"不待扬鞭自奋蹄"，以自身特有的人格魅力和道德风范凝聚人、感染人，凡同他接触过的人，无不对其加以称道。作为医生，他对待病人，无论富贵贫贱，垂髫耄耋均有求必应，细心候诊，以患者的需求为临床工作第一要旨，多年来一直坚持在皮肤病临床一线工作，热情服务患者，耐心倾听患者的诉求，竭力攻克疑难杂病，从不计较报酬的多寡。作为老师，不仅授业解惑，在学生的生活乃至工作上都倾注了无尽的拳拳之爱。他平易近人，肯为学生解决实际困难，不止一次用财、物帮助需要的学生和患者，从不端老师的架子，所以许多学生都乐意接近他，向他诉说内心的欢乐与痛苦。每当这时，你能感觉到他在分享你的欢乐，也能体会你的痛苦。作为长者，他勉励青年医师努力学习，奋发进取，并不遗余力地耐心指导与带教。从论文修改到撰写著作，从教学方法到科研设计与操作无不凝聚着马老师的心血。为提高年轻医师的临床科研水平，他带领学生临床随诊，将临床经验毫无保留地传给年轻人。学生请他讲座，他总是克服种种困难，慷慨应允，满足学生们的愿望，深受学生们的尊敬与爱戴。马老师在讲座中曾这样说道："我热爱中医学，我愿把我毕生精力奉献给祖国的中医事业。"他总是以饱满的热情迎接生活的挑战。他热爱生活，他也沮丧过，但他沮丧的是自己的知识结构不太合理，沮丧自己的知识还很肤浅，常为此叹息，忐忑不安，因此他每日不断学习，以勤补拙，孜孜以求！

"学高为师，德高为范"，马拴全老师德学双馨，大医精诚。他精湛的医术，高尚的德行，声名远扬，吸引着众多学子。他先后带教了硕士研究生 40 余名，外籍留学硕士研究生 1 人，指导学术经验继承人 6 人，师带徒学生 10 余人，带教本科学生、大专生和进修生不计其数，堪称桃李满天下。马老师非常重视中医药事业的传承与人才培养，他认为中医的教育要走出自己的路，不能完全照搬西医的模式。把中医的师带徒传统和现代教育结合，是符合现代中医的创新之路。学习中医，入门很重要，入门就是相信中医，知道中医能够解决问题。中医的模式是以人为主的模式，人与天地相应，这就是中医的模式，中医看病讲究时间、地点、人，人是最重要的。邓小平曾说：实践是检验真理的唯一标准。临床高水平的中医，对中医有坚定的信念，临床水平比较高，又能在临床上解决问题，马老师认为这才是中医言传身教的基础。传承是中医药事业重要的基础工作，传承是为了更好地创新，是创新的基础和前提，如果不能很好地传承，创新就会成为无源之水，无本之木。创新是传承的目的和发展。为此，他专门制定了自己如何"传"，学子如何"承"的方案和措施，与学生一起实施"读经典—勤临证—录医案—听讲座—开论坛—搞科研—写论文"的传承模式，将自己的临床经验毫不保留地传授给他们。马老师带徒临证实践时，非常注重理法方药的一线贯通，诊后常与学生们一起回忆总结，答疑解惑，马老师每引经据典、结合实际、尽授心得，对于自己几十年的临床所得经验，皆绝无保守，唯恐学生们学不会。且马老师认为教学相长，教学带徒一方面有助于自我总结，另一方面也能够促进自身的成长，使其最终成了既有实践经验又有理论的中医大家。他们当中有的攻读了博士学位，有的成为优秀的中医领导干部，有的成为科主任、学科带头人和业务骨干，更多的是在临床工作的第一线传承着老师的学术思想、思辨特点和临床经验，从他们身上看到了中医药事业后继有人，这正是马拴全老师最为感到欣慰的。

第六节 莫道桑榆晚，为霞尚满天

马老师学验颇丰，几十年如一日，孜孜以求，痴迷着临床与读书的快乐，满怀那份对中医药事业未了的情缘，心悟所致，笔耕不断，桑榆未晚，老当益壮。目前，马老师正着手编写《研究生教材》和《临证医案》两部著作，他认为医案是临床最真实的记录，辨证之活泼，论治之灵巧，绝非理论医书可比，读之宛如亲历，熠熠生辉，光彩照人，叹为观止。古代医案不仅文笔优美，且夹叙夹议，融理论与实践为一体，蕴藏着大量宝贵经验与精邃理论，给人以无限启迪，确为祖国医学宝库中之瑰宝。据统计，古代医案专著500多部，近代亦有数百部著作问世，无不体现中医辨证论治的特点，他认为辨证论治不仅仅是中医学的特色，也是理法方药的基础，更是中医看病的根本。疾病各异，人体各殊。随着医学的发展，治疗的个体化问题日益受到学术界的重视，中医的辨证论治体系，其核心是因人制宜，充分体现治疗个体化思想，而医案恰是治疗个体化的真实记载，因此对历代医案进行深入研究，探究中医辨证论治的实质和规律，将对医学发展起到推动作用。马老师深深地热爱着中医药事业，把毕生的精力和智慧献给祖国的中医药事业，他通过对中医发展历史的回顾，对中医政策、发展模式、评价体系的现状的感叹，对中医教育、人才培养和中医事业继承的忧虑，对中西医学科比较和对中西医结合、中医学术的异化和危机的反思、担忧，从而对中医的出路和未来的展望做了认真的研究和总结，既有令人发聩的理性呐喊，也有令学界瞩目和发人深省的真知灼见，更有令业内感到希望的发展策略和方法等。

物换星移几度秋，马拴全老师成为现代中医外科名家，十二五国家中医药管理局重点学科陕西中医药大学附属医院疮疡病学重点学科带头人，陕西中医药大学附属医院中医外科、皮肤科学科带头人，是他厚德载物、自强不息的人文情怀和实事求是、严谨创新的科学精神，促使他走过了艰苦曲折的成长、成才、成名之路。他乐观豁达的人生态度、自强不息的精神风貌、乐于助人的高尚品德、艰苦朴素的生活作风，使他在成才的道路上淡泊名利、心无旁骛，不懈地探索和追求。回眸过往，马拴全老师时常感叹："若能重新倒回走过之路，会少一些弯路，只是不会再有这种机会了。逝者不可追，只能朝前看，珍惜余年！"

第二章 学术主张

第一节 皮肤病常见症状痒痛麻病机浅释

一、风湿热虫，血虚风燥

马老师认为"痒"是皮肤疾病最常见的症状之一，多是以患者的自觉症状为主。发作时常伴皮肤潮红、鳞屑、丘疹、水疱、风团等局部症状，在疮疡的肿疡、溃疡阶段也时有发生，严重影响患者的生活质量。中医认为"热微则痒"，即痒是因风、湿、热、虫之邪客于皮肤肌表，引起皮肉间气血不和，郁而化热所致，或由于血虚风燥，肤失濡养，内生虚热而发。因此，关于痒的发病原因，可总结为"风、湿、热、虫、虚"。《医宗金鉴·痈疽辨痒歌》中明确提出"痒属风"。孙思邈认为："风邪客于肌中则肌虚，真气发散又被寒邪搏，皮肤外发腠理开毫毛，淫气妄行之则为痒也"，是故风胜则痒。结合风性善行而数变的特点，患者多自觉遍体作痒，走窜无定，多为干性，如神经性皮炎，银屑病、荨麻疹等病；湿性黏滞，浸淫日久，留而不去，郁而生微热，留滞皮肉、肌肤、关节则发为痒；湿性趋下，故湿邪致痒，常发生于人体下部，浸淫四窜，滋水淋漓，最易沿表皮蚀烂，越腐越痒，多为湿性，浸淫难愈，病程缠绵反复，如急性湿疹；或有传染性，如黄水疮等。《素问·至真要大论》中论述"诸痛痒疮,皆属于心",心属火,主一身之血脉,在天为热,在地为火,然火热之邪,即可外感,也可内生,过食辛辣、情志过激等均可使得火热熏蒸肌肤,刺激腠理,令气血不和而致痒,临床表现为皮肤瘾疹、焮红灼热作痒,或只发于裸露部位,或遍布全身,甚则糜烂滋水淋漓,结痂成片,常不传染,如接触性皮炎、特应性皮炎、自体敏感性皮炎等。虚损致痒,多是由于正气亏虚,邪气侵袭皮肤腠理,或精血阴液亏损,无以濡养筋脉肌肤,日久肌肤失于濡养,内生虚热而发,如《灵枢·刺节真邪篇》中有:"虚邪搏于皮肤之间,其气外发,腠理开,毫毛摇,气往来行,则为痒",然血虚致痒,多见皮肤变厚、干燥、脱屑,很少糜烂滋流水,如老年性皮肤瘙痒症、银屑病、神经性皮炎、慢性湿疹、特应性皮炎等。虫淫致痒,多因生活、起居不慎,或起居环境潮湿,感染虫毒,虫淫皮下,郁于腠理,浸淫肌肤,发为痒症。此痒常如虫行皮中,其痒尤甚,最易传染,如手足癣、疥疮等。

二、不通则痛,不荣则痛

马老师认为疼痛是外科病最常见的症状,可缘于多种原因。其病理关键不外乎"不通""不荣"两者。"不通"为引起疼痛的基本病理。金朝李杲《医学发明》首先提出"不通则痛"。就外科疾病而言,主要由于外邪或痰瘀凝结,阻滞经络,气血不得行散所致。如外邪者:风善行数变,袭于经络,导致气血逆乱不通,而有走窜疼痛的感觉。中医认为寒性凝滞,如果寒客经络,会导致气血收引凝结不通,因而出现冷痛、拘紧痛等症状;湿邪则性质黏滞而趋下,当湿滞经脉时,必会因经气流通不畅而见肢体重着酸痛,下肢较明显;暑热急迫,熏灼经脉,鼓迫气血,经气壅塞不通而热痛。瘀痰者:瘀为血凝,痰为湿聚,瘀痰阻络,则见刺痛或沉重肿痛。"不通则痛"多属实证,疼痛多拒按,以胀痛、掣痛、刺痛为主。因外邪侵袭者,多见于疾病初期,表证为主;因瘀、痰者,多见于疾病中后期。"不荣"即机体组织失于温润荣养。"不荣则痛"在《素问》有涉及，曰："寒气客于五脏，厥逆上泄，阴气竭，阳气入末，故卒然痛死不知人，气复反则生矣。""不荣"所致的疼痛，可因气血、阴阳、机体组织之不同，表现出不同的临床表现，但总以隐痛、钝痛、酸痛、痛处喜按为主，多为病的中后期，治疗当以荣润为主。在疾病的病理变化中"不通"与"不荣"往往夹杂出现，相互为用，故临证遇疼痛者，必须辨清主次，"不通"为主者，当行宣通大法，"不荣"为主者，当扶正养荣，或通荣兼施。

三、非痒非痛，肌肤不仁

马老师认为麻木在皮肤病中也较多出现，但常常伴有疼痛，此症状往往是临床中与它病鉴别的关键点。麻是感觉异常，即"非痒非痛，肌肉之内，如千万小虫乱行，或遍身淫淫如虫行有声之状，按之不止，搔之甚，有如麻之状"。木是肌肤感觉若失，"木不痒不痛，自己肌肉如他人肌肉，按之不知，掐之不觉，有如木之厚"。《医学入门》曰："盖麻犹之痹，虽不知痛痒，尚觉气微流行……木则唯不知痛痒，气亦不觉流动也。"麻木的病因病理：

（一）气虚失运

气与血在人体生命活动中占有重要的位置，且在气血相互关系中，"气为血之帅"，气能生血，气能行血，气能摄血，故气虚则行血无力，卫外不固，外邪易袭，邪扰正虚，经脉肌肉失养而成。正如《兰室秘藏》曰："如绳缚之久，释之觉麻木而不敢动，良久则自已，以此验之……乃气不行。"

（二）血虚不荣

血虚则经脉空虚，营养滋润功能失调，皮毛肌肉失养。如《医学原理》曰："有因血虚无以荣养筋肉，以致经隧涩而作麻木者。"

（三）风湿阻络

风湿之邪客于肌表经络，气血受阻，肌肤失养而麻木。如《宣明论方》曰："痹乃风寒湿三气相合……或走注四肢，皮肤不仁。"

（四）瘀、痰阻滞

瘀、痰留于经脉、关节、肌肉，阻遏气血，不通而或麻或木。如《张氏医通》言："麻则属痰、属虚，木则全属湿痰死血。"临床根据兼证，辨别不难。对皮肤病患者出现麻木或以麻木为主要临床表现者，应先辨明是气虚失运，或血虚不荣，或风湿阻络，或瘀痰阻滞所致。不同病因病理机制引起的麻木，其临床治则、方药选用亦不同。

第二节　烧伤创面病机探讨

一、中医治疗烧伤的古文献记载

古代一般以火烧或汤烫者居多，故俗称为"水火烫伤"。书本中最早对该病病名的记载是在《武威汉代医简》中，称为"汤火伤"，后隋代《诸病源候论》中称之为"汤火疮"。故后世文献多沿用"汤烫疮""火烧疮""水火烫伤"之名。

本病外用膏药的局部治疗方法最早记载在春秋战国时期《五十二病方》中，方中用芫黄和猪油制成软膏外敷于局部，用以治小腿烧伤。

唐《备急千金要方·火疮》曰："凡火烧损，慎以冷水洗之，火疮得冷，热气更深转入骨，坏入筋骨难瘥"；若"火烧闷绝，不识人，以新尿冷饮之，及冷水和蜜饮之"，此记载与现代医学烧伤后出现水、电解质紊乱的情况，需要大量补液是相吻合的。

宋《太平圣惠方·治汤火疮诸方》中记载"以白蜜涂疮上，取竹膜贴之"，"狗毛碎剪，烊胶和之，使遍于痛处封之，一封之后至痂落不易"。以上文献中所记载方法，可视为现代医学的半暴露疗法和制痂疗法。

明《外科启玄·火烧疮》认为"火之为物，性最急，能烧万物，重则死，轻则为疮皮焦肉卷，制度之语，内宜服泻火毒之药，外用黄蜀葵花浸麻油内，取其油搽患处"（原文中所说的"制度之语"是强调内宜服泄火毒之药，外用此药"黄蜀葵花油浸剂"可立即起到止痛的作用）。初步确定了本病内外兼治的治疗原则，逐渐改变了之前医家只注重外治的观点。

清《洞天奥旨》在伤情判断上提出："轻则害在皮肤，重则害在肌肉，尤甚者害在脏腑，害在脏腑者多至杀人，然内治得法亦可救也，内用托药则火毒不愁内攻。"至此对本病证的大体治疗原则体系已基本形成。

二、现代中医文献记载

在现代医学关于烧伤的文献中，多认为本病是源于热的损伤，因伤而造成瘀的病理学说，如徐荣祥教授在首届全国烧伤湿性医疗学术会议报告中述："从整体上发现，烧伤的发病机制并不完全在烧伤损伤的'当时'，而是贯穿于烧伤愈合的全过程，从而产生了'烧伤是伤是疮的整体性发病哲学思想'。根据发病哲学思想，产生了烧伤发病的理论：烧伤是伤，伤则血瘀气滞、瘀则不通、不通则痛、气滞则湿积、湿积则霉腐。烧伤是火毒所致，火毒则疮、疮则热毒入里、疮则腐肉脓血。"上海第二医学院附属瑞金医院烧伤科所著的《烧伤治疗》在中医治疗章节中述："烧伤是一种'伤'，机体受热力突然袭击，而致肌肤经络损伤，引起气滞血瘀。"马拴全老师根据多年临床观察和查阅西医学对烧伤病理的了解，认为烧伤的基本病机是"伤"，而不是"热毒"，因"伤"而造成"瘀"。烧伤后产生的坏死组织，形成的创面是"瘀血"的表现，因此在治疗上着重活血祛瘀，同时扶助正气，托毒外出，防火邪内攻。黎鳌主编的《烧伤治疗学》第二版在烧伤中医治疗章中述："烧伤的病因是火毒或热毒，属'不内外因'；轻则犯皮毛，重则伤肌肉、筋骨。其'火''热'与一般湿热病的'火热'不尽相同，其传变也不完全一样。一般无并发症的烧伤总是火炽热甚，主要侵犯中焦，多为阳明实热之症。热邪为病，耗阴损气。同时烧伤是伤，必有瘀血凝滞；烧伤有伤口，故又多腐肉脓血。"山东省人民医院、山东医学院附属医院与中国人民解放军第 91 医院合编的《临床烧伤学》在中医治疗一章中述："火邪伤人之后，人体气滞血瘀，经络阻塞，因而气血灌流不畅，五脏六腑由之不合。"北京出版社出版的《烧伤创面修复与全身治疗》一书在中医治疗章述："烧伤败血症的病因：烧伤火毒内攻，过去多理解为原来引起烧伤的烈火热气的继续攻里。书中提到火毒内攻，乃是烧伤对身体损害后再感外因六淫之邪、六淫化火，火极化毒、火毒内攻。从这种观点出发，火毒内攻则是能够预防的，可以用保护创面等方法防止外邪入里。"顾伯华主编的《实用中医外科学》在外科疾病发病机理一章中述："外科总的发病机理，是由于各种致病因素，形成了气血凝滞、经络阻塞、营气不从、脏腑功能失和等病理变化，才会产生种种外科疾病。当致病因素造成了局部气血凝滞之后，通过治疗去除致病因素，使气血运行正常，则使外科病变得以消散吸收而痊愈。如果局部气血凝滞进一步发展，郁而化热，致使热胜肉腐、血肉腐败，则酝酿液化而为脓。"中医认为疮疡出脓，是正气载毒外出的情况，使疮疡毒气随排泄物、坏死组织而泄的表现。综上所述，从而认为烧伤创面的病理变化是"伤"是"疮"的认识。

三、探讨中医对烧伤创面认识的必要性

中医对烧伤创面的治疗，亦是以中医基本理论为基础，以辨证施治、理法方药为指导的治疗方法。烧伤创面的处理贯穿于烧伤治疗的整个过程之中，正确地处理烧伤创面，合理恰当的创面用药，

可以起到预防和控制感染、促进创面修复、加快愈合、缩短治疗过程，是抢救治疗烧伤患者成功与否的关键。我国烧伤工作者运用中西医结合方法治疗烧伤取得了很大成就，回顾烧伤创面的药物外治法，中医药则被广泛运用，而且越来越受到烧伤工作者的重视，然而中医治疗烧伤的精湛理论、丰富的临床经验，各散载于古今各医学著作之中，虽几见著说，但其详尽之专著凤毛麟角，故其基本理论未成体系，临证难成规范，尤以创面的外治诸法，各成己见，外用制剂各行其是，外用方剂或其效不佳、或制而不精、或脱离中医的基本理论及辨证施治原则，因此探讨中医对烧伤创面病理认识及辨证施治原则尤其必要。

四、对烧伤创面的病机及病变过程的认识

（一）烧伤创面的基本病变过程

马老师认为烧伤创面的基本病变过程是患者无意之中，为烫火所伤，导致肌肤直接受损，经络阻塞，气血不通，故气血津液瘀滞，瘀久化热，热毒炽盛，热盛肉腐，肉腐成疡。

烧伤的致病原因不是"热毒"与"火毒"直接所致，烧伤是"伤"，引起烧伤的"热"与"火"本身不含毒，而是突然发生的意外物理性热损伤，并不同于跌打损伤，也不同于外感六淫之邪所化生的"热毒"与"火毒"，因此有它独特的特点。烧伤后出现的"热毒"与"火毒"是热损伤后在创面病理变化过程中产生的病理产物，同时又是创面二次致病的因素，并非烧伤的直接致病原因。

（二）烧伤创面病机

马老师认为烧伤创面的主要病机是肌肤直接被物理性热损伤，导致伤区肌肤受损，经络阻塞，气血不通，使气血津液瘀滞，运行输布失常。其临床表现主要有以下四大类。①疼痛：由于伤区经络阻塞，气血凝滞，气机阻滞，气血不通，不通则出现创面疼痛。②

红斑：热力侵袭肌肤，热邪为患，热毒蕴结，则伤区肌肤红斑、红肿。③水疱、渗出、肿胀：肌肤损伤，伤区经络阻塞，气血凝滞，卫气受损，营卫失和，卫外不固，营气不从，营失镇守，营阴不循常道，气血津液输布失常，聚积于肌肤腠理之内则肿胀，溢于脉络之外聚于皮内则成水疱，溢出创面则渗出（滋水淋漓）。④溃疡：肌肤损伤，经络阻塞，气血凝滞，营血瘀滞不通，瘀久化热；卫外不固，或外伤染毒；热毒蕴结，则热胜肉腐，蒸酿液化而成疮—脓—疡—愈合。因此，烧伤是由伤造成瘀，由瘀化热，热胜肉腐成疡，由溃疡达到治愈的病变过程。

（三）烧伤对全身的影响

马老师认为烧伤不仅仅是局部损伤，在烧伤创面的病理演变过程中可化生热毒、火毒，火毒炽盛，热胜伤阴（水电解质紊乱），阴损及阳（低血容量性休克），气滞血瘀，气血双虚（营养不良、低蛋白血症、器官脏器功能受损等）。热毒、火毒是病理产物，是二次致病因素。热毒、火毒致病，既有水烫火烧作用于人体之热，也有外邪致热及瘀滞所生之热；有人体组织毁损产生之毒，还有外邪（细菌）入侵之毒。

创面热毒炽盛，内陷脏腑，则出现全身证候。热毒传心，心神受伐，则伴有烦躁不安，神昏谵语，小便刺痛不爽，舌短缩而卷，或憎寒壮热，或舌尖红绛有刺（中毒性休克）。热毒传肺，气机不利，宣化失职，则伴有气粗喘息，咳吐痰血，痰黏不畅或喉中痰鸣，鼻翼翕动或小便不通（肺炎）。热毒传肝，失于疏泄或肝风内动，则伴痉挛动风，身体强直，目难正视，惊悸时作或发黄疸（肝损害）。热毒传脾，升降失司，运化无权，则伴腹胀便结或便溏黏臭，恶心呕吐，不思饮食，舌苔厚腻，舌光如镜或口舌生糜，呃逆，便血呕吐（消化不良，霉菌感染，应激性消化道黏膜出血等）。热毒传肾，摄纳失衡，水液不化，则尿闭、尿血、浮肿喘息等（肾功能不全）。热毒传胃，阴液被耗或胃络灼伤，则恶心呕吐，呕血，便血（应激性胃、肠黏膜溃疡出血）。热毒传腑（大肠），传导失常，则腹泻腹胀等（肠道菌群失调）。因此，热毒、火毒传变入里是烧伤发展演变导致全身多器官多脏器功能不全的重要环节。烧伤后期，由于机体长期正邪相争，虽火毒已解，但正气已伤，且创面生长全赖脾土运化，输布精微，故正虚是后期的主要矛盾。

对烧伤创面的治疗原则，理想的治则和药物，理想的烧伤创面用药应该具有早期活血止痛（能减少渗出、保护创面、调节伤区微循环、抑制瘀滞区组织的进行性坏死），中期清热解毒、祛腐排脓（通畅引流），后期则祛腐生肌（促使创面组织修复、促进愈合），而且无毒性，副作用少，药源丰富，价廉法简，使用方便等特点。

第三节　白疕证治，凉透清存

白疕，"肤如疹疥，色白而痒，搔起白屑，俗呼蛇风"，是一种以红斑、鳞屑为主要表现的易于复发的炎症性皮肤疾病。本病有明显的季节性，多数患者秋冬季加重，夏季自然缓解。明清之前医家多认为银屑病由机体外感风寒湿邪，阻滞肌肤，侵犯腠理，搏结气血，蕴结不散，使气血瘀滞，日久生虫而发。如《诸病源候论》中论述此病"风湿邪气，客于腠理，复值寒湿与气血相搏所生……其中亦生虫"，后《外台秘要》中也有此论述。此期各医家多认为本病的发病因素主要为风、寒、湿、虫等外因。马拴全老师认为白疕病的本质是素体血分蕴热，热邪郁伏于里，不得透达，加以外邪诱发而致。因此白疕病在急性期的每个证、每个阶段，只要有热邪存在，其本质概属血热。就其性质而言，只分血热与湿热两大类即可。其治疗大法亦相同，皆当以"凉、透、清"为主。所谓凉，即白疕病的治疗核心为凉血消斑。所谓透，即疏其壅塞，调畅气机，使热邪外出的道路通畅，伏郁于里的热邪方能透达而解，故在清热的基础上，必须伍以透邪之品。马老师临证多选用金银花、菊花、薄荷、浮萍、防风等轻清上举之品。所谓清，即热者寒之。然临床治疗中，有时单纯的清营透疹，凉血消斑，并不能达到理想的效果，部分患者虽皮损色红，微肿，咽红，舌红，苔黄腻，并呈现出身热、脘腹胀满、便结等一派热象，往往是因人体正气尚足，正邪剧争，热毒炽盛，蕴结于内，不易透达，故而表现出一派气分热证，又因温病易耗伤气血津液，此时应微微泻下，使邪毒因势下泄，调畅气机，同时留存阴液。此乃吴又可主张的趁人体气血未乱、肌肉未消、津液未耗之时投以攻下之剂，使病人不至于危殆，愈后也可较快恢复，所谓急下存阴之法。此外，马老师还认为白疕之所以为病，尤在早期多属热，为体内的火热之邪外发肌肤所致，治疗宜采用清营透疹，凉血消斑之法，体内热清毒解，则皮疹随之消退。但疾病早期若热势不甚，则过用寒凉易造成邪热冰伏或耗伤阴液，气血凝滞发生变症，因此，对于本病的治疗，需在掌握治疗大法的基础之上，辨证施治。除此之外，饮食禁忌在白疕的治疗过程中占据很重要的位置，所谓治病，三分靠治，七分靠养，因此，临证过程中需时刻告诉患者关于本病的一些饮食禁忌，如忌食一些辛辣刺激之品、海产品、腥臭发物、野菜等。最后，马老师强调，本病宜早期治疗，断不可拘泥于禁忌而错过治疗的最佳时机。又因本病多病势缠绵难愈，久则损耗正气，正气不足则斑疹无力透发，营阴不足，则斑疹干燥、脱屑，因此在治疗过程中可适当应用补益之法，而阳热之证用壅补之法会有助邪之弊，因此运用补益之法应掌握好病情状况与补益力度。与此同时，马老亦认为不仅是白疕，关于任何病的诊治都应谨守病机，有者求之，无者求之，贵在坚持，在辨病与辨证中都应该抓住主要矛盾，兼顾次要矛盾及矛盾的次要方面，坚持加灵活变通，亦学亦思亦精进。

第四节 细查舌脉，以辨虚实

马老师研读经典，博览名著，临证尤其重视舌、脉的诊察，以此来指导临床辨证、用药。

一、脉诊

马老师认为脉诊在一个完整的中医诊断四要素中起着决定性作用，可以依据脉象的变化来判断疾病的转归和预后。他认为脉无假，关键在于是否识脉。任何一种脉象的出现，都有其必然的生理、病理基础，不仅无假，还恰恰反映了疾病的本质。临证中首分虚实，沉取有力为实，无力为虚。脉虽纷纭多变，皆可以气血变化来解释各脉的形成原理，一言以蔽之，乃气与血尔。马老师凭脉辨证的规律，贯穿了他临床诊疗过程的每个环节。

二、舌诊

舌诊是通过观察人的舌质和舌苔的变化以诊察疾病的方法，是望诊的重要内容之一，亦是中医诊法的特色之一。临床实践证明，在疾病的发展过程中，舌的变化迅速又鲜明，是内脏疾病转归的外在显著表现，凡内脏虚实、气血盛衰、津液盈亏、病位深浅、预后好坏，都能较为客观地从舌象上反映出来，成为医生诊病的重要依据。脏腑的病变反映于舌面，具有一定的分布规律，舌尖多反映上焦心肺的病变，舌中多反映中焦脾胃的病变，舌根多反映下焦肾的病变，舌两侧多反映肝胆的病变。此外，《伤寒指掌·察舌辨证法》中有"舌尖属上脘，舌中属中脘，舌根属下脘"的说法。据临床观察，如舌尖红赤或破溃，多为心火上炎；舌体两侧出现青紫色斑点，多为肝经气滞血瘀；若舌中见厚腻苔，多见于脾失健运所致的湿浊、痰饮、积食；若舌苔出现剥脱，在舌中多为胃阴不足，在舌根多为肾阴虚等。虽然某些内脏病变在舌象变化方面有一定的规律，但并非绝对，因为疾病的表现错综复杂，故还需结合其他症状加以综合分析。

（一）舌诊主要是观察舌质和舌苔 2 个方面的变化

舌质是指舌的肌肉脉络组织，为脏腑气血之所荣。望舌质包括舌的颜色、形质和形态，以诊察脏腑的虚实、气血的盛衰。舌苔是指舌面上附着的一层苔状物，是胃气上蒸所生。望舌苔包括诊察苔质和苔色 2 个方面的情况，以察病邪的性质、浅深，邪正的消长。清代章楠《医门棒喝》中述："观舌本可验其阴阳虚实，审苔垢即知其邪之寒热浅深也。"望诊时，必须全面观察舌质与舌苔，并进行综合分析，才能全面了解病情。

1. 舌质

观察舌质包括观察舌色和舌体，正常人的舌质一般是略红而润，不胖不瘦，活动自如。

（1）舌色：病态的舌色临床常见的有红、绛、紫、青 4 种。①红色：舌淡红色表示心脾素虚；淡红色而无苔是气阴两亏；红色表示热证、实证；红而干表示胃津已伤；红而干又无苔，表示津伤更甚；舌鲜红是急性热证的表现；鲜红无苔是阴虚火旺的表现；鲜红而起芒刺是营分热盛的表现。②绛色：色深红便为绛；热邪传入营血则舌为绛色；初期舌绛苔黄白是邪在气分，未入营血；全舌鲜绛表示心包络受邪；舌绛而中心干表示胃火伤津；舌尖独绛表示心火盛；舌绛而有大红点表示热毒乘心；绛而光亮表示胃阴已绝；若色绛不鲜而干涸，表示肾阴已涸；若舌绛表面似干而扪之觉有津液的，表示津亏而湿热上蒸或有痰浊；若绛舌上有黏腻苔，是中焦挟有秽浊的征象。③紫色：舌质紫有寒热之分，色深干枯属热；色浅湿润属寒；舌色紫暗而湿润是有瘀血。④青色：舌青色多见于气血两亏的重症。

（2）舌体：可分为肥大、胖嫩、瘦瘪。肥大而肿胀者，病多属血分或为痰饮、湿热内蕴；舌色紫暗而肿者，是酒毒上壅或心火上炎，也有因药物过敏或中毒所致舌肿青紫而暗；舌体胖嫩，或浮肿娇嫩，或舌边有齿痕，不论何种苔色，其病都属虚；瘦瘪舌是指舌薄而瘦者，此多属虚证。

2. 舌苔

舌苔在中医辨证中占很重要的地位，舌苔的生成，可分为三方面：一是胃气而生，二是邪气上升，三是饮食积滞所致。正常舌苔由胃气形成，薄白而清净，干湿适中，不厚不腻，不滑不燥，临床上舌苔一般分为白苔、黄苔、灰苔、黑苔等。

（1）白苔：是最常见的舌苔，多主风寒湿邪，主表证。苔薄白而滑是外感风寒。苔白而腻是脾湿不运。苔白而厚是浊气上泛。

（2）黄苔：主里证，是阳明热盛，热在中焦气分。薄黄苔是风热之邪初犯机体尚未伤津。黄厚苔是胃有湿热。黄腻苔是湿邪结于气分，湿热结于中焦。

（3）灰苔：是由黄苔转化而来，是热邪入里的表现。

（4）黑苔：由灰、黄苔转化而来，多主病情危重，但也有因染色而致苔黑者，临床需加以区别。

（二）皮肤疾病常见的典型舌象各有不同

如银屑病舌红苔黄时多属风热血燥；痤疮舌体胖，舌质红，苔黄腻多属肠胃湿热；舌质红，苔薄白多属肺胃热盛；带状疱疹舌质红，苔黄厚腻多属肝胆湿热；黄褐斑舌体胖，边有齿痕，舌质淡红，苔白润多属脾气虚弱；湿疹舌质红，苔白腻或黄腻多属湿热壅盛；舌体胖，有齿痕，舌质淡红，苔薄白多属脾虚湿蕴；过敏性紫癜舌红苔黄多属血热；脂溢性脱发舌红，苔薄黄多属血热湿盛等。

（三）舌象在地域方面也略有不同

北方人与南方人相比较，形体偏胖，且北方人喜食面食，临诊中马老师发现大多数患者舌体胖有齿痕，存在脾虚之象，而脾胃为后天之本。医家华佗著《中藏经》道："胃气壮，五脏、六腑皆壮也。"脾胃功能正常，气机通畅，水谷精微得以运化，气血化生有源，充养肌肤，使皮肤光洁致密，而有抵御外邪之力，反之皮肤晦暗粗糙，抗邪力弱，或感受外界毒邪，或因体内湿热、瘀血等侵袭故发而为病。马老师在皮肤病患者临证中，除治疗主症外，只要看到舌体胖大有齿痕者，皆根据兼症常加用薏苡仁、白术、党参、山药、茯苓、砂仁等健脾除湿之药。通过多年的观察和治疗，在诊疗中注重固护脾胃能够有效缩短患者的病程。"有胃气则生，无胃气则死"，有一个强健的脾胃，只要辨证准确，处方得当，用药兼顾中焦，就能在皮肤病的诊治过程中取得更佳的疗效。

马老师临证必察舌、脉，尤其重视舌的诊察。他认为，舌质代表气血、脏腑的盛衰，舌苔代表病邪的深浅、性质，以此来指导临床辨证、用药。另外，马老师还特别强调，观察患者舌质、舌苔时，务必注意患者伸舌的动作、力量及口型，若撮口或过度用力伸舌，往往表现舌红无苔或少苔，正确的方法应将口张大舌体自然伸出，这样才能不影响舌质舌苔的变化。

第五节　审查虚实，遣方用药

一、扶正祛邪

（一）扶正

扶正即是运用补益正气的药物或其他方法，扶助正气，增强体质，提高机体抗病能力，达到祛除病邪、恢复健康的目的。凡以正虚为主的虚证，如皮肤病中常见有气虚、血虚、阴虚、阳虚、肝肾不足、脾胃虚弱等证候，则应相应地运用补气、养血、滋阴、温阳、补益肝肾、健脾益胃等法为主来治疗。其中较常用的补益方剂有八珍汤、人参养荣汤、补中益气汤、黄芪桂枝五物汤、四物汤、六味地黄汤、左归丸、龟鹿补肾丸、当归饮子等，临床多获良效。

（二）祛邪

祛邪即运用攻逐邪气的药物或其他疗法来祛除病邪，从而达到邪去则正安的目的。祛邪法适应于人体邪盛为主，正气相对不虚的外科疾病。老师常说："外科疾病发于体表，祛邪要用宣散透达之法，用药要选花叶茎清轻之剂。"根据邪气性质及所聚部位的不同，马老师善选用的对应治法如下：风胜，以祛风为主；寒胜，以散寒为主；湿胜，以祛湿为主；热邪重者，以清热为主；痰浊者，以化痰涤痰为主；瘀血者，以活血化瘀为主等。较常用的祛邪方剂有麻黄汤、桂枝汤、麻黄桂枝各半汤、麻杏石甘汤、消风散、银翘散、桑菊饮、羌活胜湿汤、麻黄附子细辛汤、导痰汤、化瘀通痹汤等。

运用扶正、祛邪治则时，往往需根据邪正的盛衰消长情况，分清主次、先后，分别采取以扶正为主兼祛邪，或以祛邪为主兼扶正，或先扶正后祛邪，或先祛邪后扶正，或扶正祛邪同用等法。如热证，实热内盛，伤及阴液，出现烦渴，舌红少苔，对此则以清热达邪为主，兼以养阴。方用白虎加清营汤加减治之，若便秘者，增液承气汤加减以治之。如皮肤病日久，气血耗伤，复感风热寒湿邪者，为正虚邪实之证，此时先扶正还是先祛邪，应当根据临床具体证候而定。临床上皮肤病往往反复发作，一般在发作期，以祛邪为主，静止期以扶正为主，扶正时不可峻补，祛邪时不可过缓。正如清代喻昌《医门法律·辨证大法论》曰："虚证如家贫室内空虚，铢铢累积，非旦夕间事，故无速法。实证如寇盗在家，开门急逐，贼去则安，故无缓法。"强调祛邪勿伤正，扶正勿恋邪。

二、宣通运用

宣通，即宣散邪气，疏通经络。外科病、皮肤病最基本的病机是营卫不和，经络气血闭塞"不通"。治疗需在宣通法则指导下，运用相应药物和方法，使邪气散除，经络通畅，营卫复常，皮肤病方能痊愈。马老师主张根据皮肤病"不通"的具体病因，选用不同的宣通治则。若邪实致闭阻不通：风胜者用辛散祛风发汗法，寒胜者用辛温散寒温通法，湿胜者用除湿通利法，热胜者用清热通络法，痰瘀者用化痰活血通络法等；若正虚失荣致不通：气虚者用益气通络法，血虚者用养血通络法，血热者用凉血通络法，阴虚者用滋阴通络法等。正如明代张景岳在《景岳全书》中所言："是以治痹之法，最宜峻补真阴，使血气流行，则寒邪遂去。若过用风湿痰滞之药，而再伤阳气，必反增其病矣。"在运用"宣通"治则时，还应区别病邪蕴阻皮肤腠理部位的深浅、病程的久暂、正邪的盛衰关系等情况，以具体对待。如病初，邪蕴肌表经络，病位浅，聚而不凝者，主要用花、叶、藤、草类药物祛邪宣通透达，如薄荷、荆芥、菊花、金银花、防风、升麻、羌活、桂枝、青风藤、海风藤、忍冬藤、桑枝等；病久，病邪稽留肌腠，邪与瘀痰胶结者，主要用虫类、坚果、散结类药物，如蜂房、全虫、蜈蚣、水蛭、贝母、海藻、昆布、莪术等。但马老师时常告诫，这些药物多克伐正气，不可过用、久用。在运用"宣通"治疗法则时，亦应注意佐以理气药，如香附、香橼、柴胡、合欢皮、青皮、陈皮、郁金等；或活血药，如当归、川芎、丹参、鸡血藤、桃仁、红花、益母草、泽兰等；或辛温药，如桂枝、干姜、附子等，效果尤佳。

第六节　循位辨证，精准用药

马老师临证强调依病位辨证用药，更重视引经药的应用，如医家沈石弢言："引经之药，剂中用为向导，则能接引众药，直入本经，用力寡而获效捷也。"此符合中医药物归经理论，可能与现代中药学研究药物吸收后，分布在靶组织器官内的浓度以及药物与靶组织器官的亲和性有关，临证中体现在以下3个方面。

一、循经用药

多遵循清代张璐《张氏医通》之说："臂痛者，有六道经络，各加引经药乃验，……臂之前廉痛者属阳明，升麻、白芷、干姜为引药；后廉属太阳，羌活、藁本；外廉属少阳，柴胡、羌活；内廉属厥阴，柴胡、当归；内前廉属太阴，升麻、白芷、葱白；内后廉属少阴，细辛、当归。"又曰："腿痛亦属六经，前廉为阳明，白芷、升麻、干葛为引药；后廉太阳，羌活、防风；内廉厥阴，青皮、吴茱萸；内前廉太阴，苍术、白芍；内后廉少阴，独活、泽泻。"

二、循病位上中下用药

病变在头面部，用菊花、薄荷、藁本、蔓荆子、辛夷、白芷、川芎；项背者，用葛根、桂枝、羌活；病变在上肢者，用桂枝、姜黄、威灵仙、蒺藜、忍冬藤、桑枝；病变在腰背者，用桑寄生、狗脊、独活、熟地、杜仲；病变在两胁者，用柴胡、青皮；病变在下肢者，用牛膝、木瓜、五加皮、苍术、防己、萆薢等。马老师通过多年大量的临床研究，如对带状疱疹的治疗，该病证状体征基本相同，只是发病的部位不同而已，每在治疗该病时，在辨证施治原则指导下，必配合部位、循经以选用引经药，确能提高临床疗效。

三、循病位深浅用药

病变部位有在肌肤腠理或深达筋骨的深浅之不同，此用药，在考量病变部位的深浅的同时，还需结合药物的性能，即四气五味、升降浮沉；病变部位的深浅是以卫气营血理论作为辨证基础，卫者病浅，气者较深，营血者更深。病在卫在气者，可选用金银花、薄荷、防风、荆芥、苏叶、麻黄、连翘、忍冬藤、石膏、知母等；在营血者，则选生地、丹皮、元参、犀角、红花等。当然，部分药物本身就具有双向调节作用，如川芎能上行头目，中开郁结，下行血海，白花蛇舌草能内走脏腑，外彻皮肤，因此马老师强调既要掌握一般药物的共性，也要掌握每味药物不同的个性，做到具体问题具体分析。

第七节　谨守病机，方随证转

守方是指紧守病机，用药要专，坚持长期服药；变方指随机应变，用药随证灵活变化，两者是相辅相成的。马老师讲："外科病、皮肤病大多并非急暴之病，病势相对稳定，病理变化、证候演变一般较慢，多缠绵难愈。因此一旦认准证候，选定方药，多需要较长时间坚持服用，短则数天，长则数月、数年。"并指出，在辨证无误的情况下，患者服药治疗可出现 3 种转归：药后症减，药后平平，药后症增。对前者守方较易；中者守方较难，往往患者求效心切而变方；后者守方更难，患者往往迷茫不解，杂药乱投，而后患无穷。在治疗皮肤病尤其是沉疴痼疾诊治过程中，为了便于守方，马老师积极开展治疗顽疾的系列中成药及其剂型的开发研究，将经过多年临床反复验证疗效较好的经验方，交给医院，由医院制剂科应用现代制药技术，经过对药物的提取、浓缩，制成糖衣片剂、浓缩丸、水泛丸、颗粒剂、合剂、胶囊等。如现在院内应用的制剂有：生元丸、大解毒颗粒、银黄消痤胶囊、乳疾灵颗粒、祛疣合剂、烫伤药水（创愈液）、烫伤药膏（创愈膏）等；协定方有：生元饮、养血生发汤、祛疣汤、补骨脂汤、消斑汤、止痛消结汤、中药洗剂 1 号、中药洗剂 2 号等。此既便于患者守方，长期用药，又保持了药效的稳定性，受到广大患者的欢迎。主张守方，并不是呆板死守。马老师一般对药后症减者，往往根据某些次要症状的消失和减轻，及主要病理的轻微变化，通过成药间的相互配伍，或临时配合汤剂，或施以食疗、药引，如山药粥、黑豆核桃粥、黑豆芝麻粥、黄豆大枣粥、甲鱼汤、生姜汤、菊花饮、玫瑰花饮等，进行及时调整。对于药后平平者，若病重药轻，则遵守原方，重其剂而用之，集中优势以攻顽克坚，一般多将功效相似的中成药、汤剂合用，或在汤剂中加重主药用量；对于药力生效，外邪欲透者，可守方继进，方法如前，以待佳效。当然以上理论均以辨证准确为前提，若辨证有误，出现药后平平或者症状加重，则另当别论。

第八节　临证主张，衷中参西

一、临证辨病与辨证相结合

辨病是应用中、西医医学方法，对疾病明确诊断；辨证是用中医理论将疾病明确分型。辨病包括一个系统或一组疾病的演变过程；辨证则是对疾病发展过程中某一阶段的病理分析，它包括病变的原因、部位、性质、程度和正邪之间的关系，疾病可能发展变化的趋势，并涉及影响疾病性质的患者年龄、体质等自身因素，及自然、社会环境等外界因素。辨病可以确定方向，辨证可以确定根源。这种病与证结合诊断的方法，使我们对疾病的认识更具体，更全面，在诊断上准确性更高，在治疗上针对性更强，有利于提高临床诊疗水平。在临床以外科、皮肤病为例，各种原因（冷、热、药、食、烟、酒、感染、体质、环境、气候等）均可引起皮肤炎性变化，局部经络阻塞，组织营养不良（变质），气滞血瘀，血液循环障碍（充血或渗出），细胞成分的增殖（增生）等，急性炎症以渗出为主，慢性炎症以增生为主。中医认为，皮肤为病，从病位上讲，可涉及心、肝、脾、肺、肾、胃、肠等脏腑；从病因上讲，有风、寒、热、气、湿、滞、瘀等多种因素。马老师临床常以西医病理形态学、血液、体液、生化以及物理检查为依据，为中医临床诊断皮肤病提供科学根据，抓住疾病的主要矛盾，进行合理、综合、准确的分析判断，发挥了中医辨证诊断学的特点，同时也掌握了疾病变化的全过程，为临床诊、治、防提供了可靠、系统、科学的依据。

二、辨证与对症治疗相结合

中医治病突出在辨证的基础上，选择适宜的方药，既有原则性，又有灵活性。中医的特色是以对症的治疗作为主要治疗手段，来改变疾病进程的转归。由于中、西医治疗疾病角度的不尽相同，因此中医可学习借鉴西医的治病手段，逐渐地完善自己的治疗体系，但绝不是那种头痛医头、脚痛医脚的方法。例如对于一些下肢血管病（脱疽）的治疗，马老师充分发挥中医辨证论治的优势，灵活地应用一些活血化瘀药物，如当归、川芎、丹参、鸡血藤、桃仁、红花等药物，再适当地加入具有淡渗利湿、引经作用的药物，如云苓皮、防己、萆薢、牛膝等；配合西医治疗时，多采用改善血液循环、扩张血管等方法，调整血管弹性，如东莨菪碱等药，从而达到改善局部症状的目的。这种辨证和对症有效结合的治疗方法，使临床疗效有了进一步的提高。

三、参考中药药理学研究

中药药理学是以中医药基础理论为指导，运用现代科学方法，研究中药和机体（包括正常机体、病理机体和病原体）相互作用及规律的一门学科，能够及时、规范地展示中医药研究的一些新成果，使中药的临床使用更加具有科学性，有据可循。马老师十分重视这方面的研究成果，将药理证实有确切疗效的中药，运用于临床治疗中，不断扩展中药处方的治疗范围，加强其有效性，他总结有以紫草、蝉衣、黄芩、麻黄、乌梅、甘草为基础方的脱敏汤，用于治疗荨麻疹时加减用药，取得了很好的临床疗效。根据现代药理研究证实，紫草、蝉衣对病毒和杆菌有抑制作用，具有一定的抗炎和抗过敏作用，两药均可入血，搜血中之风而增强祛风止痒的作用；黄芩中的黄芩苷和黄芩素均有抗变态反应的作用，对豚鼠实验性哮喘有缓解作用；甘草中的甘草次酸具有抗炎和抗变态反应作用；乌梅对豚鼠的蛋白质过敏性休克及组胺性休克有对抗作用，能增强机体免疫功能；麻黄的脱敏、解痉、定喘作用已是常识，这些药经过临床证实，有较强的抗过敏的协同作用。他就是这样熔中西医之所长于一炉，不断汲取现代中药药理学研究的成果，使治疗效果更具有科学性和可靠性。

第九节 答疑解惑，身心并治

马老师在治疗与心理因素相关的疾病上有着丰富的经验。很多疾病的发生会使得患者出现心理失衡的表现，心理失衡反过来又会加重病情。西医学理论的研究证明，情绪不仅对胃肠道、中枢神经、大脑皮层、心血管、呼吸及内分泌的功能有影响，而且对外科、皮肤相关疾病的发生均有一定的影响，因此稳定、欣快、畅达的情绪即可愉悦身心，还可以调节机体功能。《华佗神医秘传》记载："劳者，劳于神气。伤者，伤于形容。饥饿过度则伤脾，思虑过度则伤心，色欲过度则伤肾，起居过度则伤肝，喜怒悲愁过度则伤肺。"说明人的心理活动可以累及五脏而致病。脏腑功能失调可以引发多种外科疾病，而外科疾病的发生对脏腑功能也有一定的影响，正如《黄帝内经》中曰："诸痛痒疮，皆属于心。诸湿肿满，皆属于脾。诸寒收引，皆属于肾。"因此重视心理治疗也是中医学的基本特点之一。有时治愈，经常鼓励，总是安慰。马老师正是抓住这一特点，在治疗过程中更好地发挥其长处，总结心理治疗的重要经验，不断提高临床治疗效果。

一、强调融洽医患关系

马老师认为，医患之间在临床治疗过程中建立起相互信任的人际关系，是临床工作最基本的要求，是促使患者与医生合作共同战胜疾病的必要条件，直接影响到医疗效果。医德原则要求医生态度和蔼，语言亲近，在情感上主动接近患者。要使患者能始终如一地信任你，除药物疗效是一个方面外，还需要做到将每一位就诊患者第一次门诊时的病状，包括他的姓名都牢牢记住，当他第二次就诊时，你能够主动询问他的病情恢复情况，使患者从心理上产生一种被关心、被重视的感觉，从而激发出主动配合治疗的行为，自觉地产生了对你的信任。在诊查时，医生一定要严格遵循四诊的方法，全面耐心地询问检查，当遇到体表皮肤病或外科病一定要用自己的手触摸检查皮损、病灶，并认真进行察舌、诊脉。马老师常说："触脉五息之后方可开口交谈。不可左顾右盼与他人交谈，也不可一触脉，即畅论患者病情进退情况。要全神贯注的诊查，并深入思维进行综合分析，这种认真负责的态度，可以给患者良好的印象，以至于让患者把自己的健康托付给你。"马老师临证时不仅耐心、细心地诊治每一位患者，还常常告诫学生"医者，仁术也"，作为一名医生，要有仁慈、仁爱之心，临证时要换位思考，假如我是一名患者，假如患者是我的亲属，把每一位患者当作自己、自己的亲属一样对待。因此，双方建立信任感是心理治疗的第一步，是医生打开患者心理痼疾的钥匙，是精于专业，诚以待人之道。

二、注意应用心理疗法

马老师在临床上主要应用的方法有：

（一）解释法

主要是用语言耐心地对患者进行病机分析，告知其病因、可能的病程及转归，帮助其建立战胜疾病的信心。例如对乳腺增生症、乳痛症患者在情绪不稳、心情不愉快的情况下，乳房疼痛加重，患者极易紧张，马老师每次都认真地倾听患者的诉说，同时循循善诱劝告她们，讲解生活中为人处事的道理，然后就医检查，用谦和简洁的语言说理透彻，使患者解除紧张感，情志舒畅，加之用药对症，病情很快就能减轻以至痊愈。

（二）暗示法

暗示是医生通过语言、动作以引导患者纠正不良心理状态。临床上有些患者病情较为复杂，久治不愈因致情绪悲观，心理沉闷，一般用解释法开导固然可以，如再运用暗示法可以增强患者治疗的信心。例如有些银屑病患者，总觉得自己皮肤患有红斑、鳞屑，别人会排斥他，自己处在另一个世界，无人理解他的忧郁、焦虑和痛苦，马老师应用顺水推舟的方法，首先同情患者的病痛，同时告诉患者致病诸因素，该病不会危及生命，不影响生活，也不会传染给他人，他的病痛不是器质性的，更不是不治之症，理解他精神上所受的折磨，但是可以临床近期治愈，要有信心战胜疾病。在治疗上按不同情况施以解郁、改善皮损症状，使患者精神和症状上都有不同程度的缓解，增加疾病治愈的信心。

（三）心身并治法

古人常说："药逍遥，人不逍遥，病奈之何？"就是说，治疗配合开导劝慰，舒情怀，调以药石，才能奏效。马老师也常说："什么样的人，就会得什么样的病。"不同体质、不同心理特征的人，适应外界四时变化的能力有差别。情志变化对人体疾病的影响尤为明显，即所谓"情志不节"则会导致疾病。《素问》中一再强调"神不使"则"病不愈"，"精神不进，志意不治，故病不可愈"。因此，一个高明的医生，不仅要精通医术，还要明了人事，了解病人的心理状态，配以心理治疗，才能达到治疗的目的。

第十节　杂合以治，各得所宜

这一治疗原则主要是针对某些疾病多因素、多层次、多属性的特点，综合来自各方面的因素选择不同的治疗方法，进行综合治疗，也意味着从整体上把握疾病的病机变化，进行全面的辨证施治。对于这一治疗原则，《素问·异法方宜论》有论述曰："圣人杂合以治，各得其所宜……得病之情，知治之大体也。"张景岳《类经·论治论》注解为："杂合五方之治，而随机应变，则各得其宜矣。"有些皮肤病如病变范围较广、致病因素多样、病变部位深浅不一、病理属性复杂，临床上用单一疗法，难以取得满意效果，所以需采用杂合相宜的治疗原则，非常重要。如在皮痹（硬皮病等）的治疗过程中，马老师特别强调在口服中药治疗的同时，可配合针灸、推拿、按摩、中药热敷、贴敷、食疗、心理疗法等治疗手段，内外并治，以提高临床疗效。在运用"杂合以治"的原则时，有几个基本出发点，即标本结合、动静结合、内外结合、药疗与心理疗法相结合。这些基本的原则已渗透到皮肤病及外科病的预防、调护、治疗等各个环节。

以上第四、五、六、七节内容，为马老师临床治疗皮肤病常用的基本治疗原则，望闻问切，四诊合参，细查舌脉，以辨虚实，虚则补之，实则泻之，循病位之上下、深浅，以便更精准的遣方用药，谨守病机，方随证转，衷中参西，时刻做到临证辨病与辨证的相结合，辨证与对症的相结合，与此同时，还需要做到身心并治，注意应用心理疗法，构建融洽的医患关系，每每临证，都将其基本原则牢记在心，可避免治疗时犯一些原则性错误，临床收效颇佳。

第三章 临床经验

第一节 疮疡病临床治疗经验

一、探本求源，明辨病因病理

（一）病因

中医学的特点是"审证求因""辨证论治"，根据疾病所表现出的不同临床证候推本及源，从而进行辨证论治，这与西医学借助各种实验室检查以及先进的科学技术查找出的病因是截然不同，外科疾病大多生于体表，易于诊断，但每一种外科疾病，都有它的致病因素，病因不同，发病机理也不一致。其主要致病因素分外感（外感六淫邪毒、感受特殊之毒、外来伤害等）和内伤（情志内伤、饮食不节、劳伤虚损、痰饮瘀血等）两大类。外邪引发的疮疡尤以热毒、火毒表现最为常见，正如清代吴谦《医宗金鉴》云："痈疽原是火毒生。"火乃热之极，热为火之渐，火与热都属阳邪，二者郁久都可生毒。热毒势缓，火毒势猛，"热毒"与"火毒"既是疮疡发病过程中的病因，也是病理产物。内因以气滞血瘀偏多，恣意六欲或七情郁结，均能发生外科疾病，但以气郁血瘀所致者为多。"气为血之帅，血为气之母"，气行则血行，气滞则血凝，血阻于营卫则郁而化热，红肿热痛，成脓破溃，如痈、疽等病。

人体之气血互资互生、相辅而行，借助经脉以循环全身，内养脏腑，外营肌肤，维持生命，抵御外邪。然周而复始的气血循环被破坏时，则气血运行失常，会使得局部的气血凝滞，阻于肌肉，留于筋骨而发生疮疡，诚如《素问·生气通天论》说："营气不从，逆于肉理，乃生痈肿。"由此可见，不论人体内部或外部气血凝滞，都可使人体发生疮疡，诸如痈、疽、疔、疖、流痰、流注、肿块等病证的发生，都与气血凝滞有一定的关系。经络分布于人体各部，内与脏腑联系，外通四肢、百骸、五官、九窍、皮肉、筋脉等处，具有运行气血，联络人体内外各个组织器官的作用。因此，不论何种致病因素引起人体的局部经络阻塞，气血凝滞，都可发生疮疡。正如清代祁宏源《医宗金鉴·外科心法要诀》曰："痈疽原是火毒生，经络阻隔气血凝"，可见局部经络阻塞，是疮疡病变的主要病理因素之一。人体之经络运行，如果哪一部分出现了经气流注不畅，那部分就容易出现堵塞而发生疮疡，故有按经络部位命名的疾病，如人中疔、委中毒等。

人体是一个完整的、统一的整体，疮疡疾病虽多数是发生于体表的某些局部，但与脏腑却有着密切的关系。若脏腑功能失调，也可以发生各种疮疡疾病，如《灵枢·脉度》曰："六腑不和则留为痈。"华佗《华氏中藏经》记载："夫痈疽疮肿之所作者也，皆五脏六腑畜毒不流，则生矣，非独因荣卫壅塞而发者也。"这就明确地指出疮疡疾病虽生于外，但其根源却与脏腑紧密相关。

疮疡的主要临床表现是红、肿、热、痛、疡，由于机体受到阳邪侵犯，使得循环不息的气血功能破坏，经络阻塞，局部气血凝滞，或蕴结于肌腠，或停留于筋骨。

1. 外感

自然界风、寒、暑、湿、燥、火六气的太过或不及，是外感疾病的主要病因，这种六气的变化而致病，则称为六淫。六淫邪气侵袭人体，是在人体虚弱，卫外不固或机体抗邪能力下降时才能成为致病条件；有时可因六淫邪毒的毒力强盛，超越了人体的抵抗力，也能成为疮疡的发生和发展的致病条件。六淫邪毒致病多有一定的季节性，如春季多风，夏季多暑，长夏多湿，秋季多燥，冬季多寒，也可 2 种或 2 种以上的病邪同时致病，如风寒、风热、风湿、暑湿等，然风为百病之长，最易夹杂他邪而一同致病；地域不同亦可使其致病有所差异，如北方多风寒，南方多湿热等；也可因外来的物理和化学因素直接伤害人体，如跌扑损伤、沸水、火焰、冻伤、金刃竹木等；同时也可因这些外伤而再感受毒邪，发生疮疡疾病；也可因虫兽咬伤而感染特殊之毒，如虫毒、蛇毒、疯犬毒、药毒、食物毒及接触疫畜而感染疫毒等。另外，风、寒、暑、湿、燥、火的六淫邪毒在致病过程中皆能化热、化火，故疮疡疾病中以"热毒""火毒"为常见。

2. 内伤

恣食膏粱厚味、醇酒炙煿或辛辣刺激之品，可使湿热火毒内生，同时感受外邪则易发生疮疡类疾病；七情、劳伤虚损以及脏腑功能失调导致的痰饮、瘀血，在一定条件下都可引起继发病证。

以上外感和内伤各种致病因素可以单独致病，也可以几种因素相合同时致病，并且内伤和外感常常相杂而至。

（二）病机

各种内外致病因素，致使气血、脏腑、经络的功能紊乱，引起局部的气血凝滞，营气不从，经络阻塞，以致脏腑功能失调，是疮疡总的发病机理。所谓"正气存内，邪不可干；邪之所凑，其气必虚"，"最虚之处，便是容邪之地"，说明疮疡的发生、发展、变化与气血、经络、脏腑、正气的关系是极其密切的。

1. 局部症状与病机的关系

当病邪侵入人体后，邪毒鸱张，经络阻塞，气血凝滞，阻塞不通，郁久化热，热胜肉腐，临床即产生局部的红、肿、热、痛和溃脓等症状。局部肌肤发红，是由于热毒之邪与气血相搏而致；肿，由于局部经络阻塞，气血凝滞，气血不能循经络运行，逆于肉里而成；热，是邪毒蕴结而化热，热毒炽盛外蒸肌肤；痛，因局部经络阻塞，气血凝滞，阻塞不通，不通则痛所致；溃脓，由于热胜肉腐而成脓。

2. 全身症状与病机关系

全身症状的产生，主要是疮疡的毒邪由表传里，深入营血，内侵脏腑，或由里及表引起邪正斗争的临床表现。如阳证的疮疡一般都可伴有轻重不同的畏寒、发热等症状；较重者可出现寒战，高热，头昏头痛，骨节酸痛，食欲不振，大便秘结，小便短赤等症状；因热毒炽盛，邪毒内攻或走黄者，还可出现烦躁不安，神昏谵语，脉象洪数或弦数，舌质红绛，苔黄糙或灰腻等严重症状。此外，当机体反应能力减弱时，尤其是年老体弱之人，因正不胜邪，可能全身症状并不明显，但实际病情很严重。

3. 转归

疮疡发生以后，正邪交争决定着其发展和转归。疮疡初期，若正能胜邪，邪热不能鸱张，则肿势局限；反之，若正不胜邪，热毒壅滞不散，热胜肉腐成脓，导致脓肿形成，即为疮疡中期（成脓期），此时如治疗得当，切开引流，毒随脓泄，腐脱新生，疮口愈合；或正气尚足，脓肿破溃，脓毒外泄，同样可使溃疡腐脱新生而愈，即为疮疡后期（溃疡期）。在疮疡初、中期，若邪毒炽盛，又未能得到及时处理，可使邪毒走散，内攻脏腑，形成走黄；若人体气血虚弱，不能托毒外达，可致疮形平塌，肿势不能局限，难溃、难腐，如病情进一步发展，正不胜邪，内犯脏腑，形成内陷。疮疡后期，毒从外泄，病邪衰退，理应渐趋痊愈，若由于气血大伤，脾胃生化功能不能恢复，加之肾气亦衰，可致生化乏源，阴阳两竭，同样可使毒邪内陷，危及生命。气血蕴结，不通则痛，则出现局部肿痛。若失治或误治，气血蕴结未解除，正气尚盛，则邪气郁久而从热化，局部出现焮红，热痛等征象。若局部气血壅滞，不能疏通，瘀久化热，遂使热胜肉腐，血肉腐败，蒸酿液化而成脓。这便是脓的形成的主要机理。由此可见疮疡的发病机理主要是经络阻塞，气血凝滞，营气不从，逆于肉里，郁而化热，热胜肉腐，蒸酿液化成脓。当致病因素造成了局部气血凝滞之后，通过治疗，去除致病因素，使气血运行恢复正常，则使痈疽病变在早期得以消散吸收而痊愈。如果局部气血凝滞进一步发展，瘀而化热，致使热盛肉腐成脓，当脓肿形成后及时切开引流，使脓液畅泄，毒随脓泄，气血凝滞得以通畅，脓尽肌生，疮口愈合。如《灵枢·痈疽》曰："脓不泻则烂筋，筋烂则伤骨，骨伤则髓消……血枯空虚则筋骨肌肉不相等，经脉败漏，熏于五脏，脏伤故死矣。"所以马老师强调早期以消为贵，中期托毒为主，后期要注重扶助正气，助养新生，促使愈合。在外治上则强调一旦脓成，当务之急是通畅引流，使毒随脓泄最为关键。

二、审时度势，勿过施寒凉

清代吴谦《医宗金鉴》云："痈疽原是火毒生，经络阻隔气血凝。"因此清热解毒作为疮疡阳证治则而每每施用。清热解毒，即用寒凉的药物，使内蕴之热毒得以清解，是治热毒蕴结证的主要法则。在具体应用时，必须分清热之盛衰，火之虚实。实火宜清热解毒，热在气分者，当清气分之热；热邪在血分者，当清血分之热；阴虚火旺者则养阴清热。清热解毒法用于疮疡红肿热痛的阳证，清气分热适用于红肿或皮色不变，灼热肿痛的阳证，伴发热，口渴，喜冷引饮，大便燥结，小便短赤，苔黄脉数者；清血分热用于焮红灼热的外疡，可伴有高热，口渴不喜饮，舌红苔黄，脉数等；养阴清热用于阴虚火旺的慢性炎症。火毒侵犯肌肤，使气血壅结，郁而化热，热盛肉腐化脓，其中疼痛、腐肉化脓、破溃等是致病因素对人体的损害，即病理演变过程，同时，出现的疮色焮红、有"护场"发热、肿胀、排脓、生肌、敛口等是正气抗邪的反应。若不明病理，不察虚实，不审时度势，如果红肿热痛，即广投寒凉药物，大量应用抗生素，再以凉药局部围敷，殊不知苦寒之药最易伤脾败胃，冰凝气血，使阳变为阴，造成热象虽退，但疮形坚硬不消。所以马老师谆谆告诫我们，临床要明察虚实，审时度势，因势利导，辨证施治，切忌过施寒凉，以免损伤正气。因过施寒凉药物的典型医案报告如下：

典型医案： 严某，女，64 岁。2015 年 3 月 17 日初诊。

主诉： 左足背肿胀伴疼痛 2 个月。

现病史： 2 个月前患者无明显诱因出现左足背红肿热痛，尤以前半足显著，就诊于我院门诊，诊断为"发（左足背）"。西医诊断：急性蜂窝组织炎（左足背），予以口服黄连解毒汤加减，并配合口服大解毒颗粒、清热散结胶囊，静脉滴注头孢哌酮钠注射液、盐酸左氧氟沙星注射液，外用金黄散箍围。连用 2 周后红、肿、热症状有所减轻但仍肿胀、疼痛，停用头孢哌酮钠及左氧氟沙星静脉滴注，改口服头孢克肟胶囊，其余中药、中成药、外用药基本没变。再用 20 余日，左足背红肿热痛较前减轻，范围缩小，但仍肿胀疼痛，站立、行走则胀痛加重。又在某西医医院静脉滴注抗生素，药名不详，外用 50% 硫酸镁溶液局部热敷治疗十余日，症状未见明显缓解。经熟人介绍就诊于马老师，刻下见：左足背前半足外侧第 3、4 趾跖关节处肿胀，色暗，压之有轻度凹陷，压痛明显，站立或行走则胀痛，活动后肿痛加剧，大便溏，纳差，无发热恶寒，舌质淡胖，边有齿痕，苔薄，脉缓。

诊断： 发（左足背）。

辨证： 寒湿阻络证。

治法： 温经散寒，通络止痛。

方药： 桂枝芍药知母汤加味。桂枝 10g，白芍 10g，知母 10g，黑顺片 6g（先煎），防风 12g，麻黄 10g，地龙 6g，独活 10g，党参 12g，白术 12g，当归 10g，川芎 10g，丝瓜络 12g，牛膝 8g，甘草 6g。6 剂，每日 1 剂，水煎 400ml，分早晚内服。局部用当归 20g，桂枝 20g，红花 15g，透骨草 30g，伸筋草 30g，艾叶 30g，桑枝 30g。水煎热敷，每日 2 次。

按语： 本医案中，患者素体脾胃气虚，加之过用寒凉之药致伤脾败胃，阻遏阳气，冰凝局部气血，气血凝滞，本为阳证，却反变为阴证，因此需温经散寒通络，方选桂枝芍药知母汤，在《金匮要略》中用治"诸肢节疼痛，身体尪羸，脚肿如脱，头眩短气，温温欲吐者"。在此例中过用寒凉转为阴证，下肢肿胀，符合上方主证，故以此方加减，连用 20 余剂，肿消痛止，嘱再用原方热敷药局部热敷 1 周，巩固疗效。半月后随访，未再发作，告愈。

三、擅长渍渍法，拟溃疡洗剂

渍渍法，是用药物煎汤渍渍淋洗患部的方法。《外科正宗》中有"用方盘靠身疮下放定，随用猪蹄汤以软绵淋汤疮上，并入孔内轻手捺净内脓，庶败腐宿脓随汤而出，以净为度，再以软绵叠成七八重。勿令大干，带汤复于疮上，使血得疏，患者自然爽快，亦取瘀滞得通，毒气得解，腐肉得脱，疼痛得减，此手法之要法，大疮不可缺也"的记载。马老师依多年的临床经验，自拟溃疡洗剂经验方，用于治疗溃疡疮面大，腐肉较多，脓水淋漓，手足指（趾）末节暗红肿胀、经久不消的慢性炎症表现者。组成：苍术 30g，黄柏 30g，苦参 30g，金银花 30g，蒲公英 30g，当归 15g，红花 10g，生甘草 15g。烧伤溃疡疮面加虎杖 30g，地榆 30g；营养不良性溃疡加生黄芪 30g，党参 15g；外敷膏药过敏致溃疡周围皮肤湿疹样皮炎者加蛇床子 30g，白鲜皮 30g，白矾 20g。使用方法：水煎去渣，药液待温，用药液浸渍洗涤溃疡面，每次 30min 左右，每日 2~3 次，每剂可应用 2d。马老师根据前贤经验并在学习中医学理论以及临床实践的过程中，认识到溃疡腐肉难去，脓水淋漓，缠绵不愈，多为湿邪夹余毒（热）兼气滞血瘀稽留局部所致，溃疡愈合的快慢，取决于气血的盛衰和溃疡局部血运情况，气血充足，瘀滞之气血恢复运行，则腐肉易于脱落，新肉生长，长皮敛口。溃疡洗剂具有燥湿祛腐，清解余毒，清洁疮面，除脓止痛，调和气血，祛瘀行滞，生肌敛口之功效。方中苍术、苦参、黄柏燥湿祛腐清热，得金银花则加强其清解余毒作用，以祛瘀滞、湿热之邪；红花与当归配伍通经活血，行瘀散滞，使局部气血通畅；再配以甘草加强方中清热解毒效力，并缓和药性，以减小药物对疮面的刺激性，诸药合用煎汤外洗，使疮面腐肉易脱，脓水易去，稽留湿热之邪亦随脓而泄，局部气血恢复运行，腐去肌生，而收口较快，达到了缩短疗程之目的。苦参有显著的燥湿作用，得苍术、黄柏加强其燥湿作用，经临床应用观察用此外洗方溻渍后无肉芽水肿现象，亦无疮面周围皮肤过敏现象。

每次洗完后将浸湿药液的纱布湿敷于疮面包扎，待溃疡愈合或脓尽肌生时改生肌收口药换药至愈为止。病变位于四肢末端者，可以将病灶部位浸渍于药液中；位于躯干者，可将盛药之容器放置于疮部下方，频频淋洗。注意事项：浸洗时用纱布在溃疡面轻轻蘸洗沾去分泌物，切勿在溃疡面反复用力擦洗，以免引起疼痛或出血，以保证肉芽组织的增生及上皮的生长，浸洗的药液须保持恒温，凉后应立即更换或加温。浸洗疮面时须先用温水洗净创周皮肤，所用之器具宜清洁消毒，疮周腐肉或结痂不脱可用无菌剪或刀切除，浸洗前应先将要湿敷之无菌敷料放在药液内浸湿，以备洗完后在疮面湿敷。

典型医案：郑某，女，51岁，农民。1999年6月15日初诊。

主诉：左上肢及右下肢肿痛流脓15d。

现病史：15d前患者左上肢和右下肢外伤后，局部创面肿痛流脓。查：左上肢肱二头肌处有一约8cm×15cm感染创面，右大腿内侧下1/3处有一约16cm×9cm感染创面，有较多黄黑腐肉及脓性分泌物，疮周红肿，边缘青紫有散在瘀血斑。

诊断：左上肢及右下肢软组织挫裂伤并感染。

治法：燥湿祛腐，除脓止痛。

方药：即用溃疡洗剂外洗湿敷。

二诊：3d即感局部疼痛明显减轻，红肿范围缩小，脓液明显减少，及时清除疮面腐肉，继投3剂，如法使用。

三诊：1周过后，疮周红肿青紫消退，疮面肉芽新鲜，疮口较前缩小，效不更法，继续治疗，2 处疮面分别于 2 周、3 周愈合。

通过临床应用及观察，溃疡洗剂浸洗治疗软组织溃疡，主要对疮面较大，腐肉较多，脓水淋漓以及疮疡因外用药物引起局部皮肤过敏致湿疹样皮炎（膏药风）等效果较好。病程越短，溃疡面积越小，愈合时间越快；病程越长，溃疡面积越大，愈合时间越慢。总之，此法治疗软组织溃疡具有用药简便易得，方便患者，减少就诊次数，价格低廉，疗程较短，效果满意。

四、外治法为主，治疗体表窦道

窦道是外科临床常见的疑难病证，多由肌肤组织的细菌感染、创伤或手术后愈合不良以及异物残留等引起，属中医"瘘管"的范畴。因其病变组织为细而狭长且深入肌肤内的盲管，多数引流不畅，易反复发作而迁延难愈。无论中医或西医尚无理想的有效方法。马拴全老师在临床上重视发挥中西医结合特色的优势，将外治法灵活运用于临床。外治法是中医外科主要治疗手段之一，历代外科医家对此都十分重视，能否熟练灵活地运用外治法，将直接关系到疗效。现将马老师多年来灵活运用外治法治疗窦道的经验初步归纳总结如下：

1. 取中西医之长，明确诊断

马拴全老师除了详细询问病情外，更重视局部的检查诊断，首先用探针缓慢顺势探入窦道，以探查窦道的走向、深浅，有无异物、死骨等；若病变轻浅在皮下，发病时间短，单用探针探查即可明确诊断；若病程较长，病变深在、弯曲，则借助现代医学技术，于窦道内注射造影剂，作 X 线窦道造影，以了解窦道的长度和深度，有无支管和残腔，以及和邻近器官的关系；并做疮口脓液细菌培养，以了解感染的菌种，充分明确诊断后，再确定外治方法。

2. 根据病变性质，选择不同的手术疗法

窦道的形态复杂多样，当明确诊断后，采用以下 9 种以手术疗法为主的外治方法：

1）一次性手术切除

对窦道发生在皮下组织层内，管壁清楚，呈单纯性，可触及硬索者，可采用手术切除窦道、疮面拉拢缝合；有些有感染或不宜切除缝合的窦道，则予窦道内注入美兰，再沿窦道切开，使疮面开放，彻底刮除染色的坏死组织；若有支管则一并切开，运用换药法至愈合。

2）扩创切除纤维硬化管壁

对于因截瘫或偏瘫引起的褥疮及其他部分因病程长换药不当所致的窦道，管壁纤维硬化，形成瘢痕者，则彻底切除窦道内的纤维硬化瘢痕组织，再运用换药法。

3）扩创搔刮拔罐法

对一些窦道疮口肤色紫暗，内有腐肉及分泌物者，用刮匙彻底搔刮管壁腐肉，再用火罐吸拔于疮口，以吸出窦道内被刮除的坏死组织，同时具有温通局部经脉、促进局部血运的作用，对疮口较小者，给予扩创。马老师认为这类窦道应诊为虚寒瘀滞型，可隔3～4d反复拔罐，而对于窦道辨证属热毒蕴结，余毒未尽的阳证者则需慎用。

4）扩创取出异物法

对于手术后因异物残留或缝线排异感染形成的窦道，或因创伤、烧伤、骨髓炎引起的窦道而有死骨者，给予扩创取除异物、线头以及死骨，再换药至愈合。

5）辅助切口引流法

对管道长或有残腔、位置较深的窦道，或疮口在高位，因体位关系而引流不通畅者，则在对应的疮底部切一辅助切口，与窦道贯通，使开口位低而通畅引流，达到愈合。

6）药物灌注冲洗法

对部分病程较短、走向不明、有分枝、位置深、管道狭小弯曲的窦道，难以用其他方法治疗时，则用清热解毒、活血化瘀的中药或抗菌药物用盐水稀释后灌注窦道内，待10min后再抽出。灌注冲洗数日后抽出液体无混浊物，则改用高渗葡萄糖液加能量合剂灌注，待管腔肉芽组织鲜红，改垫棉加压法至愈。

7）药物引流法

对于面颈部、胸腹部或小儿发生的窦道，或不愿采用手术疗法者，可先用提脓去腐药，后用生肌收口类药物，用药线外粘法插入窦道换药。

8）乳晕、乳头部瘘管切开换药法

乳头和乳晕皮内含有极丰富的皮脂腺，乳头输乳管开口处附近有 2~3 个皮脂腺存在，根据其解剖、生理病理特点，该病的患者均存在乳头端中央凹陷，该凹陷与瘘管相通，凹陷内可有皮脂质样物排出，又因大多发于青壮年时期，此期皮脂腺分泌代谢旺盛，皮脂排出较多，患该病的乳头因凹陷而形成一潜在腔隙，代谢的皮脂不能自凹陷孔隙内排出，堆积日久易致感染化脓，且炎症易波延于乳晕区皮下间隙。乳头及乳晕区部位的皮肤比较薄弱，易致损伤而引起感染，形成乳晕炎或乳晕下脓肿，因此马老师认为乳头端中央凹陷和乳头、乳晕区的皮肤薄弱易致破损是该病发病的基础，皮脂堆积感染和皮肤损伤细菌直接侵入感染是发病的外在因素，乳晕皮下组织较为疏松，其乳头凹陷孔隙与乳晕皮下疏松组织为一相连通的间隙，因感染致该相连通的疏松间隙组织形成炎性肉芽肿，炎症反复发作刺激致肉芽囊纤维化而成瘘管，切开时予瘘管内注入美兰染色，并彻底搔刮染色创面以便除去腐肉及纤维组织，促进创面尽快修复愈合。乳晕部瘘管在炎症急性发作期，炎症明显，或有脓肿时，则应先控制炎症或切开引流，待炎症基本控制后，再施手术，术后在换药过程中应注意随时矫正乳头位置，因切开乳头及乳晕部有时可致乳头畸形，每次换药时应将乳头牵拉矫正，否则致愈后乳头畸形，影响美观。

9）挂线法

对单纯性，位置较深的窦道，邻近无大血管和神经分布，采用其他方法疗效欠佳者，可于窦道领近处行一辅助切口，用橡皮筋挂线，橡皮筋松弛时再拉紧，并配合换药至疮面痊愈。

3. 巧用垫棉法

垫棉法是中医外科治疗中的又一特色，是一种很好的辅助疗法。马老师将垫棉法引申为垫棉压迫法，是用棉垫或纱布折叠成块以衬垫疮口并施以压力，借助加压的力量，使溃疡的脓液不能形成袋脓而潴留，或使过大的溃疡空腔皮肤与疮底新肉得以黏合而达到愈合的目的。马老师使用棉垫法在治疗窦道中有如下 8 个方面的经验：

（1）部分窦道有空腔形成或有低位积液时，以棉垫或纱块垫压于空腔或低位积液处，有利于药液弥散，又可促使疮内粘连愈合。

（2）对于用药液灌注冲洗的窦道，灌注冲洗后，必须沿窦道走行方向用棉垫或纱块加压包扎，以促使冲洗药液排出，达到引流通畅，并避免药液积蓄于某处形成积液。

（3）对在低位行辅助切口引流的窦道，则在上段配合应用垫棉压迫法，并逐步下移至疮面愈合。

（4）对某些窦道狭长而细小，在应用其他疗法后，窦道内分泌物减少，肉芽新鲜时，可单用垫棉压迫法致腔内互相粘连而愈，一般 1 周左右即可粘连愈合。

（5）对于窦道狭长，位置较深者，用纱块制成倒"塔"字形纱垫，底小上大以增加局部压力，促使粘连愈合。

（6）马老师特别重视垫棉压迫法的固定，强调用阔带绷住固定，或用绷带扎紧，并根据不同的部位，采用不同的绷带予以加压固定，如颈部用四头带，胸腹壁用多头带，臀部用三角巾，窦道浅显而短者则用阔胶布固定等。

（7）使用垫棉压迫法时，棉垫或纱垫应比空腔的范围稍大，窦道经用垫棉压迫粘连愈合者，在愈后继续将此方法应用 1 周，以防止遗留腔隙而复发。

（8）当急性炎症红、肿、热、痛尚未消退，窦道内分泌物较多时，不宜使用垫棉压迫法，以免使炎症扩散。

4. 博众法之长，综合治疗

窦道是多种因素造成肌肤软组织的一种炎性病理变化。如肌肤软组织感染后疮口引流不畅，或有异物等造成疮面愈合不良，或换药不当而逐渐形成管道。由于疮内分泌物的刺激，管壁的纤维组织增生，逐渐形成硬韧的纤维组织增生性瘢痕，出现了支撑性窦道管壁腔，由于管道走向无规律或形成各处侧支管道，因而给临床治疗造成很大困难。马老师根据中医中药治疗窦道的传统特色疗法，以中医外治法为主的综合治疗方法，其方法多样，疗效显著，在继承和发扬中医外治法的基础上，结合自己的临床实践加以综合改进，丰富了中医外治法内容。

根据患者不同的窦道疮口情况，分别采用不同的综合治疗方法，不以单一手术或药物治疗为主，明显提高了临床疗效。对于浅显的单纯性窦道无明显炎症者，手术切除窦道直接对拢缝合，以期缩短疗程，达到愈合；对于病程迁延，窦道内管壁纤维组织增生形成硬韧瘢痕者，则手术切除纤维硬化的瘢痕组织，再外用提脓去腐、去腐生肌的丹药，并采用中西医之长而将中西药交替使用，后期生肌收口，明显提高了临床疗效；对于狭细而长，治疗难度较大的复杂性窦道，则用中西药物灌注冲洗，再辅以垫棉压迫法，而丰富了治疗内容；对于疮口周围皮肤紫滞、窦道内肉芽增生者，则施以搔刮和拔火罐，借以温通经脉，使气血流畅，促进修复，同时吸出腔内坏死组织及分泌物以达通畅引流的目的；对于浅表而长的窦道，若全部切开，开放疮口换药，则造成疮面过大，延迟愈合，在这种情况下采用对应的在低位行一辅助切口，使其引流通畅，并在上段施以垫棉压迫法，逐渐下移至愈；对于乳晕部窦道，强调用美兰染色后将内外口切开贯通，力求彻底，以免遗留支管或残腔而致复发，按照切开换药法治疗乳晕部窦道 15 例，临床观察疗效显著，愈后经 1 至 3 年的随访，无一例复发。

在内治方面，根据患者的个体情况适当选用适当的药物。对病久体虚者，多同时配合补益气血、养血活血和营的方药，选用四君子汤合桃红四物汤加减，重用生黄芪，以补益气血，托毒生肌。

马老师博采众法之长，加以综合治疗，取得了良好的疗效，其特点在于继承和发扬了广大传统中医外治法，将诸法综合在一起，相互运用，中西医并用，为外科临床这一难治疾病开创了一条新的有效的途径。

典型医案： 康某，女，37岁，已婚。2003年5月21日就诊。

主诉： 右乳晕部脓肿，反复破溃，经久不愈4年。

现病史： 患者于4年前无明显诱因右乳晕部出现一肿块，红肿疼痛，继而化脓，曾在某医院行脓肿切开引流，经换药伤口愈合。随后该部脓肿反复发作，经多次切开引流，经熟人介绍，来我院就诊于马老师诊室。检查：一般情况可，心肺腹未见异常。右乳晕内上象限见两处溃口，压之腔内有脓性分泌物，轻度疼痛，疮周无明显红肿，乳头凹陷。用探针自疮口插入探查，分别深约1.5cm和2.5cm，疮腔与乳头凹陷处相通。

诊断： 右乳晕部瘘管。

治疗： 在局麻下行右乳晕部瘘管切开搔刮术，予疮口注入亚甲蓝，见药液自另一疮口流出，并自乳头凹陷处涌出少许，再用球头探针自疮口插入从乳头凹陷处穿出，沿探针切开乳头及乳晕部皮肤和管壁，同法切开另一支管，彻底搔刮清除疮腔内的染色及纤维硬化组织，切除疮口纤维化组织，修剪创缘皮肤，使创面开放，放置生肌玉红膏纱条，敷料外覆包扎，每日更换1次，28d疮面愈合。愈后随访2年，未见复发。

按语： 乳晕部瘘管是多发生于非哺乳期妇女乳晕或乳晕周围的一种慢性感染性疾病，多伴有先天性乳头中央凹陷。其瘘管管道与乳头凹陷孔相通，位于乳晕皮下，每隔数月乃至年余，局部感染呈急性发作，形成脓肿，脓出伤口逐渐愈合，局部可触及一条索状硬结或疤痕。关于乳晕部瘘管的形成，马老师有其独特的见解，认为乳头和乳晕皮肤内含有极丰富的皮脂腺，患者均存在乳头中央凹陷孔，且孔与瘘管相通，又因大多发于青壮年皮脂腺分泌代谢旺盛时期，皮脂分泌排出较多，而患该病的乳头因中央凹陷孔而形成一潜在腔隙，代谢之皮脂不能自凹陷孔排出，堆积日久易致细菌繁殖，造成感染，且炎症易波延于乳晕区皮下疏松组织，形成乳晕炎或乳晕部皮下脓肿。因此，认为乳头中央凹陷是该病发病的基础，皮脂瘀积细菌繁殖感染是发病的外在因素，因乳腺导管周围炎及乳晕部皮下脓肿反复形成，致该部位形成一炎性肉芽囊，炎症反复发作刺激肉芽囊纤维化而成瘘管。多发于青壮年女性，乳晕部脓肿反复发生，并伴有乳头中央凹陷，有时可触及一条索状硬结，可作为本病的诊断依据，特别强调切开时予瘘管内注入美兰染色，并彻底搔刮染色疮面以便除去腐肉及纤维组织，促进疮面尽快修复愈合。乳晕部瘘管在炎症急性发作期，炎症明显，或有脓肿时，则应先控制炎症或切开引流，待炎症基本控制后，方施手术，术后在换药过程中，应注意随时矫正乳头位置，因切开乳头及乳晕部有时可致乳头畸形，每次换药时应将乳头牵拉矫正，否则易导致愈后乳头畸形。

第二节　乳房病临床治疗经验

一、乳痈

乳痈是由于热毒之邪侵入乳房所引起的一种急性化脓性疾病。相当于西医的急性乳腺炎。多因新产，气血暴伤，肝失所养，疏泄失调，乳汁发生壅滞而结块，郁久化热，热胜肉腐为脓；或因产后恣食厚味，而致阳明积热，胃热壅盛导致气血凝滞，乳络阻塞而发生痈肿。此外，产妇乳头破损、哺乳不尽，或乳汁过多、排泄不畅、积蕴化热等，也是引起此病的原因。可见，其基本病机为肝胃郁热，乳汁瘀积。乳痈是哺乳期妇女常见疾病，常发生于产后未满月的哺乳妇女，尤以初产妇多见。临床上，马老师常分三期进行辨证论治。

（一）乳痈早期

主要表现为乳房胀痛而乳汁排出不畅，马老师认为此时贵在消散，以舒络通乳为要，自拟乳痈1号方（组成：栝楼、牛蒡子、青皮、穿山甲、柴胡、丝瓜络、王不留行、路路通、漏芦、生甘草）治疗。若偏于热重者，加蒲公英、金银花、连翘以清热解毒；偏于肝郁气滞者，加枳壳、合欢皮、郁金、川楝子、木香以疏肝理气解郁；偏于胃热者，加生石膏、知母以清泻胃火；兼便秘加大黄、栝楼以泻热通便；若因乳腺管堵塞不通者，可采用细尼纶导管或针头疏通乳腺导管，再按摩积乳；若伴乳头皲裂，加用生肌散以麻油调敷。马老师早期用药特别强调勿过用苦寒以防形成僵块。

典型医案：刘某，女，25岁。2007年3月初诊。

主诉：左乳红肿疼痛1d。

现病史：患者诉产后哺乳30d，发病前1d，因外出未能及时哺乳，当晚出现发热，伴口苦咽干，便秘，左乳肿胀疼痛明显，乳汁排泄不畅，触诊局部灼热，左乳房肿块大小约8cm×9cm。舌红苔黄，脉弦数。血常规检查示：白细胞14.3×10^9/L。

诊断：乳痈（早期）。

治法：疏肝解表，消肿通乳。

方药：乳痈1号方加减。栝楼15g，牛蒡子12g，青皮10g，穿山甲9g，柴胡12g，丝瓜络12g，王不留行20g，路路通12g，漏芦12g，蒲公英30g，金银花30g，连翘15g，生甘草6g。3剂，每日1剂，水煎400ml，分早晚2次温服，并予金黄膏局部外敷，同时嘱按时吸乳，排空乳汁。连服3剂后乳房肿痛及其他症状消失。

按语：早期乳痈主要因产妇哺乳时未将乳汁排尽，导致乳汁瘀积所致，临床上以乳房局部结块，红肿热痛，伴恶寒发热为主要表现，治疗上以消为贵。方中丝瓜络、王不留行、路路通、漏芦、穿山甲疏通乳络消肿；柴胡疏肝解郁散热，引药入经；栝楼、牛蒡子、青皮理气化痰散结；蒲公英、金银花、连翘清热解毒散结；同时配合人工排乳，使积乳排出，肿块消散，乳汁排泄通畅。早期乳痈虽为实热之证，亦不能妄用苦寒之品。过用苦寒药一则耗气伤胃，脾胃为气血生化之源，只有脾胃健旺，乳汁分泌才能旺盛；二则寒凉药会使乳房局部气血寒凝结块，"欲消不消，欲脓不脓"形成僵块，转换成慢性迁延性乳腺炎。

（二）乳痈中期

此时肿块形成，红肿热痛明显，治以清热解毒消肿，予自拟乳痈2号方（组成：五味消毒饮加生石膏、知母、青皮、黄芩、柴胡、赤芍）治疗。若咽干、口燥，加麦冬、天花粉；疼痛明显，加川楝子、延胡索。

典型医案：王某，女，30岁。2007年1月就诊。

主诉：左乳房肿痛伴发热1周。

现病史：患者于1个月前曾行剖宫产一女婴，哺乳正常。1周前其突感发热，38.6℃，左乳房胀痛，灼热。扪之左乳外下象限有一肿块如鸡蛋大，触痛明显，口苦，小便黄，大便正常。舌红，苔黄，脉弦数。

诊断：乳痈（中期）。

治法：清热解毒，消肿散结为法。

方药：选用乳痈2号方加减。柴胡12g，黄芩12g，栝楼15g，蒲公英30g，金银花30g，生石膏30g，知母12g，天花粉12g，牛蒡子9g，赤芍9g，连翘15g，青皮12g，王不留行9g。5剂，水煎服，日1剂，并予金黄膏局部外敷。

二诊：1周复诊患者体温降至正常，乳房疼痛减轻。上方去金银花、生石膏、知母，加浙贝12g，枳壳12g。

三诊：1周后疼痛消失，肿块明显缩小。在二诊方基础上加白术12g，当归10g。1周后肿块完全消失。

按语：乳痈中期多由早期发展而来，其发生不离乎肝郁胃热。马老师选用生石膏、知母、天花粉，取其善入胃经，清热泻火；蒲公英消痈散结，清热解毒兼疏郁通乳，为治乳痈之要药；柴胡入肝经，善于疏散肝经之邪；王不留行入肝胃二经，善通乳络，下乳消肿；青皮、栝楼、牛蒡子、连翘理气化痰散结；黄芩、金银花清热解表；赤芍清热凉血，化瘀止痛。并予金黄膏外敷，促其消散热毒，散结消肿。二诊因热已退，故去清热之品，加强行气散结作用；后又加强健脾养血活血之力，利于疾病痊愈。

（三）乳痈晚期

此时脓肿形成，则应及时切开引流，并服乳痈 3 号方（组成：金银花、蒲公英、连翘、皂角刺、穿山甲、白芷、天花粉、赤芍、生甘草）治疗。若气血虚者加生黄芪、党参、白术、当归以扶正托毒、祛腐生肌。

典型医案： 薛某，女，32 岁。2007 年 4 月初诊。

主诉： 右侧乳房胀痛 2 周。

现病史： 初产后 3 个月，右侧乳房胀痛 2 周，38.2℃，伴恶寒，发热，纳差，乏力，全身不适，右侧乳房外下象限皮肤色红，皮温高，可触及 13cm×8cm 大小肿块，中软成脓。舌淡红，苔薄白，脉细数。

诊断： 乳痈（成脓）。

治法： 补气活血，透脓托毒。

方药： 选用乳痈 3 号方加减。金银花 15g，蒲公英 30g，连翘 15g，皂角刺 12g，穿山甲 10g，天花粉 15g，白芷 12g，赤芍 12g，生黄芪 30g，白术 12g，当归 12g，生甘草 6g。每日 1 剂。并在脓肿处局麻下放射状切开，凡士林油纱置疮腔引流，疮周外敷金黄膏，每天换药 1 次。

二诊： 1 周后创口收敛，肿块缩小。守上方去金银花、连翘。继用 1 周后告愈。

按语： 乳痈晚期，脓肿形成，应及时切开引流，但不宜过早，对于一部分脓成但尚未成熟的肿块，运用中医药治疗可使其完全吸收消散，或移深居浅，肿块局限，缩短病程。切开引流后，创口日久不敛，应加用生黄芪、白术、当归补气活血，以托毒外出。

二、乳痈僵块

在乳痈初期的治疗中大量使用抗生素或过用性属寒凉中药，常会形成慢性迁延性炎症，结块肿硬，难消难溃，称"乳痈僵块"，相当于西医慢性炎症结块。常具有以下特点：发病率不低，诊断不难，轻重不一，迁延日久，治疗不易。根据病情发展可分为3个阶段：阳证（医源性）、半阴半阳证（转化）、阴证（僵持）。

（一）病因病机

僵块是中医病名，此乃乳痈后乳房上形成结块，难消难溃。诚如清代邹岳《外科真诠》所言："乳痈好后，内生一核，如桃如李，累月不消。"多由产后乳汁瘀积，热毒蕴结，气滞痰凝互结于乳络所致。马老师根据多年临床经验，总结其形成常有以下3种情况：

（1）乳痈乃感受热毒所致，表现为局部红肿热痛，全身热象重，毒邪鸱张，若用一派苦寒清热解毒的药物，则导致气滞寒凝，毒郁凝结，热毒虽减，肿块难消。不正确地使用寒凉清热药会耗人正气，损伤脾胃，损人真阳，伤人阴津，影响疮口愈合。正如《外科冯氏锦书秘录精义》云："乳性本清冷，勿用寒凉药。"高秉钧在《疡科心得集·辨乳痈乳疽论》中亦云："况乳本血化，不能漏泄，遂结实肿。乳性清寒，又加凉药，则肿硬者难溃脓，溃脓者难收口矣。"

（2）由于热象较甚，毒邪鸱张，大剂量抗生素或是糖皮质激素的治疗，能使热解痛轻，中医认为抗生素及糖皮质激素乃为寒凉之药，亦可导致气滞寒凝，毒郁凝结，热毒虽消，痰瘀难散，则僵块形成。此时再用抗生素治疗，收效甚微。

（3）素体阳虚，或久病体虚，或产后气血亏虚，过使寒凉克伐而不顾护正气，致气血凝结发为僵块。

（二）诊断

马老师强调，虽僵块诊断不难，但应注意以下要点：①根据对乳痈的用药过程及形成局部体征进行诊断；②哺乳期；③急性乳痈（红肿热痛）时期，使用大量中、高效抗生素或内服大量苦寒清热解毒中药；④热退痛减，局部形成硬块；⑤肿块僵持，难消难溃。僵块由乳痈而来，迁延慢性，结块肿硬，应注意与其他疾病的鉴别诊断，常见的有浆细胞性乳腺炎、肉芽肿性小叶性乳腺炎、乳腺结核、乳腺增生症、乳腺纤维腺瘤、乳房积乳囊肿、乳腺恶性肿瘤等。

（三）治疗

如清代黄元御《四圣心源》中述"痈疽者，寒伤营血之病也。血之为性，温则流行，寒则凝涩。寒伤营血，凝涩不运，卫气郁阻，蓄而为热，热盛肉腐为脓……痈成为热，而根源于外寒，故痈疽初起，当温经而散寒，行营而宣卫。及其寒化为热，壅肿痛楚，于此营卫遏闭之秋，仍宜清散于经络。至于脓血溃泆，经热外泄，营卫俱败，自非崇补气血不能复也"。

1. 辨证论治

乳痈僵块的形成大多由失治误治、过用寒凉导致，因此在其治疗上，马老师特别强调内外兼治、防治并重，勿过施寒凉。具体分为以下3种证型：

（1）毒郁凝结证：乳房结块，胀痛或隐隐作痛，肤色稍红或正常，质中等硬度，轻度压痛，无明显全身症状。舌质淡红，苔薄黄，脉数。治法：行气活血，解毒消肿。方选：栝楼牛蒡汤合四物汤加减。

（2）气郁毒凝证：乳房结块，胀痛或刺痛，肤色正常，质硬，轻度压痛，有囊性感，或伴有情绪抑郁或烦躁，口干而苦。舌暗红，苔薄黄，脉弦数。治法：舒肝理气，解毒散结。方选：开郁散合四逆散加减。

（3）阳虚寒凝证：乳房结块，肿硬无痛，不红不热，久不消散，亦不酿脓，伴形寒肢冷，面白心悸。舌淡胖，脉沉迟无力。治法：温经散寒，散结补虚。方选：阳和汤加减。

2. 复方中成药辨证使用

可与内服药同时服用，毒郁凝结证常用的有西黄胶囊、小金胶囊、红金消结片等；气郁毒凝证常用的有乳癖消、乳癖散结胶囊、丹栀逍遥丸等；阳虚寒凝证常用的有小金丸、小金胶囊、桂枝茯苓丸等。

3. 外治法

常用的外治法有2种，中药药膏敷贴及中药溶液热敷。中药药膏敷贴：金黄膏适用于半阴半阳证、毒郁凝结证、气郁毒凝证。阳和解凝膏（消结止痛膏）适用于阴证、阳虚寒凝证。中药溶液热敷：将化瘀解毒或温经散寒的单味药或复方加水煎煮至一定浓度，滤过药渣所得的药汁或药渣热敷病灶局部。适用于各证，尤适用于阳虚寒凝证。

（四）调摄与预防

指导患者生活规律，合理调配饮食，避免滥用药物，以预防本病的发生。合理饮食，一般给予普食，少食油腻食物，忌食酒类、辛辣炙爆之品；注意情绪调理，勤与患者沟通，避免急躁不安情绪，忌怒，心情舒畅，保持良好情绪；给予健康指导，向患者讲解本病特点、治疗过程、用药常识、预防转化措施及注意事项。

三、乳漏

乳漏是哺乳期乳痈或乳发溃破后疮口漏乳不止的一种病证，多发于溃疡期。常见于乳房近乳晕部。因溃脓或切开或换药不当损伤乳腺导管所致，给患者增添了精神上的痛苦和治疗上的困难。临床上多用断乳的方法治疗，效果并不理想，并影响哺乳。马老师用蝶形胶布牵拉并行局部垫棉加压治疗，疗效满意。

具体方法：伤口周围皮肤常规消毒，制一蝶形胶布，宽窄与伤口大小相等，先将蝶形胶布一端粘贴于伤口一侧的健康皮肤，将伤口向对侧牵拉，使伤口对合整齐，在对合伤口上方放置无菌纱布，再将蝶形胶布的另一端经过敷盖伤口的纱布上方，粘贴固定于伤口的对侧健康皮肤，然后再用敷料 12～16 层放置其上加压包扎固定，2～3d 更换 1 次，一般 2～3 次即停止溢乳，再行常规换药 1～2 次，可获愈。

乳汁自伤口内溢出刺激创面，创口不易愈合，迁延日久，易成窦道，治疗较为困难，给哺乳期患者带来不应有的苦恼。应用本法，可促使伤口及皮肤与创腔紧密黏合，压迫阻止溢乳，促进愈合。其操作简单，患者痛苦少，易接受，且不需断乳，可缩短临床治疗时间，避免乳房部窦道形成，颇具临床价值。

四、乳癖

乳癖相当于西医的乳腺增生症，马老师结合自己多年诊治乳癖的经验，将该症分为二大证型。

（一）肝郁气滞，气郁痰凝证

乳房内有肿块，质中等硬度或稍软有韧性，活动，不粘连，有压痛，边界清或不清，多伴性情急躁，心烦易怒，经前疼痛加重，症状随喜怒而消长。多因肝郁气滞，气郁痰凝，乳络阻滞所致，以疏肝解郁，化痰散结通络为治则，拟止痛消结汤Ⅰ号，由柴胡、青皮、陈皮、醋香附、延胡索、川楝子、当归、川芎、白芍、丹参、丝瓜络、浙贝母、半夏、昆布、海藻等组成。若有痛经加失笑散；胸肋满闷加厚朴、枳壳；纳差倦怠，苔厚者加焦三味；心烦易怒，口苦者加丹皮、山栀。

（二）冲任失调，痰瘀凝结证

乳房内有肿块，质硬或稍硬，皮核不相亲，压痛或压痛轻微，往往伴月经不调，或绝经闭经，腰酸乏力，心烦易怒，乳房胀痛或不适或疼痛无定时等。多因肝肾不足，冲任失调，痰瘀凝结所致，治以调摄冲任，行瘀化痰，兼以开郁散结为主，拟消结汤Ⅱ号，方由消结汤Ⅰ号加仙茅、淫羊藿、鹿角霜、三棱、莪术等药组成。若患者口渴便秘阴虚者加麦冬、生地；腰膝酸冷，舌胖苔白滑者加巴戟天、菟丝子；经期少腹痛，腰痛有血块加吴茱萸、乌药、红花等。

马老师认为乳癖一症病因多由肝郁气滞，肝肾不足，冲任失调所致，由于气郁痰瘀凝结乳络，而胶着难化，本病病程较长。

五、乳疬

乳疬是指男女儿童或中老年男性在乳晕中央皮下出现的一扁圆形肿块，质地微硬，皮色如常，稍可活动，触压碰撞时则痛。

马老师认为本病是由于冲任失调，肾气不充，肝失所养，气滞痰凝于乳络而成，随主张以调摄冲任，滋养肝肾，佐以解郁化痰治之，内服消结汤Ⅱ号加减；另用芒硝50g，溶于100ml热水中，局部热敷，每日2次；外贴止痛消结膏（自制研发科研药）。若为少女乳疬，肿块疼痛或触痛明显者，单用芒硝50g，溶于100ml热水中，局部热敷即可，无须内服药。

六、乳头溢液症

该症以乳头溢出少量淡黄色、乳白色浆液性或血样液体为主要表现。马老师认为本病多为情志不畅，肝郁不舒，气郁痰凝，或郁而化火，或迫血妄行所致，他诊治本病从肝脾着手，分为二证论治。

（一）肝郁痰凝，气郁化火证

相当于西医的乳腺增生症及乳腺导管扩张症。单侧乳头或双乳头自发溢出淡青色，或淡黄色，或浆液性，或乳白色液体，或挤压乳晕周围及乳头有液体溢出，乳房内可触及条索状肿块、结节、疼痛。以疏肝解郁，清热泻火，解毒散结为治则，方用开郁散合丹栀逍遥散加减。

（二）肝郁化火，迫血妄行证

单侧乳头自发或挤压溢出血样液体，多见中老年患者。以疏肝清热，凉血止血为治则，方选丹栀逍遥散加减。以肝热气滞为主证者，单侧乳头溢血鲜红或暗红色血样液体，量多加龙胆草、生地、茜草、侧柏叶；以气滞血瘀为主证者，乳房内有结块胀痛，乳头溢血色暗，或挤压而出者，合桃红四物汤加减，酌加丹参、延胡索、山慈菇、丝瓜络；素体瘦弱，食少神疲，溢血自流或遇劳则重，色淡，质稀，舌淡苔薄，脉细无力者，治以清肝解郁，益气固摄，重用黄芪、党参，酌加芡实、陈皮等。此证以单发的乳腺导管内乳头状瘤，或乳腺导管癌多见，首先应明确诊断，原则上以手术治疗为主，如果患者年事已高，拒绝手术治疗，可以应用上方治疗。

七、乳痛症

马老师认为乳痛症多因肝气不疏，气机阻滞所致，临床以乳痛为主要症状，乳房内无明显结块，每遇经前，生气则加重。治宜疏肝理气，活血止痛，以逍遥散加金铃子散加减：柴胡、青皮、香附、枳壳、延胡索、金铃子、合欢皮、当归、川芎、丹参、白芍、郁金、白术、甘草等。马老师治疗此症，强调一个"气"字，尤以疏肝理气一招，施方必用，每奏投石见波之效。

八、临床体会

（一）重内治，溯本求源

马老师认为乳房疾病虽位于体表，但与经络、脏腑、肝肾、脾胃和冲任二脉关系密切。足厥阴肝经上膈，布胸肋绕乳头而行；足太阴脾经，经胃上膈，布于胸中；足少阴肾经，上贯肝膈而与乳联；足阳明胃经，行贯乳中；冲任两脉起于胞中，任脉循腹里、上关元至胸中，冲脉平脐上行至胸中而散。冲任两脉又属于肝肾，故有"乳头为肝所主，女子乳房为胃所司，男子乳房为肾所辖"之说。他认为女子属阴，禀赋柔弱，富于激动，又心胸不宽，好生闷气，致使情志抑郁内伤，肝气郁结，肝失调达。若胃有积热，郁于乳络，合则生痈；若脾失健运，水湿停聚，痰浊内生，郁于乳络合则生癖；如肝肾不足，冲任失调，痰瘀凝结乳络合则生核。因此肝郁气滞则为乳疾之主要成因，病变属肝，病因在郁，故论治应着眼于"肝""气"，注重疏肝理气，行郁通络。在临床应用上将疏肝调肝、理气调气、活血通络之法贯穿于治疗过程之始终，更在用药上强调选方用药当平和，理气而不伤阴，忌投苦寒燥热敛涩呆滞之品，更不可横加克伐，并应注意调摄，解除患者思想顾虑，使其能怡情自遣，宽怀调养，果真服药难效者，尤其对于乳内肿块者结合外治和手术治疗。马老师依自己多年临证经验，潜心深究，而不囿古说，开阔思路，大胆化裁古方，内外并治，创制治疗乳疾各种新方新药，临床运用得心应手。

（二）善外治，精于外用药的运用

明代汪机《外科理例》谓："外治之理，即内治之理，外治之药即内治之药，所异者，法尔"，马老师推崇此说，他认为治疗乳疾应内外并治，异曲同工，相辅相成，并强调有时外治比内治更为重要。如中老年男性乳病一症，病程较长，内服药物患者往往难以坚持服用，且易引起肠胃等不良反应，用芒硝 50g，溶于 100ml 热水中，局部湿热敷，每日 2 次，外贴止痛消结膏治疗，亦同样收到良好效果。

马老师在选用外用药时认真辨证，细致观察分析局部形征，判断阴阳属性、寒热痰瘀，以阴阳为纲辨证将乳癖、乳病归属于阴证，乳痈归属阳证，临床运用，随证变化。善外治，尤精外用药的运用，常用外用药有金黄膏、消痈膏、冲合膏、止痛消结膏、阳和解凝膏、阳毒内消散、阴毒内消散、桂麝散等，其中止痛消结膏有温经通阳、理气止痛、活血化瘀、温化痰湿、软坚散结之功，是在阳和解凝膏的基础上研制而成。临床治乳癖、乳疬、疼痛明显之阴证，掺阴毒内消散或桂麝散；治疗乳痈、阳证早期，外敷消痈膏，中期外敷金黄膏，内掺阳毒内消散，常获明显效果。

（三）重视医嘱，强调调摄

马老师非常重视医嘱，每次诊后均嘱咐病人的起居及饮食调摄，认为摄养与药物治疗同等重要，因此，他临诊时注意掌握病人的心理活动，循循善诱，耐心细致解释。对于个别恐癌者，消除其顾虑，嘱其保持心情开朗，怡和情志；对于乳房悬垂者，嘱佩戴乳罩，托起乳房，使气血运行通畅；遇见乳头凹陷畸形者，嘱其积极矫正，并强调围妊娠期、哺乳期的乳头、乳房的护理，以预防发生乳疾；对于乳痈患者，嘱调摄饮食，宜清淡、易消化食物，忌生冷、油腻、辛辣炙煿之品。临床每例患者，均详细叮咛医嘱，强调医患合作，很多患者经他诊治并耐心解释病情后能配合治疗而迅速取效。

第三节　烧伤临床治疗经验

一、对烧伤高热、口渴主症的辨证论治

（一）高热

高热是烧伤常见症状，以体温骤升（多在 39℃ 以上），身灼热，烦渴，脉数等为临床特征。其烧伤高热的初期属热毒炽盛性发热，属实热。依据病邪深浅之不同，表现也不同，邪在气分和邪犯

阳明，可表现为壮热，口渴，脉洪大而数；热结于腑，则出现燥结而腹满，苔黄燥；入营则高热便秘，溲赤，兼见神昏谵热，斑疹隐隐；入血则高热，并见齿衄、鼻衄，便血、吐血，甚则昏迷，抽搐，脉细数，舌绛少津等症。马老师在烧伤高热的临床辨证治疗中，强调控制气分高热是关键。病在气分，治宜清热解毒，用重剂白虎汤合五味清毒饮并用黄连解毒汤加减清热解毒；兼咳嗽者，合麻杏石甘汤化裁；兼腑实证者，加用大承气汤、凉膈散加减。热在气分是烧伤高热的关键，处理得当，热势顿挫，病速告退；若稍有疏忽，则病情急转，变症丛生。故治气分高热，应以急挫热势为先，防止津液亏耗为要，必要时中西医结合治疗。

（二）口渴

烧伤后口渴、烦躁是烧伤患者常见的症状，马老师在临床遇见患者口渴，细究病机，辨证分析，认为引起口渴之病机不同，治疗亦各异。烧伤早期出现烦渴而喜饮，是因为热力灼伤肌肤，致经络阻塞，气血津液运行输布失常，水湿聚积于肌肤之间，或气血津液不循常道溢于经络之外而丢失，加之火热灼津，阴液不足，致阴津严重损失之故，这与现代医学所谓烧伤后体液丢失的情况相仿。一般口渴多喜冷饮，口渴程度与烧伤程度的轻重有关，烧伤轻者也可无明显口渴，重者较多见，而且改善较缓，并强调在烧伤后中医药治疗中要始终保护阴液。个别病例虽予生津养阴药物和输液等治疗，常不能很快消除，常用的养阴生津代表方有银花甘草汤、增液汤、玄麦甘桔汤、益胃汤、清营汤等；也有极少病例口渴而不欲饮，而见白腻苔者，多为湿浊中阻，方选平胃散加减。在中、后期，又可见口渴喜热饮，这常与脾胃阳虚有关。某些病员热势已退，似有口干舌燥，虽予养阴生津之品，效果不显，应考虑到热伤脾土，运化失司，津液不能上承的原因。烧伤后口渴的机理、原因不尽相同，须详细辨别，才能正确用药。

二、重视烧伤创面的研究与换药

(一) 创面处理原则

烧伤创面的处理贯穿于烧伤治疗的整个过程,正确及时地处理烧伤创面及用药,可以起到预防和控制感染、促进创面修复、加快愈合、缩短治疗过程的作用,是治疗烧伤患者成功与否的关键。理想的烧伤创面用药应该是:早期活血止痛、清热解毒、燥湿消肿,保护创面(调节伤区微循环,抑制瘀滞区组织的进行性坏死);中期清热解毒,燥湿祛腐,通畅引流;后期则敛疮生肌,尽量减少换药过程中和创面用药对新鲜创面(肉芽组织细胞)的刺激及损伤,创造有利于创面修复的环境,保持洁净,无残留药物,减少异物,促使创面组织修复,缩短愈合时间,愈合后无疤痕,或遗留浅疤痕但无痒痛等症状,并需具备价廉法简、使用方便等特点。马老师基于这个原则,根据中医辨证施治,结合现代医学对烧伤创面的病理生理变化的认识,研制成对创面无刺激的水煎剂烫伤药水(创愈液),由虎杖、地榆、忍冬藤、黄连、白及、冰片等组成。方中虎杖主治水火烫伤,跌打损伤,疮痈肿毒为君。地榆、黄连、白及、忍冬藤为臣药,地榆苦酸微寒,解毒敛疮,凉血止血,外用能泻火解毒,亦有收敛作用;黄连性味苦寒,清热泻火解毒;忍冬藤性味甘寒,取其清热解毒,通络之效。冰片为佐使,辛苦微寒,研细外用,开窍,清热凉血止痛,具有清热解毒、消肿止痛、防腐生肌之功,与忍冬藤合用则通络开窍,引药直达病所。经现代药理研究,诸药对体表感染性疾病常见菌有较强的抑菌作用和杀灭作用。诸药合用则具有活血止痛、清热解毒、燥湿消肿、敛疮生肌之功效。烫伤药膏(创愈膏)系烫伤药水原方加基质(植物油、蜂蜡)组成,功效同烫伤药水。而在临床使用方面两者确有差别,烫伤药水偏重于清热解毒、敛疮燥湿、生肌,适用于Ⅰ度、浅Ⅱ度及深Ⅱ度烧伤创面早期以红肿及水疱渗出为主要临床表现。烫伤药膏质油润性偏温和，适用于烧伤创面在早期表皮撕脱及烧伤后期创面干燥无渗液、肉芽红润、新鲜的创面，经临床实践证实其效确切。同时对局部接触性皮炎，急性、亚急性湿疹，带状疱疹，溃疡及脓水淋漓等症状及炎症性皮肤病皮损亦有较好治疗效果，其前期的动物实验已证实该药有明确的抗炎、抑菌、抗感染、止痛和促进创面组织细胞生长的作用。

（二）烧伤创面的外用药物选择及换药方法

1. 烧伤初期

中医以活血止痛、清热解毒、燥湿消肿为治则。马老师认为在烧伤初期，主要是热力蕴结肌肤，经络阻塞，气血不通而引起红肿热痛，因此烧伤早期用药则应以活血止痛、清热解毒为治则。烧伤早期创面渗出是肌肤载热毒外出的生理反应，渗出的多少与热毒轻重呈正相关；渗出多者热毒重，渗出少者则热毒蕴结轻。因此应以清热解毒燥湿消肿为治则，而不应控制渗出，应积极清除余热，故应选择燥湿收敛消肿的药物外用于创面。头面部及会阴部、臀部等特殊部位创面行暴露疗法，Ⅰ度烧伤创面及Ⅱ度烧伤创面表皮未脱者，创面外涂烫伤药水，可促进创面尽快收敛、干燥，使创面上形成一层具保护创面作用的药痂。给创面基底修复创造相对洁净的环境，方法为每2h外涂1次烫伤药水，至3～5d后创面形成薄厚均匀的药痂。不宜暴露部位创面行烫伤药水包扎疗法。具体操作方法如下：入院后用生理盐水冲洗创面，快速清除异物、污物，有水疱者低位刺破疱壁放出积液，首次清创时根据患者全身状况，尽量一次性清除所有疱液，以避免创面残留的疱液给细菌生长创造机会，但若患者生命体征不平稳，可分批次抽取疱液，遇到成堆或褶皱的游离腐皮时应去除以保持创面清洁无异物。深Ⅱ度疮面在1周后若见部分痂皮隆起或者痂下有分泌物，则需开窗引流，清除分泌物，继续外用烫伤药水直至痂下干燥痊愈。

2. 烧伤中期

此时烧伤创面渗出少，以清热解毒，去腐生肌为治则；此期创面的病机改变以热毒蕴结、热盛肉腐为主，因此应在清热解毒的基础上，重在祛腐；即创面通畅引流，及时清除创面坏死组织及脓性分泌物。除头面及会阴部位外，如果创面药痂脱落有坏死组织者采用局部包扎疗法。应选取烫伤药膏，该药符合湿润疗法，不损伤创面的正常组织细胞，保持创面湿润和恒定浓度的药物供给，避免组织细胞干燥脱水。换药时间根据创面坏死组织及脓性分泌物多少可为每天 1~2 次，再次换药时将原有的药物及创面残留物用无菌镊子轻轻拭去，常规用无菌纱块蘸生理盐水擦拭清洁创面，蘸干创面水分，再将涂有烫伤药膏的棉垫覆盖患处，包扎固定。经多年临床观察与患者病情回顾，在烧伤中期，深Ⅱ度和浅Ⅲ度创面行包扎疗法优于暴露疗法，对于小儿烧伤患者创面宜行包扎疗法，其理由是：①防止小儿患者搔抓患处，避免创面再损伤及再感染。②包扎疗法可使药物紧贴于创面，避免因外界摩擦而导致外用药脱落。

3. 烧伤后期

后期创面脓尽，痂皮干燥，此期应以补养气血、敛疮生肌为治则。此时亦应选择外用烫伤药膏，行包扎疗法，每天换药 1 次，但要注意保持创面洁净。每次换药时认真清理创面的残留药物及黏附在创面上的异物，为创面上皮和表皮组织生长创造一个湿润、有利于生理性生长的环境，促进愈合。

4. 换药时的注意事项

给烧伤患者每日换药时，应避免对创面正常组织及新生组织的损伤。再次换药时应将残留的药膏和异物轻轻拭去，切忌用力刮除。烧伤疱壁干涸无渗出，或创面中后期新生肉芽生长，此时换药不可强力撕去残留的纱块，否则会加重患者疼痛，也会造成创面出血及新生组织损伤。因此，这就要求医务工作者注重换药技巧，给患者创面用烫伤药水封包治疗时，将蘸有药汁的纱块褶皱式的叠加于创面，而不能将纱块展开平铺在创面，以避免凹陷处创面不能与药液纱布紧贴；下次换药时，当上次蘸有药汁的纱块与创面黏住无法去除时，用生理盐水浸湿然后再揭除该纱块。

5. 临床体会

（1）创面渗出，载毒外出。

烧伤早期，尤其是Ⅱ度烧伤72h以内，创面伴有大量渗出，乃是机体自我保护现象，是由于热毒内蕴、经络受损而成，此时的创面渗出水疱。马老师认为烧伤早期创面渗液是热毒随体液外出的一种自我保护性生理反应，其目的是在于散热载毒外出，减轻余热对组织的持续再损伤。

（2）活血药物的应用。

在烧伤的治疗过程中，马老师认为活血药物运用恰当，会缩短病程、减轻患者痛苦。深Ⅱ度、Ⅲ度烧伤创面早期的病机是气滞血瘀（皮下组织内的血管处于痉挛状态，烧伤创面的瘀滞带呈进行性加重），在此期间使用清热解毒、活血止痛药可以缓解血管痉挛，以达到减轻病情的目的。烧伤时间较长，患者创面感染和渗出加重时，组织内的血管处于扩张状态，此阶段再用活血药已无意义。烧伤后期，创面开始自我修复，Ⅱ度烧伤应选用活血化瘀类中药以减少创面色素沉着，Ⅲ度烧伤内服药物方面以活血化瘀、生肌药物为主。马老师强调临床上选择药物时应依据烧伤患者脉证及创面病机情况灵活辨证选择活血药，不可拘于一方一药。

三、烧伤创面外治法与制剂

中医烧伤外治法尤其是中医药制剂在烧伤创面的治疗上，不断在研究、探索、完善，随着现代科学技术的发展，正在向科学化、规范化、标准化迈进。

（一）常用外治法

①暴露疗法。②半暴露疗法。③包扎疗法。④制痂疗法。⑤干燥疗法。⑥湿润疗法。⑦洗涤法。⑧冲洗法。⑨湿敷法。⑩沐浴

法。⑪涂抹法。⑫扑撒法。⑬敷贴法。⑭喷洒法。⑮气雾法。⑯滴洒法。⑰薄贴法。⑱浸渍法。⑲火灸法。⑳清创法。㉑脱痂法。

（二）常用外治制剂

1. 古医籍记载和运用的制剂

①洗涤剂。②液剂。③酒剂。④散剂。⑤油剂。⑥软膏剂。⑦硬膏剂。⑧泥膏剂。⑨胶剂。⑩蜜剂。⑪合剂。⑫糊剂。

2. 现代医学的新剂型

①酊剂。②膜剂。③涂膜剂。④喷洒剂。⑤搽剂。⑥气雾剂。⑦乳剂。⑧露剂。⑨霜剂。⑩纱布剂（敷料）。

中医外治法与制剂贯穿了清热解毒，燥湿消肿，活血止痛，润肤止痒，祛腐生肌，敛疮收口，保护创面及预防调护等法则。

（三）民间治疗烧伤的偏方、验方

此类方药就地取材，制作简单，操作方便，可随时随地施治，有的历经实践成为成功方剂，遇症就可依样照方施治，在民间特别是偏乡僻壤或边远村落，医疗条件简陋时，对一些轻、浅小面积烧伤作为临时应急措施也是一种好的方法。较常用易操作的方法是伤后立即用干净清洁的凉水冲洗、冷敷即可止痛，并可减轻烧伤后余热对创面的再损伤，或者用人乳汁、蜂蜜、黄瓜、鸡蛋清、地丁草、蒲公英、马齿苋、野菊花、大青叶、柳树叶、女贞叶、万年青、梨膜、荞面、凉茶叶水等具有清热解毒凉血的新鲜单味或复方草药洗净捣烂外敷等。

（四）外治制剂常用的中草药

如地榆、虎杖、黄柏、黄连、黄芩、大黄、黄精、黄芪、紫草、忍冬藤、毛冬青、白及、冰片、血竭、芝麻油、蜜蜡、蜂蜜等100 余种。

第四节 周围血管病临床治疗经验

一、对周围血管病的治则认识

在外科临床上，常见的周围血管疾病有血栓闭塞性脉管炎、动脉硬化性闭塞症、糖尿病并动脉硬化性闭塞症、血栓性深静脉与浅静脉炎，以及多发性大动脉炎、结节性多动脉炎、结节性血管炎、雷诺氏病、下肢静脉曲张及其并发症——慢性溃疡等。马老师认为以上疾病的临床表现虽不尽相同，但都具有不同性质和程度的疼痛。其总的病因病机是脉络阻塞，血瘀气滞。根据中医"不通则痛，通则不痛；不荣则痛，荣则不痛"的原则，治疗上以行气、活血、祛瘀、通络为其大法。但还要根据临床表现，给予具体辨证施治。临床表现有肢体怕冷、疼痛，或有麻木、酸胀等症，当以温经益气，活血通络为治则；肢体烧灼或自感发热，遇热痛甚，遇冷痛减等症，当以养阴清热，活血通络为治则；肢体溃烂有脓，脓稠痛甚等症，当以清热解毒托脓，活血通络止痛为治则；肢体肿胀，疼痛等症，当以健脾利湿，活血通络为治则；肢体或躯干见条索结节，伴触痛或牵拉痛等症，当以活血祛瘀，通络止痛为治则；病久体弱，面色无华，疮面色灰白，无脓液等症，当以补益气血，养血活血为治则。辨证准确，方见疗效。

二、治疗脱疽分三证

马老师认为脱疽病内因为脾气不健，情志内伤，肝肾不足，脏腑机能失调，日久导致正气虚，痰瘀凝聚，阻滞脉络，血行不畅，旧血不去，新血难至。外因为寒邪外袭，使脉络痹阻不通，气血流通不畅而成。寒邪伤阳气，寒主收引，脉络受寒则痉挛收缩，血遇寒则凝滞脉络，脾肾阳气不足，不能温养四肢，四肢气血不充，复感寒湿之邪，则气血凝滞，经络阻遏，不通则痛，寒湿邪瘀久化热蕴毒，日久则肢体末端缺少气血供养发生坏死。

（一）寒瘀证

症见患肢喜暖怕凉，肢端冷，苍白，遇冷痛重。舌淡苔薄白。治以温经通络，活血化瘀。方药：当归15g，桂枝15g，牛膝15g，赤芍20g，红花12g，乳香、没药各10g，附子10g（先煎），干姜10g，桃仁10g，甘草12g，熟地12g。加减：若久病气虚加生黄芪、党参、白术；发病在下肢加牛膝；发病在上肢加升麻、桑枝；若肢体凉如冰，无汗者（寒闭）加麻黄；肾阳虚加鹿角胶、补骨脂、附子。

（二）湿瘀证

患肢沉重乏力，发胀，怕冷较轻，酸麻感，足趾紫红稍肿。舌红苔滑或黄腻。治以清热利湿，活血化瘀。方药：萆薢20g，薏仁30g，茯苓皮30g，独活15g，防己10g，通草10g，黄芪15g，当归15g，川芎15g，红花12g，白术15g，苍术12g。

（三）热瘀证

局部红肿热痛，喜凉怕热，痛剧，常抱足而坐，不能入眠，有溃疡者脓多稀，全身发热，尿赤，便秘。舌质红，苔黄。治以清热解毒，通络活血。方药：银花60g，公英30g，地丁30g，当归15g，忍冬藤60g，虎杖15g，赤芍25g，乳没各12g，丹参20g，甘草10g，白芷15g。加减：大便干燥加大黄；疼痛重用延胡索25g；体虚，皮干脱屑，创面不愈，心悸气短者，加黄芪、人参、白术、熟地。

三、治疗血栓性静脉炎五法

（一）活血通络，清热利湿法

症见患肢肿胀，压痛明显，按之凹陷，或伴有发烧，口渴不欲饮水，苔薄黄或黄腻，舌质红，脉弦数或滑数。此型多为早中期下肢血栓性深静脉炎（股肿）。方用革薢渗湿汤合仙方活命饮加减。

（二）通络散结，活血化瘀法

症见患处条索状肿物，有压痛或牵扯痛，压之或有条索状凹陷沟，皮色微红，一般无全身症状，舌质暗或有瘀斑，苔白或稍厚，脉沉或数。此型多为四肢血栓性浅静脉炎（赤脉、青蛇毒、恶脉、黄鳅痈）。方用仙方活命饮合桃红四物汤加减。

（三）活血化瘀，理气止痛法

症见胸壁或腹壁的前侧，由胸壁延及腹壁，有时亦可发生在腹部的条索状肿物，条索状肿物位于皮下，质硬可与皮肤粘连。有轻度自发痛、压痛和牵扯痛，特别在躯干前后屈伸时牵引痛更甚，局部无明显红肿现象，用两手指将条索状肿物两端拉紧时，可出现一条皮肤凹陷性浅沟，抬举患侧上臂时，可出现一条绳样隆起。一般无全身症状，此型多为胸壁或腹壁的血栓性浅静脉炎（赤脉、青蛇毒、恶脉、黄鳅痈）。方用膈下逐瘀汤合桃红四物汤加减。

（四）滋阴疏肝，理气活血法

症见胸腹壁条索状肿物，有刺痛感。全身症状见急躁易怒，胸闷气短，口苦眠差，夜卧多梦，舌质深红，脉弦细。方用一贯煎合膈下逐瘀汤加减。

（五）益气温阳，利水化瘀法

症见病久体虚，神疲乏力，下肢肿胀不消，朝轻暮重，自感轻度胀痛，患肢重坠无力，脉濡细或沉缓，苔薄腻，舌质淡，舌体胖边有齿痕。此型多属下肢深静脉炎后期或下肢深静脉瓣膜功能不全或下肢静脉曲张综合征（股肿）。方用黄芪桂枝五物汤合四苓散加减。

四、内外并治下肢臁疮

臁疮又名"裙口毒、裙边疮",俗称"老烂腿"。本病多伴有下肢静脉曲张,约占溃疡发生的70%。其次还有外伤、糖尿病、感染、脉管炎、骨髓炎。下肢慢性溃疡常见于久站或长期负重的人,病程长,愈合慢,且易反复发作。马老师常分为湿热下注与气虚血瘀证进行辨证治疗,疗效满意。

(一) 辨证论治

1. 湿热下注证

患肢皮色紫暗,红肿热痛,溃疡面流滋糜烂,有脓性分泌物,可伴有湿疹瘙痒。舌苔黄腻,脉滑数。治宜清热解毒利湿,方用四妙勇安汤和萆薢渗湿汤加减:玄参15g,金银花30g,当归13g,川萆薢15g,防己10g,苍术12g,黄柏12g,土茯苓15g,生薏苡仁30g,丹参20g,忍冬藤30g。热重于湿者加蒲公英30g,连翘15g,板蓝根20g;湿重于热者加泽泻12g,车前子15g,滑石15g;创周瘀滞明显者加红花12g,桃红12g,泽兰12g,刘寄奴12g。

2. 气虚血瘀证

疮周皮肤紫黯,溃疡久不愈合,肉色苍白或灰暗,可见少量分泌物,质清稀,多伴有静脉曲张。舌淡,苔白腻或见瘀斑,脉细。治宜益气活血、化瘀通络,方用桃红四物汤合黄芪桂枝五物汤加减:桃仁10g,红花12g,当归15g,赤白芍各15g,熟地12g,白术15g,黄芪30g,鸡血藤15g,川牛膝10g,桂枝10g,刘寄奴12g,泽兰10g,地龙6g,水蛭3g。下肢肿胀明显者加萆薢12g,茯苓皮15g,车前子15g。

(二) 外治

用自拟经验方中药溃疡洗剂(组成:苍术、黄柏、苦参、蛇床子、蒲公英、地肤子、当归等)水煎外洗溻渍疮面,药液温度适宜，每日 1 剂，早晚各外洗渍渍疮面 2 次，每次 30min，清洁疮面，再用外洗的中药药液浸湿纱布，稍拧排去多余药液，湿敷疮面包扎，连续换药至疮面无分泌物，脓去肌生时，用生肌玉红膏敷贴纱布覆盖包扎，每天换药 2 次，至疮面完全愈合。

（三）典型医案

王某，女，59 岁。2005 年 12 月 10 日初诊。

主诉：右下肢内踝上方溃烂、疼痛，流脓水 2 月余。

现病史：患者 3 年前因下肢静脉曲张伴溃疡在某医院住院治疗，经换药溃疡疮面愈合后，行大隐静脉结扎剥脱术，2 个月前右小腿湿疹瘙痒抓破，随之糜烂，形成溃疡，经治不愈，且疮面逐渐增大，遂来就诊于马老师。查见：右下肢内踝上方溃疡面积约 8cm×9cm，疮面可见稀薄分泌物，腥臭，周围皮肤紫黯，湿疹，伴瘙痒，右小腿内侧浅静脉曲张。舌淡苔白腻，脉弦。

诊断：臁疮（气虚血瘀证）。

治法：益气活血，化瘀通络。

方药：内服方选桃红四物汤合黄芪桂枝五物汤加减。桃仁 10g，红花 12g，当归 14g，川芎 14g，赤芍 15g，黄芪 30g，党参 15g，川牛膝 10g，川萆薢 12g，土茯苓 15g，桂枝 14g，水蛭 3g，地龙 6g，地肤子 15g，生薏苡仁 30g，生甘草 9g。每日 1 剂，水煎早晚温服。用中药溃疡洗剂方，水煎取药液待温渍渍外洗疮面，每日 1 剂，早晚各外洗渍渍疮面 2 次，每次 30min，后将创面清洁，再用无菌纱布蘸中药洗剂药液湿敷包扎，连续换药 5d 后，疮面无分泌物，用生肌玉红膏敷贴纱块覆盖包扎，每天换药 2 次。

第 8d：疮面新鲜，可见肉芽颗粒及皮岛形成。

第 17d：创面完全愈合。3 个月后随访，无复发。

（四）临床体会

臁疮又称下肢慢性溃疡，多由下肢静脉曲张，或因经久站立或负担重物，下肢血流瘀滞，肌肤失养或湿热下注，经络阻滞，气血不通，肌肤失养，日久溃破成疮或外伤感染而成。对有下肢静脉曲张、糖尿病等病史者，要积极治疗原发病，强调内外治疗并重。下肢臁疮患者治疗期间应加强护理，注意休息和营养，休息时抬高患肢30°~40°，治愈后应注意保护，避免外伤，下肢静脉曲张者可配合用弹力护腿束紧患肢，促进静脉血液回流，以避免瘀血致溃疡复发。

五、脱疽病的调摄

（一）精神调摄

马老师特别重视精神调摄，认为要有乐观精神，增强抗病能力，生活要有规律，心情要舒畅，避免急躁发怒，忧郁悲愤。《黄帝内经》云："精神不进，志意不治，故病不可愈。"这说明了精神状况与疾病的关系。在临床上清楚看到病人精神好，食欲可以增加，促进机体生理机能，从而有利于疾病的康复。尤其是脱疽湿热毒盛证（三期Ⅱ~Ⅲ级，肢端坏疽）病者，在入院之前多由剧烈的疼痛或较长期的折磨，使其精神情志陷入极端痛苦的境地，造成精神上的恐惧与紧张。马老师强调对于这些患者，一定要态度和蔼，热情地关心患者的病情，服务周到，耐心解答病人提出的有关问题，使患者完全认知自己的病情，解除其思想顾虑，使之能自觉配合指导，配合好治疗，有利于疾病的康复。

（二）饮食调摄

饮食是人体摄取营养的来源。运用中医的基本理论指导饮食，是中医临床"辨证施治"的一个重要组成部分。它体现了药物、食疗的有机结合，是中医临床中的一大特色。古谚曰："三分药，七分养"，说明人体有病，除了医护人员的诊治与护理外，还要有合理的休息和饮食来配合，才能早日恢复健康。马老师认为患者因患肢疼痛而睡眠不足，食欲下降，加之肢端坏死、溃烂、发热，身体消耗很大。对患者的饮食原则是在条件许可与不影响治疗前提下，尽量依患者要求，满足其愿望，做到营养成分多、烹调适口、颜色美观、食谱多样，来促进病人的食欲。一般饮食分为：①普食：适用于一般脾胃健康、无发热患者，给易消化食物为原则。②半流食：伴有脾胃疾病或脾胃虚弱者，手术后，老年血管病患者。③流食：适用于症状严重，伴有发热，急性坏疽，手术后病人以及消化不良者。血管病患者少食或不食肥肉、油炸食品、刺激性调味品及酒、烟、浓茶。尤其是证属湿热证及老年患者伴有高血压、高脂血症、热毒证不宜饮酒，宜食高蛋白、低脂肪、高热量及含丰富维生素 B、维生素 C 的食物。

（三）患肢护理

尤其是脱疽患者，注意肢端保温，可穿戴棉套，避免受寒冷及衣物过紧，防止加重组织缺血缺氧。避免损伤皮肤，勿穿过紧鞋袜，剪修指甲时不要伤及皮肤，以免皮肤溃烂后形成溃疡而坏死。每晚用温开水洗脚，用清洁软毛巾拭干，特别注意趾间仔细拭干，患足不宜用过热的物品外敷，以免灼伤。伴有足癣的病人常引起趾间、甲周感染和溃疡而加重病情，故应积极治疗足癣。对于因患肢剧痛影响睡眠的病人，要防止发生坠床，应睡有栅栏的保护床。每日进行适当肢体活动，能促进患肢血液的循环。注意观察患肢皮肤颜色、温度、足背动脉的搏动情况、坏死范围的变化等。

（四）严格戒烟

从临床病例报告中看，多数患者有吸烟史。烟中的尼古丁可使血管痉挛，因此吸烟可使患肢疼痛加剧，复发亦与再度吸烟有关。医护人员必须给予重视，要做好宣传工作，使病人了解戒烟的意义及其利害关系。

（五）节制房事

肾为先天之本，藏精主骨。房劳太甚，损伤精髓，损耗肾气，会产生腰膝酸痛，四肢清冷，麻木发胀等命门火衰之象。在病未痊愈之前，要慎房事，切忌妄动欲念，伤精损阴。治愈后要清心寡欲，避免房劳。

（六）鼓励病人适当活动

可作肢体运动锻炼，患肢先抬高 2～3min 后，下垂于床沿 3～5min，再平卧 2～3min，如是每日练习 3～5 次，能帮助恢复患肢的生理功能，促进血液循环，改善患肢的营养状态；能帮助肌肉发育，防止肌肉萎缩，也有利于间歇性跛行的治疗。坏疽期禁止用此法。

（七）预防复发

必须贯彻以预防为主的治疗原则，在临床治愈后，需继续巩固治疗一段时间。如何巩固疗效，防止复发是一个关键问题。复发原因多与再度吸烟、受寒冷、外伤等有关，而精神刺激为内因，因此马老师强调在患者治愈出院之际，要做好医嘱、调摄、预防工作。

第五节　自拟经验方

一、内服方

1. 银黄消痤饮

组成：金银花 30g，黄芩 15g，连翘 15g，枇杷叶 12g，白花蛇舌草 15g，野菊花 20g，板蓝根 15g，丹参 12g，蒲公英 20g，赤芍 15g，白芷 10g，黄连 8g，生大黄 8g（后下），生薏苡仁 30g，生甘草 9g。

功效：清肺泻热，通便解毒，化瘀散结。

适应证：肺胃积热所致的粉刺（痤疮）痘印，白屑风，酒糟，疖，痈等。

方解：痤疮是一种好发于颜面、胸背部，以皮肤散在性粉刺、丘疹、脓疱、结节及囊肿，伴皮脂溢出为临床特征的毛囊、皮脂腺的慢性炎症性皮肤病。多见于青春期男女。方中金银花性甘寒，最善清热解毒疗疮。黄芩性味苦寒，具有清热燥湿、泻火解毒功效。《本草经疏》云："其性清肃，所以除邪；味苦所以燥湿；阴寒所以胜热。故主诸热，邪热与湿热也。"《别录》曰："疗痰热胃中热。"二者合用共奏清热泻火解毒之功效，故重用为君药。连翘性苦微寒，具有清热解毒、消肿散结、疏散风热之功。《珍珠囊》中曰："连翘之用有三：泻心客热，一也；去上焦诸热，二也；为疮家圣药，三也。"枇杷叶性味苦寒，具有化痰止咳、和胃降逆之功，《食疗本草》言枇杷叶能"治肺气热嗽及肺风疮，胸面上疮"，本方中枇杷叶主要用于清肺胃之热。白花蛇舌草性微苦，甘寒，可清热利湿、解毒消痈。蒲公英、野菊花性苦、辛，微寒，有清热解毒功效，为治外科疗痈之良药。板蓝根苦、寒，具清热解毒，凉血消肿之效。以上五味相须为用，辅助君药加强清热解毒、散结消肿之功效，共为臣药。然单用清热解毒，则气滞血瘀难消，肿结不散，故以丹参、赤芍行气活血、化瘀消肿；疮疡初起，其邪多稽留于皮肤腠理之间，更用辛散的白芷通滞而散其结，使热毒从外而解；热毒壅滞，气机不畅，燥屎内结，故加以黄连、大黄以泻火通便，荡涤积滞；气机不畅，脾失运化，往往可至湿邪凝滞，故配用生薏苡仁以利水渗湿、排脓消痈。上六味共为佐药。甘草清热解毒，调和诸药。诸药相配共奏清肺泻热，化瘀散结，通便解毒之功。纵观全方，清热解毒，化瘀散结，通便利湿。对由于热毒蕴结为主要病机，属于疮疡阳证兼有湿热蕴结者尤为适宜。该方已制成院内制剂银黄消痤胶囊，银黄消痤饮2号方为此方基础上加散结化痰药浙贝、莪术，适用于痤疮伴有结节、瘢痕者。

2. 生元饮加减方

组成：生地 30g，水牛角 30g，槐花 12g，元参 15g，蒲公英 15g，板蓝根 15g，野菊花 15g，栀子 12g，白蒺藜 12g，白鲜皮 15g，天花粉 15g，赤芍 15g，土茯苓 15g，浙贝母 12g，乌梢蛇 10g，桔梗 10g，生甘草 9g。

功效：凉血化斑，清热解毒，祛风止痒。

适应证：银屑病，皮肤瘙痒症，神经性皮炎，湿疹，药疹等红斑发疹性皮肤病属血热蕴肤证候者。

方解：方中生地、水牛角清热凉血共为君药；蒲公英、板蓝根、野菊花、栀子助君药以加强清热解毒之功，共为臣药；白蒺藜、白鲜皮、乌梢蛇清热祛风止痒，槐花、元参、天花粉、赤芍凉血化斑、润燥且防血热互结，土茯苓、浙贝母解毒散结以助君、臣之力为佐；桔梗入肺经，肺开窍于皮毛，为引经药；甘草调和诸药为使。纵观全方具有凉血化斑，清热解毒，祛风止痒之功，使患者热清毒消，气血相和，肌肤得养。

3. 止痛消结汤

组成：柴胡 12g，白芍 12g，香附 12g，延胡索 15g，青皮 12g，当归 12g，川芎 13g，丹参 15g，三棱 12g，莪术 12g，浙贝母 12g，肉苁蓉 15g，郁金 12g，陈皮 12g，甘草 7g。

功效：疏肝理气，活血止痛，化瘀散结。

适应证：乳癖，臀核，瘰疬，瘿瘤等。

方解：方中以柴胡为君，疏肝解郁，条达经气；白芍、川芎助君药疏肝行气止痛；青皮、延胡索、香附、郁金、当归、丹参六药，理气止痛，活血化瘀为臣；莪术、三棱、浙贝母、陈皮、肉苁蓉为佐，活血化瘀、散结，兼以补肾调冲任；甘草甘甜，调和诸药为使。诸药合用，共奏疏肝理气，活血化瘀，散结止痛之功。

4. 黄褐斑方

组成：柴胡 12g，熟地 12g，当归 12g，川芎 13g，白芍 12g，香附 14g，红花 10g，丹参 15g，白术 15g，白茯苓 15g，丹皮 15g，山

萸肉 15g，肉苁蓉 15g，山药 15g，生甘草 9g。

功效：养血活血，疏肝益肾。

适应证：黄褐斑，黑变病，色素沉着斑。

方解：方中柴胡疏肝解郁，熟地滋养阴血，补肾填精，共为君药；当归、赤芍、川芎、香附、红花、丹参、丹皮养血活血，行气开郁，化瘀祛斑为臣；白术、白茯苓健脾和中，山药、山萸肉、肉苁蓉益气养阴，补脾益肾为佐；生甘草调和诸药为使。诸药合用，使肝郁得疏，血瘀得行，肾虚得补，脾气得健，则斑症得消。

5. 补骨脂汤

组成：补骨脂 15g，熟地 15g，元参 15g，旱莲草 15g，女贞子 12g，当归 12g，红花 10g，川芎 13g，丹参 15g，白蒺藜 15g，菟丝子 15g，肉苁蓉 13g，防风 15g，白芷 12g，生甘草 9g。

功效：活血祛风，养阴益肾。

适应证：白癜风（肝肾阴虚、气滞血瘀证）。

方解：白癜风患者大多先天禀赋不足。肾为先天之本，肝肾同源，肾精不足则肝血亏虚，肌肤失于濡养而变白。禀赋不足之人多卫外之气不固，此时若风邪乘虚而入，滞留于皮肤腠理，阻滞经脉，肤失所养，则蕴生白斑。风邪不除，经脉受遏，气机壅滞，血络受阻，或久病失治，瘀血阻络，新血不生，气血不能循经濡养肌肤，而成肌肤白斑。正如《素问·风论》云："风气藏于皮肤之间，内不得通，外不得泄，久而血瘀，皮肤失养变白而成此病。"清代《医宗金鉴·外科心法要诀》曰："此证自面及颈项，肉色忽然变白，状如斑点，亦不痛痒，由风邪搏于肌肤，致令气血失和。施治宜早，若因循日久，甚者遍及全身。"有斑必有瘀，无瘀不成斑，色白多为气虚、气滞，故白癜风多以气滞为主，气为血之帅，血为气之母，若肝肾不足，精气亏虚，气虚推动血行无力，而致血行不畅，故气滞血瘀，阻滞络脉，致使肤失所养，酿成白斑。方中补骨脂温肾助阳，纳气平喘，温脾止泻，外用可消风祛斑为君药；熟地、旱莲草、菟丝子、肉苁蓉、女贞子、玄参滋补肝肾，养阴益精填髓为臣；川芎辛香行散，活血行气，祛风通络，温通血脉，既能活血祛瘀，又能行气通滞，为"血中气药"；丹参、当归、红花等养血活血行气，白芷、白蒺藜、防风三药疏风散邪共为佐药；生甘草调和诸药为使。现代研究表明，补骨脂中补骨脂素能通过提高皮肤对紫外线的敏感性，增加络氨酸酶活性，刺激黑色素细胞黏附和迁移对白癜风产生治疗作用。白蒺藜对黑色素细胞和络氨酸酶有高浓度激活、低浓度抑制的双向调节作用。

6. 活血生发汤

组成：生地13g，熟地13g，当归13g，川芎13g，丹参15g，红花12g，制何首乌10g，菟丝子15g，桑葚13g，枸杞13g，女贞子13g，防风13g，羌活8g，旱莲草12g，赤芍15g，黄芪30g，生甘草6g。

功效：补益肝肾，养血活血。

适应证：斑秃，脱发，少年白发。

加减：脂溢性脱发可去掉黄芪、枸杞、桑葚、熟地，加苍术、白花蛇舌草、土茯苓、生山楂、侧柏叶、赤石脂。

方解：斑秃，中医称之为"油风""鬼剃头"。历代医家认为多由外感病邪乘虚而入或瘀血、血热等引起。《医宗金鉴》载："毛孔开张，邪风乘虚而入，以致风盛燥血，不能荣养毛发。"《医林改错》曰："头发脱落，名医书皆言伤血，不知皮里肉外血瘀，阻塞血络，新血不能养发，故发脱落。无病脱发，亦是血瘀。"脱发，中医认为有血热、血虚、湿热、肝肾不足等证。《黄帝内经》云："发为血之余。"《诸病源候论·毛发病诸侯》中有："足少阴肾之经也，肾主骨髓，其华在发，若血气盛则肾气强，肾气强则骨髓充满，故发润而黑，若血气虚则肾气弱，肾气弱则骨髓枯竭，故发变白也。"所谓肾藏精，精血同源，故以菟丝子、桑葚、何首乌、枸杞、女贞子、旱莲草生精益血，补益肝肾。《医宗金鉴》中有："毛孔开张，邪风乘虚而入，以致风盛燥血，不能荣养毛发。"故以防风、羌活祛风通络；肝藏血，发为血之余，故以生地、熟地、当归、赤芍、丹参、红花养血活血；气为血之帅，故以黄芪、川芎补气升阳，生血行滞；生甘草调和诸药。

7. 皮炎清解方

组成：生地 15g，玄参 13g，金银花 20g，连翘 15g，野菊花 15g，黄芩 15g，赤芍 15g，丹皮 15g，地肤子 15g，防风 15g，蝉蜕 9g，桑白皮 13g，甘草 9g。

功效：清热解毒，凉血消斑，祛风止痒。

适应证：以面部潮红、肿胀、灼热、紧绷、瘙痒等为主症的面部皮炎者。

方解：方中生地、玄参清热凉血为君药；金银花、连翘、野菊花、黄芩清热解毒，赤芍、丹皮清热凉血，共为臣药；佐以地肤子、防风、蝉蜕清热祛风止痒，桑白皮清热凉血消肿；甘草调和诸药为使。纵观全方诸药合用，共奏清热凉血、解毒消肿、祛风止痒之功。

8. 固卫疏风汤

组成：黄芪 30g，白术 22g，茯苓 12g，荆芥 9g（后下），防风 15g，白鲜皮 15g，地肤子 15g，蝉蜕 6g，金银花 15g，当归 10g，赤芍 12g，海桐皮 10g，甘草 6g。

功效：固卫疏风止痒。

适应证：急、慢性荨麻疹以卫气不固为主要表现者。

方解：方中重用黄芪、白术甘温补益，健脾益气以固表为君药；茯苓甘淡渗湿，健脾益气，荆芥、防风辛温发散，解表祛风止痒，蝉蜕、白鲜皮、地肤子、金银花疏风清热止痒共为臣药，与益气固表同用，祛邪而不伤正，固表而不留邪，共奏扶正祛邪之效；佐以当归、赤芍、海桐皮养血活血，祛风通络；甘草调和诸药。诸药同用，共奏扶正固卫、祛风止痒之功。

9. 大解毒汤

组成：金银花 30g，连翘 15g，蒲公英 30g，紫花地丁 30g，虎杖 12g，千里光 30g，天花粉 15g，黄连 10g，甘草 9g。

功效：清热解毒，消痈散结。

适应证：临床用于治疗烧烫伤、疔、疖、痈、痤、疮、淋巴结炎、蜂窝组织炎、扁桃体炎、咽炎、腮腺炎、乳腺炎、尿道炎、前列腺炎、带状疱疹等各种体表的感染性疾病。

方解：方中金银花性寒凉，归肺、胃、心经，具有清热解毒、散痈消肿之功效，为治疗一切痈肿疔疮之要药，故为君药。连翘味苦，性微寒，常与金银花相须为用，主入心经，既能清心火，解疮毒，又能消散痈肿结聚，如《珍珠囊》所述："为疮家圣药"，故为臣药；蒲公英、紫花地丁、虎杖、千里光、黄连味苦，性寒，既能清解火热毒邪，又能泄降滞气，凉血消肿，用于此方可增强消痈散结之功效，天花粉清热泻火，消肿排脓共为佐使药。诸药合用，共奏清热解毒、消肿散痈之功效。经我们对其抑菌实验研究表明，大解毒汤对体表感染常见的致病菌金黄色葡萄球菌、大肠埃希菌、铜绿假单胞菌、溶血性链球菌均有明显抑制作用，并有一定的杀菌作用。

二、外用方

1. 消结止痛软膏

组成：天花粉100g，白芷50g，山慈菇50g，苍术25g，制乳香25g，制没药25g，肉桂25g，三棱25g，莪术25g，天南星25g，牙皂25g，白芥子25g。

用法：上述药物制成粉末，过80目筛，配凡士林，以2：8比例配伍，制成软膏状，将油膏厚涂在纱布或棉垫上，外敷患处。

功效：解毒消肿，活血止痛，软坚散结。

适应证：用于乳癖（乳腺增生症），乳痈僵块，臀核（慢性淋巴结炎），瘰疬（淋巴结核），瘿瘤（甲状腺囊肿、结节）等体表慢性炎症包块属阴证或半阴半阳证者。

方解：中医认为内生的湿、痰、饮三邪是"一源三岐"，同属阴邪，凝聚于躯体局部，形成肿块。故方中天花粉、白芷、山慈菇清热解毒、消肿散结，用治痈肿疮疡，初起能消散，溃后能排脓，如仙方活命饮、托里透脓汤。《本草拾遗》中讲山慈菇"主痈肿疮瘘，瘰疬结核等，醋磨敷之，亦除皯"。苍术、天南星善于燥湿化痰、散结消肿。现代药理研究表明，天南星提取物能显著增加呼吸道黏液分泌，故具有祛痰作用。制乳香、制没药善于行气活血止痛。三棱、莪术善于活血破血消癥散结。牙皂味辛咸，性温，有小毒，辛窜行散温通，有开窍的作用，本品研末外敷，有消痈肿止痛功效。白芥子味辛辣，性温，祛痰，散寒，消肿，止痛。外敷可治肿毒痹痛。肉桂性大热，味辛、甘，温阳散结，温中散寒，"病痰饮者当以温药和之"，故加肉桂温阳散结，散寒止痛。全方共奏解毒消肿，活血止痛，软坚散结。

2. **消结止痛硬膏**

组成：当归、桂枝、川附、僵蚕、赤芍、乳香、没药、香橼、陈皮、延胡索、川楝子、淫羊藿、菟丝子、昆布、海藻、三棱、防风、荆芥、麝香等（该方为陕西省中医管理局科研项目，并取得咸阳市科技成果三等奖）。

制法：除乳香、没药、麝香外，余药入麻油内煎熬至药枯，去渣滤净，加入黄丹，充分搅匀，熬至滴水成珠、不黏指为度，再加入乳香、没药、麝香搅匀为膏，半月后可用，隔火烊化，摊于布上备用。

用法：临用时将膏药烘热，使其药膏软化，然后撕开药布贴于肿块或疼痛部位。5~7d 换药 1 次，3 个月为 1 个疗程。

功效：温经和阳，祛风散寒，行气止痛，化痰散结。

适应证：用于疮疡阴证肿块、乳癖等。

方解：其中附子、桂枝、淫羊藿、菟丝子温经通阳；配陈皮、僵蚕温化痰湿；配当归、赤芍温经通脉活血；延胡索、川楝子舒肝理气止痛；当归、赤芍、三棱、乳没活血祛瘀，并助其行气止痛；昆布、海藻、僵蚕善于化痰软坚散结。据药理研究报道淫羊藿、菟丝子有雄性激素样作用，配附子、陈皮调补脾肾，有提高机体免疫功能和调整内分泌失调的作用。桂枝醛可刺激汗腺分泌，扩张皮肤血管，加之传统膏药临床应用时需烘热软化方可外贴，从而使局部产生热理疗的作用。再则用"膏药贴之，闭塞其气，使药物从毛孔而入其腠理"，即局部形成一种汗水难以蒸发扩散的密闭状态，"气闭藏而不泄"，使角质层含水量增加。角质层经水合作用后，形成膨胀多孔状态，易于药物吸收。三者相得益彰，加速其药理作用的渗透及吸收作用，引药直达病所。

3. 创愈液（原名烫伤药水）

组成：虎杖 150g，大黄 30g，黄连 100g，焦地榆 150g，忍冬藤 150g，白及 100g，冰片 5g。

功效：清热燥湿，解毒消肿，活血止痛，敛疮生肌。

适应证：水火烫伤，体表感染疮面，湿疮糜烂，滋水淋漓者。

制法：将冰片单研，余药混合加水适量，煎煮取汁，待凉后再将研末之冰片加入搅匀即成，瓶装贮存备用。

用法：先常规清创后，应用烧伤创面暴露疗法或包扎疗法。暴露疗法：蘸药液外涂创面，2～3h 涂药 1 次，3～5d 形成药痂，即停止涂药，待痂下愈合。包扎疗法：用药液浸湿无菌敷料，稍捏至不滴水为度，湿敷创面，外覆敷料包扎固定，每日更换 1～2 次。

4. 创愈膏（原名烫伤药膏）

组成：创愈液方加基质（蜂蜡、植物油）。

制法：按处方将以上中药配齐，水煮法提取浓缩成膏，按比例依次称取蜂蜡和植物油，高温下加热溶解，再将浓缩的中药膏及冰片等加入，充分搅匀后分装于药缸内，最后通过高压消毒方可使用。

用法：应用包扎疗法，先常规清创后，再将药膏用消毒过的药刀摊抹于无菌敷料上，外敷创面再用绷带或胶带包扎固定，每日更换 1～2 次，直至疮面愈合。

方解：方中虎杖苦寒，功能活血止痛，清热利湿解毒，治疗水火烫伤、跌打损伤疮痈、肿毒等症为君药；焦地榆苦酸微寒，解毒敛疮，凉血止血，外用能泻火解毒，亦有收敛作用，焦地榆有"疮家圣药"之称，黄连苦寒，泻火解毒，清热燥湿，临床用于痈疽疮毒、湿疮、水火烫伤等症，大黄苦寒，清热泻火，凉血解毒，此三者共为臣药，共助君药虎杖解毒燥湿之效；忍冬藤性味甘寒，取其清热解毒，通络之效为佐药；冰片辛苦微寒，研细外用具有开窍走窜，清热解毒，凉血止痛，消肿，防腐生肌之功，与忍冬藤合用则通络开窍，引药直达病所为使药。经现代药理研究，诸药均有很广泛的抗菌范围，对金黄色葡萄球菌、溶血性链球菌、痢疾杆菌、绿脓杆菌、大肠杆菌、肺炎球菌和多种致病皮肤真菌等有抑制作用。诸药合用则具有活血止痛，清热解毒，燥湿消肿，敛疮生肌之功效。同时对接触性过敏性皮炎，急性、亚急性湿疹，带状疱疹，体表溃疡糜烂、脓水淋漓等症亦有较好的临床疗效，该方经 20 余年的临床实践应用，其效确切，并进行了前期的药效、组方和药物稳定性实验等基础研究（该方已制成院内制剂）。

5. 消痤祛痘痕散

组成：金银花 30g，白芷 30g，马齿苋 15g，木贼 15g，丹参 15g，红花 15g，花粉 60g，白僵蚕 15g，白茯苓 30g，苍术 15g，白及 30g。

用法：上述药物制成粉末，过 80 目筛，用纯奶液和蜂蜜加药粉调成稠糊状，外涂面部患处，每次 30min 至 1h，面部易过敏者慎用。

功效：清热解毒，活血化瘀。

适应证：面部痤疮伴有暗红色痘痕斑或凹陷性痘痕斑及色素沉着、脂溢性皮炎等。

方解：金银花、马齿苋、天花粉具有清热解毒消肿之功效；木贼入血分，能破血消癥、散瘀化积；丹参、红花凉血活血化瘀；白芷、白僵蚕、白茯苓、苍术诸药健脾除湿，化痰散结。现代药理研究发现白及富含淀粉、葡萄糖、挥发油、黏液质等，外用涂擦，可消除脸上的痤疮留下的痕迹，让肌肤光滑无痕。有收敛、补肺止血、消肿等作用，外敷治创伤出血、痈肿、烫伤、疔疮等。

6. 中药 1 号洗剂（原名止痒洗剂）

组成：蛇床子 60g，地肤子 60g，苦参 30g，花椒 30g，白矾 30g。

功效：除湿祛风止痒。

适应证：慢性湿疹，牛皮癣，苔藓样变，皮肤瘙痒症等慢性瘙痒性皮肤病。

用法：水煎取汁至 1000ml，待温，用 6～8 层纱布蘸药液淋洗、湿敷患处，每次 30min，每日 2 次。

加减：皮损增厚加透骨草 30g，芒硝 60g；发于阴部、肛门加百部 30g。

方解：蛇床子辛、苦，功能燥湿祛风，杀虫止痒，治疗湿疹瘙痒、阴痒，为皮肤病及妇科常用药，常与苦参、白矾等外用，治阴部湿疹瘙痒；地肤子苦寒降泻，清热利湿，祛风止痒，能清腠理之湿热与风邪而止痒，《本草原始》曰："去皮肤中积热，除皮肤外湿痒"；苦参功能清热燥湿，杀虫止痒，常用于治疗湿疹、皮肤瘙痒、疥癣麻风等，为治疗皮肤病之要药，外用如苦参汤、参椒汤等；白矾性燥酸涩，善收湿止痒；花椒外用善杀虫止痒，治疗湿疹常单用或与苦参、蛇床子、地肤子等煎汤外洗。诸药合用，除湿、杀虫、止痒。本外洗方适用于以慢性皮损瘙痒为主者。

7. 中药 2 号洗剂

组成：苍术 30g，黄柏 30g，焦地榆 30g，蛇床子 30g，苦参 30g，大黄 30g，野菊花 30g，苍耳子 20g。

功效：解毒燥湿，杀虫止痒。

适应证：亚急性湿疹、疥疮、足癣糜烂、红肿等瘙痒性皮肤病。

用法：水煎至 1000ml，用 6～8 层纱布蘸药液淋洗、湿敷患处（稍拧至不滴水的程度），每次 30min，每日 2 次。

加减：发于足部属手足癣者加百部 30g，土荆皮 30g；发于手、腕及阴部属疥疮者加硫黄 15g 局部浸泡外洗。

方解：野菊花、黄柏、大黄可清热解毒；蛇床子、苍术、苦参燥湿、杀虫、止痒；苍耳子散风除湿；生地榆苦寒酸涩，能泻火解毒，敛疮收涩止血。诸药合用，清热解毒，杀虫止痒，燥湿敛疮，多用于疥癣瘙痒有渗出者。

8. 中药3号洗剂（湿疮洗剂、加味三黄地榆液）

组成：苍术30g，黄柏30g，生大黄30g，蒲公英30g，焦地榆30g，枯矾30g，五倍子30g，地肤子30g。

功效：燥湿敛疮，清热解毒，止痒。

适应证：湿疮糜烂有大量渗出（滋水淋漓、浸淫四窜）者。

用法：水煎至1000ml，用6～8层消毒纱布或棉垫置于滤渣的药液中浸透，稍挤拧至不滴水为度，湿敷于患处，一般1～2h更换1次，渗液不多时可4～5h更换1次。

方解：苍术、黄柏、大黄均可清热解毒、燥湿止痒；蒲公英、焦地榆有"疮家圣药"之称号，具有凉血止血，清热解毒之效；枯矾、五倍子性燥酸涩，善收湿敛疮，地肤子清热利湿，祛风止痒。诸药合用，燥湿敛疮，清热解毒，兼以祛风止痒，适用于急性湿疮糜烂渗出，湿重于热者。

9. 溃疡洗剂

组成：苍术30g，艾叶30g，黄柏30g，苦参30g，金银花30g，当归15g，生草15g。

功效：燥湿清热，行瘀散滞，祛腐生肌。

用法：水煎去渣，待药液温度以人体感到温热舒适为准，用药液浸渍淋洗溃疡面，每次30min左右，每日2次，病变位于四肢末端者，可以将病灶部位浸渍于药液内。位于躯干者，可将盛药之容器放置于疮部下方，频频淋洗。每次淋洗前先将能够覆盖疮面大小的无菌纱块浸湿备用，洗完后将浸湿药液之纱布块湿敷于疮面，外盖敷料包扎，或应用其他去腐生肌的药物，或燥湿解毒的纱布引流条覆盖，直至溃疡经换药愈合为止。

加减：营养不良性慢性溃疡加生黄芪50g，熟地15g，血竭5g

（研末外撒疮面）；烧伤后溃疡加地榆 30g，白及 30g；外敷药物过敏致疮周皮肤传染性湿疹样皮炎加蛇床子 30g，枯矾 30g，地肤子 30g。

方解：方中苍术、苦参、黄柏燥湿祛腐清热，得金银花则加强其清热解毒作用，以去除瘀滞湿热之邪；艾叶与当归配伍通经活血、行瘀散滞，使局部气血通畅；再配以甘草加强方中清热解毒效力，并缓和药性，以减小药物对疮面的刺激。诸药合用煎汤外洗，使创面腐肉易脱，脓水易去，滞留湿热之邪亦随脓而泄，局部气血恢复运行，腐去肌生，而收口较快，达到了缩短疗程之目的。苦参有显著的燥湿利尿作用，得苍术、黄柏加强其燥湿作用，所以用此汤剂外洗后无肉芽水肿现象。据药理研究报道，甘草有抗过敏作用，其缓和药性，减小药物对创面的刺激性使用此汤洗后感觉舒适，无皮肤过敏现象为其功之处。现代医学药理研究表明，以上诸药物均有较广泛的抗菌作用，亦证明了此液的效用。

10. **祛疣合剂**

组成：黄芪 30g，马齿苋 30g，薏苡仁 30g，板蓝根 30g，香附 15g，连翘 15g，木贼 15g（该方是在我科经验方祛疣汤的基础上加黄芪、马齿苋而成，已制成院内制剂）。

功效：解毒散结，益气化湿。

适应证：扁平疣及其他病毒性疣病。

用法：每次 1 袋，每日 2 次，温服，再用药液温洗湿敷患处。

方解：方中木贼疏散风热；马齿苋、板蓝根清热解毒；薏苡仁利水渗湿，健脾、清热排毒；连翘清热解毒、散结、疏风清热；香附疏肝理气；黄芪益气、补中健脾。现代药理研究表明板蓝根、连翘具有抗病毒、调节免疫的作用；木贼有抗病毒作用；薏苡仁、黄芪具有调节免疫的药理作用。

11. **润肤汤**

组成：生地 30g，火麻仁 30g，白及 30g，黄精 30g，黄芪 30g，防风 30g，当归 30g。

功效：养血润肤。

适应证：用于慢性湿疹，角化性湿疹，白疕，老年性皮肤瘙痒症等皮肤干燥皲裂、鳞屑、瘙痒属血虚风燥证者。

用法：水煎滤液温洗患处。

方解：方中生地清热凉血，养阴生津，配以火麻仁质润多脂，共奏润燥之功；白及味涩质黏，收敛生肌，现代药理研究表明白及富含淀粉、葡萄糖、挥发油黏液质等，具有滋润保护创面促进生肌的作用，加黄芪、黄精扶正补虚，养阴润肤，促进皮肤修复；当归养血活血；防风祛风止痒。诸药合用，共奏滋阴润燥、养血润肤之功。

12. 甘石冰脑洗剂

组成：炉甘石 10g，氧化锌 5g，甘油 5g，薄荷脑 0.3g，冰片 0.5g，加蒸馏水至 100ml。

功效：清热解毒，燥湿止痒。

适应证：主要用于过敏性瘙痒性皮肤病，如荨麻疹、皮炎和湿疹、接触性皮炎、药疹等以皮损发红、瘙痒为主要症状者。

用法：用前必须摇匀，每天至少搽 5~6 次。

方解：甘石冰脑洗剂是在炉甘石洗剂的基础上加用具有清凉解毒、止痒作用的冰片、薄荷脑而成，增加了清凉止痒的功效。依据中医外科组方和配伍原则，即君、臣、佐、使原则，方中炉甘石甘平，归肝胃经，功效收湿止痒、消肿毒，为君药。《本草纲目》云："消肿毒，收湿除烂。"臣药氧化锌收湿止痒、解毒，合冰片以清凉解毒、开窍醒神，药理研究表明，氧化锌具有弱的收敛及抑菌作用。甘油，润肤止痒。佐以薄荷脑加强清热解毒、消肿止痛之功，薄荷脑能选择性地刺激人体皮肤或黏膜的冷觉感受器，产生冷觉反射和冷感，引起皮肤黏膜血管收缩，外用可以消炎、止痛、止痒，促进血液循环，减轻浮肿等，此外，冰片和薄荷脑都属于辛香透达的药物，共同的目的旨在率领群药，通彻十二经脉，调节全身气血和脏腑功能等。

13. 皮炎凉敷方

组成：生地 30g，马齿苋 30g，大青叶 20g，防风 30g，菊花 30g，白及 20g，甘草 15g。

功效：清热解毒止痒。

适应证：面部激素依赖皮炎、面部化妆品皮炎、面部日光性皮炎等以面部潮红、肿胀、灼热、紧绷、瘙痒等为主症者。

用法：水煎 300ml，置凉，用 150ml 药液将一次性压缩面膜纸完全浸湿，将含有药液的面膜纸稍拧（以不滴水为度），凉敷于面部，20～30min/次，2 次/d。

方解：方中马齿苋，性偏寒，入大肠经，清热解毒、凉血消肿，为君药。大青叶，苦、寒，入大肠经，清热解毒、凉血消斑。《江西草药》中记载：治牙痛，蛇伤，过敏性皮炎。菊花，性偏凉，味较苦、辛，主入肺经，清热解毒、消肿散痛、疏风平肝，与大青叶共为臣药。生地、白及，甘、寒，入心经，清热凉血、益阴生肌。白鲜皮，苦、寒，主归脾、胃经，清热燥湿、祛风解毒、杀虫止痒，常用于湿疹、疥癣等证，甘草调和诸药，缓和刺激与白鲜皮、生地共为佐使药。以上几味药物配伍，相辅相成，且药效平和，从病因病机及证候方面发挥了事半功倍、标本同治的疗效。

第六节　经验撷菁

一、按部位辨证论治蛇串疮经验

蛇串疮最早出自吴谦的《医宗金鉴·外科心法》，其文曰："此证俗名蛇串疮，有干湿不同，红黄之异，皆如累累珠形，干者……治宜龙胆泻肝汤；湿者……治宜除湿胃苓汤"，又曰"干者色红赤，形如云片，上起风粟，作痒发热，此属肝、心二经风火……湿者色黄白，水疱大小不等，作烂流水，较干者多疼，此属脾、肺二经湿热"。前人文献中指出本病的关键在于风、湿、热侵袭体表而发，与心、肝、脾、肺诸脏皆有关。西医称本病为"带状疱疹"，是由水痘－带状疱疹病毒引起的皮肤神经炎症反应性、病毒性皮肤病，常伴有不同程度的疼痛。临床表现为沿着一定神经分布区域发生不规则的红斑，继而出现成簇状的粟粒至绿豆大的丘疱疹，迅速变为水疱，疱壁紧张，疱液清亮，最后干燥、结痂、脱痂愈合。该病可发生于全身任何部位，其特点是皮疹多沿某 1 周围神经分布，侵犯 1~2 个神经节分布区，多数不超过体表正中线。

此病无论侵犯哪一条神经区域，其所表现的局部症状、体征基本相同，只是皮损所在的部位及伴随的全身症状不同而已，遵清代医家高秉钧《疡科心得集》载："疡科之症，在上部者，俱属风温、风热，风性上故也；在中部者，俱属气郁、火郁，以火气之俱发于中也；在下部者，俱属湿火、湿热，水性趋下故也；其间即有互变，十证中不过一二。"马老师遵前贤理论将本病按上部、中部、下部进行辨证治疗，现总结如下：

1. 上部蛇串疮辨治

发生在头面部、颈部及双上肢者均属于上部蛇串疮的范畴，此类患者大多内有蕴热，再感受"风温""风热"之邪，内外之热相互搏结，热毒蕴结于上部而发。治疗以清热解毒、疏风散邪为治法，方选普济消毒饮加减进行辨证治疗。

案例：王某，男，69 岁，职工。2015 年 9 月 3 日初诊。以"左侧额、颞部疼痛 6d，红斑、丘疹、水疱 2d"为主诉。患者自诉 6d 前觉全身困乏，继之出现左侧额、颞部阵发性抽痛，至神经内科就诊。查头颅 CT 提示：多发性腔梗，给予活血止痛类中药内服，效不著。2d 前患者左侧额、颞部出现红斑、成簇丘疹、水疱。再次来我科就诊，查见：左侧额、颞部红斑、成簇丘疹，米粒至黄豆大小，疱壁紧张，疱液清亮，偶有瘙痒，疼痛呈持续性阵发性刺痛，夜晚尤甚，伴口干，咽痒痛，浑身困乏，食纳尚可，夜休差，小便短黄，大便秘结，4d 未解。舌红苔黄，脉数。中医诊断：蛇串疮（左额、颞部）。辨证：风热毒蕴证。治法：清热解毒、疏风散邪，方选普济消毒饮加减。方药组成：板蓝根 30g，黄连 10g，黄芩 15g，柴胡 12g，玄参 14g，金银花 30g，蒲公英 30g，菊花 25g，龙胆草 12g，大黄 10g（后下），延胡索 20g，川芎 13g，甘草 9g。6 剂。用法：水煎 2 次，混合约 400ml，分早晚温服，再次煎煮药液，凉敷患处，每日 2 次，每次 15min，间歇期外涂甘石冰脑洗剂（院内制剂），嘱患者勿搔抓皮损部位，保持患部干燥、清洁。二诊时患部皮损颜色较前变暗，未有新皮损出现，仍有疼痛，夜间较甚，大便通畅。舌红苔黄，脉数。效不更方，原方治疗，再服 6 剂，外治同前。三诊：患部红斑，丘疹变暗，水疱干涸，疼痛未明显减轻，夜休差，大小便及饮食均正常。舌淡红，苔黄，脉数。上方去掉黄连、龙胆草、大黄，加制乳香 8g，制没药 8g，白芥子 12g，白芷 12g，白芍 13g，磁石 15g（先煎），全蝎 3g。7 剂，水煎服。停用中药外敷，继续外涂炉甘石洗剂。再次复诊时皮损结痂脱落，部分遗留暗红色斑，疼痛大减，仍偶有抽痛，夜休可。舌红苔薄黄，脉数。上方去黄芩、金银花、板蓝根、蒲公英，加当归 12g，赤芍 15g，丹参 15g，红花 10g。继服 10 剂。告愈。

按语：本案方中黄芩、黄连清热燥湿，祛上焦头面热毒为君。金银花、蒲公英、菊花、板蓝根清热解毒，大黄泻火通便，以泻代清，龙胆草清热燥湿促进疱液干燥，共为臣药，助君药加强清热解毒之功。甘草可清热解毒，延胡索行气止痛，玄参甘寒质润，清热不伤阴，共为佐药。柴胡、川芎为使，疏散风热，又可引诸药上行，且寓"火郁发之"之意。诸药配伍，共奏清热解毒之功。另外，对不同部位的皮损加减用药略有偏重。若发于额颞部，加枇杷叶；发于眉棱部，加白芷；发于面颊部，加菊花、凌霄花；病变波及眼部，加木贼；发于鼻部，加辛夷花、栀子；发于耳轮部，加龙胆草、柴胡；若发于口唇部，加石膏、佩兰；发生于颈部，加牛蒡子、葛根；发于上肢，加桑枝。

2. 中部蛇串疮辨治

发于胸背、季肋及腹部者均属于中部蛇串疮的范畴，该类患者平素多有情志不畅，肝失疏泄，肝气郁结，郁久化热，再感受火毒之邪，两邪相搏，蕴积于胸胁而发。故治疗以清肝泻火，方选龙胆泻肝汤合丹栀逍遥散辨证加减。

案例：张某，男，48 岁，农民。2016 年 4 月 6 日初诊。患者以"左侧胸胁、背部疼痛、红斑、丘疱疹 7d"就诊。10d 前，患者因父亲去世，情志不畅，加之劳累，随后出现浑身疲乏无力，自以为劳累所致，未予重视。7d 前，自觉左侧季肋、背部抽痛，未处理。3d 前，左侧胸胁、背部出现红斑、成簇状丘疱疹，伴疼痛，并呈阵发性抽掣痛，衣服触碰摩擦即感局部皮肤有刺痛感，自行涂擦"皮炎平"，效不著。前来就诊时见：左侧胸胁部及背部成簇状红斑、丘疱疹，部分已融合成片，皮损范围未超过体表正中线，食纳差，口干，乏力，喜叹气，二便正常。舌红苔黄，脉弦数。诊断：蛇串疮（左胸胁、背部）。辨证：肝经郁热证，治以清肝泻火、理气止痛，方选龙胆泻肝汤合丹栀逍遥散加减。具体方药如下：龙胆草 12g，柴胡 13g，黄芩 14g，栀子 14g，白芍 15g，丹皮 14g，当归 10g，生地 12g，延胡索 22g，板蓝根 30g，蒲公英 30g，白术 14g，青皮 14g，陈皮 12g，郁金 15g，甘草 9g。7 剂。用法：水煎 2 次，混合约 400ml 分早晚温服，再次煎煮药液，温湿敷患处，每日 2 次，每次 15min，间歇期外以甘石冰脑洗剂（院内制剂）涂于皮损部，每日 3 ~ 4 次。二诊：红斑、丘疱疹变暗，仍疼痛，有频繁抽掣痛。舌红苔薄黄，脉弦。上方去丹皮、陈皮，加川楝子 13g，蜈蚣 2 条，制乳香 8g，制没药 8g，枳壳 10g，三七粉 3g。冲服，继服 7 剂。外用方法同上，嘱患者调畅情志，注意休息。三诊：红斑变暗，水疱干涸结痂，仍有刺痛、抽痛感，食纳、二便及夜休可。舌红苔薄黄，脉弦。在上方基础上去龙胆草、蒲公英、黄芩、栀子、青皮，加丹参 15g，川芎 14g。继服 7 剂，停用中药局部外敷。再次复诊时患者疼痛明显减轻，偶有隐痛，皮损已脱落。前方去板蓝根，再服 6 剂后诉无明显疼痛，告愈。

按语：上方龙胆草大苦大寒，既能泻肝胆实火，又能利肝经湿热，泻火除湿，两擅其功，柴胡苦辛微寒，轻清升散，清解透达，并能疏泄气机之郁滞，共为君药。黄芩苦寒，清泄邪热，栀子泻火除烦，导热下行，引邪热从小便而出，丹皮清热凉血，板蓝根、蒲公英清热解毒，助君药加强清热之功，用以为臣。陈皮行气止痛，又可理气健脾，青皮辛散温通，苦泻下行而疏肝，延胡索行气止痛，郁金味辛能行能散，既能行气解郁，又可活血止痛，白术健脾燥湿，又可防木郁克伐脾土，当归、生地、白芍活血养阴，使邪气去而阴血不伤，以上均为佐药。甘草为使，清热解毒，调和诸药。诸药合用，共达清肝泻火、理气止痛之功。马老师临证还根据皮损所在的不同部位使用引经药。发于胸部可加栝楼；发于季肋部，加枳壳；发于背部，可加羌活；发于腰部，可加杜仲；若发于腹部，可加姜厚朴。

3. 下部蛇串疮辨治

发生于臀部、会阴部及下肢者均属于下部蛇串疮的范畴，下部的皮损多与"湿"邪有关，此类患者大多属于湿热体质，再加上感受外来湿热、湿火之邪，湿热下注而发，在治疗上以清热利湿为主要治法，方以萆薢渗湿汤加减。

案例：吴某，女，60 岁，农民。2016 年 11 月 14 日初诊。患者以"左大腿内后侧红斑、丘疹、水疱 5d，伴痒感"为主诉就诊。患者自诉 5d 前无明显原因出现左大腿内侧红斑、丘疹、水疱，当地医院诊断"带状疱疹"，给予口服"阿昔洛韦片"及外涂"阿昔洛韦乳膏"，经过 2d 治疗后，疱疹逐渐增多，红斑范围逐渐增大。前来我院就诊，刻下见：左大腿内后侧条索状暗红色斑、丘疹、水疱至腘窝部，站立时胀痛不适，瘙痒，体胖，夜休差，咽部稍红，大便黏滞，小便稍黄。舌红苔黄腻，脉滑。既往史：2 年前曾行"左乳腺癌改良根治术"，术后至今行全身化疗 4 周期，化疗过程均顺利，恢复尚可。诊断：蛇串疮（左大腿内后侧）。辨证：湿热下注证，方选萆薢渗湿汤加减。具体药物如下：苍术 12g，黄柏 12g，白术 12g，白鲜皮 13g，泽泻 12g，薏苡仁 30g，萆薢 15g，土茯苓 15g，金银花 30g，板蓝根 15g，蒲公英 30g，龙胆草 10g，滑石 15g（包煎），甘草 9g。用法：中药 7 剂，水煎 2 次混合至 400ml 分早晚温服，3 煎去渣温湿敷患部，每次 15min，每日 2 次，间歇期外涂甘石冰脑洗剂（院内制剂），每日 4~5 次。同时嘱患者右侧卧位，保持患部清洁、干燥，稍大水疱予以无菌针管抽空疱液。二诊：患处皮损颜色较前变淡，呈暗红色斑，水疱部分干涸，偶有疼痛。舌淡红，苔薄黄腻，脉滑。效不更方，继服 7 剂。三诊：红斑基本消退，水疱干涸结痂。舌红苔薄黄，脉滑。于上方基础上去金银花、连翘、龙胆草、滑石、白鲜皮、萆薢、土茯苓，加当归、川芎各 12g，丹参 15g，赤芍 15g 以活血化瘀，再服 7 剂以巩固疗效，促进修复。随后电话随访告愈。

按语： 方中萆薢苦平清热利湿为君。龙胆草、黄柏苦寒，善清泻下焦湿热，土茯苓甘淡渗利，解毒利湿，泽泻甘寒利水不伤阴，苍术苦温燥湿以祛湿浊，辛香健脾以和脾胃，白术甘苦性温，健脾燥湿，薏苡仁淡渗甘补，既能利水，又可健脾以断生湿之源，以上之药共为臣药，促进水疱干燥。金银花、连翘、蒲公英清热解毒，白鲜皮清热燥湿，滑石清热利尿，以上共为佐药。甘草为使清热解毒，调和诸药。另外，通过临床观察，发现下部蛇串疮疼痛多不剧烈，患者大多可耐受，故在此证治疗中，以祛除湿热之邪为重。

4. 临床体会

蛇串疮是皮肤科的常见疾病，按部位辨证论治的同时，也可内外结合进行治疗，临床证明两者的结合可有效减轻疼痛，减少炎症渗出，缩短治愈时间，提高治愈率。外治以解毒收敛为原则，可选用甘石冰脑洗剂，该方是在炉甘石洗剂的制剂内加入薄荷脑和冰片而成，以增加其止痒和止痛效果，取适量用棉签蘸敷患处，每日 3~5 次。

二、治疗带状疱疹后遗神经痛经验

1. 病因病机

关于带状疱疹后遗神经痛，中医古籍中并无专门论述，多散见于"蛇串疮""缠腰火丹""蜘蛛疮"中。根据对带状疱疹后遗神经痛患者的观察发现，年老体弱者所占比例明显较高，其中以老年患者表现更为明显和严重，而且随着年龄的增高发生后遗神经痛的比例也相应增高。马老师认为带状疱疹后遗神经痛除与年龄相关外，与很多因素都有着密切的关系，最常见的因素有以下几种：①发病早期神经痛的时间长短。②带状疱疹初期的治疗是否及时规范。③皮疹愈后是否遗留色素沉着斑和其颜色的深浅。④与带状疱疹发病部位密切关系。其中色素沉着斑颜色愈深暗，范围愈大，神经痛则越严重，反之则较轻，这可能与病变导致局部缺血，即气滞血瘀，神经营养障碍相关。中医有云"不通则痛""不荣则痛"。早期失治，毒邪稽留，致局部毒瘀互结，气滞血瘀，病机属虚实夹杂，有由虚致实与由实致虚2种：老年患者正气虚弱，加之外邪入侵，正气更虚，无力驱邪外出，正虚邪恋，邪气留恋肌肤，以致气机不畅，气滞血瘀，经络不通，不通则痛，此为由虚致实；带状疱疹初期，其病因多为湿热毒邪侵犯机体，蕴于局部肌肤所致，后虽经适当治疗病邪已去，但湿热余毒耗气伤阴，以致气阴两伤，局部气血供养不足，肌肤经络失于濡养，即不荣则痛，此为由实致虚。气虚则推动无力，血行涩滞而生瘀血，瘀血阻络，经络不通，气虚血瘀形成瘀斑而痛，故无论哪种都与"瘀"密不可分。

2. 辨证论治

马老师由"瘀"入手治疗带状疱疹后遗神经痛，重视活血化瘀之法，常用基本方为活络效灵丹合金铃子散加味，具体组方为当归13g，川芎15g，丹参20g，红花12g，制乳香8g，制没药8g，赤白芍各15g，川楝子12g，延胡索22g，郁金15g，蜈蚣2条，三七粉3g（冲服），甘草9g。用法：水煎400ml，早晚分2次温服。方义分析：活络效灵丹出自张锡纯《医学衷中参西录》，方由当归、丹参、乳香、没药四味药组成。擅治"气血凝滞，疬癖癥瘕，心腹疼痛，腿疼臂疼，内外疮疡，一切脏腑积聚，经络湮瘀"，具有活血化瘀，通络止痛之效。金铃子散源自金元时期刘完素《素问·病机气宜保命集》，由川楝子与延胡索（又名金铃子）两味药组成，川楝子味苦性寒，可行气止痛治疗肝郁化火诸痛证；延胡索辛温，活血行气止痛，《本草纲目》谓其能"行血中之气滞，气中血滞，故能专治一身上下诸痛"。二药配伍，止痛效果显著。赤芍功能活血止痛，化瘀消斑，白芍可养血敛阴，柔肝缓急止痛，两者均能治疗疼痛的病证。红花、郁金功能活血通经，散瘀止痛，前人谓之其可"去瘀血，生新血，流利经脉"。川芎可活血行气止痛治疗血瘀气滞痛证。蜈蚣可通络止痛。三七可活血化瘀，消肿定痛，是治疗瘀血诸症的佳品。诸药共奏活血通络止痛之功。在此基础上马老师在临床上辨证若由实致瘀，则加大黄、柴胡、青皮等疏肝解郁，破瘀祛邪，使气血相通，促病早愈，防其缠绵；若由虚致瘀，气血虚者加黄芪、茯苓、白术、党参等健脾益气，使气血生化有源；若伤阴者加沙参、玉竹、麦冬、生地等益气养阴，使正气足而邪气自除。

医案：白某，女，63岁。2012年10月11日初诊。主诉：右侧肩胛、上肢伸侧及大鱼际拇指部麻木疼痛3个月。现病史：患者3个月前右侧肩胛、上肢伸侧及大鱼际拇指部出现片状簇集样丘疱疹，部分疱疹破溃，伴有剧烈疼痛，以带状疱疹治疗，具体治疗方案不详，20d后皮损干燥痂脱愈合。近3个月来经治疗，疼痛有所减轻，但肩胛、上肢伸侧及大鱼际拇指部仍麻木、疼痛明显，致心情烦躁，影响生活，前来就诊。现症见：原皮损处有散在片状暗红色色素沉着斑块，上肢伸侧及大鱼际拇指部感麻木，疼痛呈阵发性针刺样痛，局部触痛觉敏感，日轻夜重，影响睡眠，精神差，疲乏懒言，烦躁，口干，食纳尚可，二便调。舌暗红，苔薄白而干，脉沉弦。西医诊断：带状疱疹后遗神经痛。中医诊断：蛇串疮（右侧肩胛、上肢及拇指部）。辨证：气滞血瘀。治法：行气活血止痛，兼以养阴。具体方药如下：当归 13g，丹参 20g，制乳香 8g，制没药 8g，川楝子 12g，延胡索 22g，赤白芍各 15g，红花 12g，川芎 15g，蜈蚣 2 条，三七粉 3g（冲服），柴胡 13g，青皮 14g，沙参 13g，石斛 15g，炒枣仁 30g。7 剂，每日 1 剂，水煎 400ml，分早晚温服。二诊：上方服药 1 周，自觉疼痛明显减轻，发作次数亦减少，已无烦躁、口干，大鱼际拇指局部仍觉麻木，触痛仍敏感，夜寐欠安。前方去青皮、沙参、石斛，继服 7 剂，继以行气活血治疗。三诊：疼痛基本消失，夜寐尚可，局部麻木、触敏减轻。前方减小药量，继服 10 剂。四诊：疼痛消失，夜能安睡，仍有大鱼际拇指部稍感麻木，嘱继续服药 1 周。2 周后电话随访，告愈。

三、治疗湿疹皮炎经验

湿疹皮炎是一种可发生于任何年龄和季节的一种表皮及真皮浅层的炎症性皮肤病，中医属"湿疮"范畴，具有自觉剧烈瘙痒，皮损多形性，对称分布，有渗出倾向，易反复发作等特点。可泛发全身，也可仅发生于某些特定部位，如头部、面部、耳部、乳房、脐周、外阴、肛周、手部及小腿等部位。湿疹皮炎常具有以下 3 个特征：①瘙痒性：多表现为持续性瘙痒，以夜间为著，依靠分散注意力不能解决，造成越痒越抓，越抓越痒的恶性循环，甚者形成阵发性加剧、持续性瘙痒的状态。②皮肤炎症性：可发于身体的任何部位也可泛发全身，皮损表现为潮红、红斑、丘疹、丘疱疹或脓疱等。③渗出性：常见于肥胖患者，皮损常表现为红斑、丘疹、水疱、流滋、糜烂，常因剧痒搔抓而显露出大量渗液的鲜红浸渍糜烂面。目前西医治疗多采用抗组胺、抗炎、镇静以及在急性渗出期应用糖皮质激素等方案，对控制临床症状有一定效果，但整体效果并不十分满意。中医药治疗湿疹皮炎具有独特优势，尤其是急性湿疹滋水淋漓，浸淫四窜者常以中药外洗溻渍治之，效果甚好。现介绍如下。

1. 明辨病机

湿疹常由禀赋不耐，饮食失节，或过食辛甘厚味动风之物，脾胃受损，失其健运，湿热内生，又兼外受风邪，内外两邪相搏，风湿热邪浸淫肌肤所致。急性湿疹以湿热为主；亚急性湿疹多与脾虚不运，湿邪留恋有关；慢性湿疹因病久伤血，血虚生风生燥，肌肤失去濡养而成。治疗上包括内治和外治2种方法，其中外治应遵循吴师机《理瀹骈文》："外治之理，即内治之理，外治之药，即内治之药，所异者法耳，医理药性无二，而法则神奇复幻。"

2. 辨证论治

（1）湿热浸淫证。

常见于本病的急性期。临床症状：发病急，皮损潮红灼热，瘙痒无休，渗液流滋，伴身热，心烦口渴，大便干，尿短赤。舌质红，苔薄白或黄，脉弦滑或数。治法：清利湿热止痒。方药：龙胆泻肝汤合萆薢渗湿汤加减。具体用药如下：黄芩12g，黄柏12g，大黄8g，马齿苋30g，金银花15g，龙胆草10g，苍术12g，生地15g，萆薢15g，滑石15g，薏苡仁30g，土茯苓30g，蛇床子15g，白鲜皮15g，苦参12g，地肤子15g。

（2）脾虚湿蕴证。

常见于本病的亚急性期。临床症状：发病较缓，皮损淡红，瘙痒，抓后糜烂渗出，可见鳞屑，伴有纳少，神疲，腹胀便溏，舌质淡胖。苔白或腻，脉弦缓。治法：健脾除湿止痒。方药：除湿胃苓汤加减。具体方药如下：苍术13g，土茯苓30g，薏苡仁30g，党参12g，白术18g，山药12g，威灵仙12g，陈皮12g，防风15g，芡实15g，蛇床子15g，地肤子15g，苦参12g，白鲜皮15g，甘草9g。

（3）血虚风燥证。

常见于本病的慢性期。临床症状：病久，皮损色暗或色素沉着，剧痒，或皮损粗糙肥厚，伴面色无华，心悸，失眠，爪甲色淡。舌质淡，苔白，脉细弦。治法：养血润肤，祛风止痒。方药：当归饮子加减。具体方药如下：当归12g，白芍14g，川芎12g，生地15g，熟地15g，荆芥9g，防风15g，白蒺藜15g，何首乌10g，鸡血藤15g，黄芪25g，党参15g，龙眼肉15g，蛇床子15g，地肤子

15g，乌梢蛇 10g，甘草 9g。

临床上根据四诊及局部皮损的表现予以辨证论治，辨清虚实，分辨缓急，审证求因，治疗上可以结合发病不同部位配合相应引经之药以加强疗效，或可以适当加些虫类药，特别要注意内外整体与局部辨证相结合。若病发于上部可佐加疏风清热药，如荆芥、防风、蝉蜕、桑叶、白芷、钩藤等；若发于面部加浮萍、苍耳子等；若病在外阴可佐加清利肝胆湿热药，如龙胆草、山栀子、车前子、苍术、黄柏、五加皮等；若病发于下肢可加强清热利湿解毒之力，佐加黄柏、薏苡仁、牛膝、萆薢等；内经曰"诸痛痒疮，皆属于心"，凡口干心烦者，可以加淡竹叶、灯芯草等；若下肢青筋暴露者可加桃仁、红花等。急性湿疹水疱糜烂、渗出者，酌情加渗湿利尿类中药；若见皮损肥厚，苔藓样变，色白脱屑者可加当归、鸡血藤、赤芍、丹参、益母草等活血养血之品。

3. 外治法

外治主要应用湿疮洗剂溻渍湿敷为主。具体组成如下：苦参 30g，苍术 30g，黄柏 30g，焦地榆 30g，枯矾 30g，蒲公英 30g，蛇床子 30g，地肤子 30g。功效：燥湿解毒，敛疮止痒。适用于急性、亚急性湿疹的患者，局部皮损以渗出、流滋、瘙痒、红肿为主。加减变化：①对于急性湿疹的患者，其病因多以湿热蕴肤为主，常选用湿疮洗剂外敷。若局部皮损潮红肿胀、滋水淋漓明显，应加大清热解毒、收湿敛疮之药量，常加黄连 20g，五倍子 30g；若局部皮损渗出少、糜烂流滋不明显，以红肿为著者，一方面应减小收湿敛疮之药量，另一方面加大清热解毒之药量，常加马齿苋 30g，金银花 30g。间歇期可外涂炉甘石洗剂。②对于亚急性湿疹的患者，其病因多以脾虚湿蕴为主，常单用湿疮洗剂溻渍湿敷。同时配合湿疹膏或氧化锌软膏外涂。③对于慢性湿疹的患者，其病因则多以血虚风燥为主。治疗应去除收敛燥湿之药味，以养血祛风润肤为主，常在基础方中去掉苍术、黄柏、地榆、枯矾，增加当归 20g，生地 30g，红花 15g，黄芪 30g，防风 25g，白及 30g，火麻仁 30g。若瘙痒剧烈，可加用花椒 30g。同时配合润肤膏外用。湿敷方法：根据处方，加水 2000ml，煎煮 30min，过滤取汁。二煎加水 1000ml 煎煮 20min，过滤取汁，两汁混合，药液温度以手试温热为度，避免过热过凉，将 6～8 层纱布按皮损大小制成纱布垫（也可以用毛巾），完全浸入药液中浸湿后，稍加挤压（以不滴水为度）。将纱布垫平漯在皮损上，约 10min 接触创面的纱布毛细管吸附饱和后取下重复更换纱布垫，每次湿敷 30～60min。根据局部渗出多少选择湿敷次数，对于急性湿疹渗出较多者可 2～3 次/d，对于亚急性、慢性湿疹患者可减少湿敷次数及每次湿敷时间。

4. 典型医案

王某，女，43 岁。2014 年 10 月 15 日初诊。主诉：因双耳后、颈部红斑丘疹反复发作 2 年，再发加重伴红肿 3d 就诊。现病史：患者 2 年前室外暴晒后双耳后、颈部出现红斑丘疹，遂在多家医院诊断为"湿疹"，经用抗过敏、激素、口服中药汤剂、外用激素类软膏，具体用药不详，经治疗症状好转，病情反复发作。3d 后皮损再发伴红肿，流滋。遂来就诊，刻下症见：双耳后根部、颈部潮红肿胀，见红色斑片丘疹，滋水淋漓，尤以双耳后根部为著，瘙痒剧烈，夜间为著，睡眠欠佳，口干，纳可，大便干，小便调。舌质红，苔薄黄，脉弦数。中医诊断：湿疮（湿热蕴肤证）。西医诊断：急性湿疹。治疗原则：燥湿解毒，敛疮止痒。外用中药具体如下：苦参 30g，苍术 30g，黄柏 30g，马齿苋 30g，蒲公英 30g，焦地榆 30g，五倍子 30g，枯矾 30g，蛇床子 30g，地肤子 30g。3 剂，水煎温湿敷，每日 1 剂，每日 3 次，每次 60min。间歇期外涂炉甘石洗剂，同时佐以清热解毒，燥湿止痒为治则的中药汤剂内服，方选龙胆泻肝汤合萆薢渗湿汤加减。具体用药：苍耳子 10g，黄芩 15g，大黄 9g（后下），菊花 25g，金银花 25g，马齿苋 30g，桑白皮 10g，丹皮 12g，生地 15g，赤芍 15g，土茯苓 30g，薏苡仁 30g，防风 15g，白鲜皮 18g，蛇床子 15g，地肤子 20g，蝉蜕 10g。二诊（2014 年 10 月 19 日）：皮疹瘙痒、渗出、红肿较前减轻。故予上方 3 剂继续湿敷，每日3次，每次30min。内服药不变。三诊（2014年10月22日）：经治疗自觉皮疹瘙痒明显减轻，偶有瘙痒，局部有紧绷感。专科情况：耳后、颈部潮红肿胀已不明显，局部干燥，无渗出。舌质红，苔薄白，脉弦。故予原基础方去掉焦地榆、枯矾、五倍子、苍术。3剂继续湿敷，每日2次，每次20min。湿敷后局部外涂湿疹膏，内服中药：生地15g，土茯苓15g，薏苡仁15g，白术15g，菊花15g，马齿苋15g，当归12g，防风15g，地肤子15g，黄精15g，白鲜皮15g，甘草9g。四诊：皮疹瘙痒消失。专科情况：双耳后根部、颈部无潮红肿胀，无渗出，可见数个淡红色斑。舌质红，苔薄白，脉弦。治疗主要以中药外敷为主，具体用药：菊花15g，马齿苋20g，蛇床子20g，地肤子20g，生地15g。外涂湿疹膏以巩固疗效。

5. 临床体会

湿疹是一种多因素过敏性炎症性皮肤病，病因复杂，与患者易敏感体质以及外在的物理、化学性刺激及精神因素等有关。其主要的致病因素是湿邪，与风、湿、热、瘀、脾虚有关，涉及的脏腑主要是脾、肺、心、肝。马老师在临床上根据病程和皮疹表现分为湿热浸淫、脾虚湿蕴、血虚风燥等证。症状以红、肿、痒、渗出为主要临床特点，主要病因病机为湿热蕴于肌肤，故外治应以燥湿解毒、敛疮止痒为治则。湿疮洗剂方剂中苦参清热燥湿、解毒杀虫止痒，为君药。苍术、黄柏、枯矾、焦地榆燥湿解毒、敛疮止痒，共为臣药。蒲公英、蛇床子、地肤子清热解毒、燥湿止痒，共为佐使药。全方共奏燥湿解毒、敛疮止痒之效。临证中根据患者个体差异，皮损特点，渗出多少，红肿情况，瘙痒程度，辨证论治，治随证转，随证用药。外治联合内治，标本同治，取得了较好效果。

四、治疗无菌性脓疱类皮肤病经验

无菌性脓疱类皮肤病是皮肤科常见的一类难治性皮肤病，包括脓疱性银屑病、疱疹样脓疱病、连续性肢端皮炎、掌跖脓疱病等病种，这类疾病病情重、病程长，且易复发、费用高，给患者造成精神上的痛苦和经济上的负担。马老师临床中用解毒凉血疏肝法配合心理治疗，取得了较好的疗效。

1. 证型及临床表现

无菌性脓疱类皮肤病多表现为火毒郁热证，症见皮损为大片红斑上发生成群的无菌性表浅小脓疱，针头至绿豆大小，部分融合成脓湖。皮损可泛发全身，亦可局限于掌跖或一个手指（足趾）末节腹、背侧皮肤，或扩展到整个手指、手掌甚至前臂。自觉瘙痒和烧灼感，重者伴恶寒，舌绛或裂纹舌，苔黄腻或黄燥或无苔，脉弦数。

2. 治疗

（1）内服中药。

方药组成：连翘 20g，大青叶 15g，生地 30g，赤芍 30g，土茯苓 30g，玄参 30g，花粉 15g，蝉衣 9g，白芷 9g，醋香附 12g，栀子 15g，生甘草 10g。加减如下：①泛发全身者加金银花 40g，蒲公英 30g，制黄芩 15g，黄连 10g。②伴高热、寒战、大便干结、小便黄赤等全身症状者加生石膏（先煎）30g，知母 20g。③疹透不畅，高烧不退去土茯苓加防风 13g，薄荷 9g，牛蒡子 10g，浮萍草 30g，芦根 25g。

（2）中药药浴或局部湿敷。

中药外治之法当以清热解毒，收敛止痒为治则。药用地榆 30g，黄柏 30g，苦参 30g，蛇床子 30g，地骨皮 30g，葛根 30g。若局部融合成脓湖，则加苍术 30g，连翘 30g，藏青果 30g，白矾 30g；痒甚者，加白藓皮 30g，地肤子 30g。加水 2000ml，煎煮 30min 后过滤取汁 1500ml，二煎加水 1500ml，将 2 煎药汁混合再添加热水行半身或全身药浴，或将 2 煎混合药汁 1000ml 用 6～8 层纱布或棉垫蘸药汁行局部渍湿敷，2 次/d，每次 30min。

（3）外涂具有收湿敛疮作用的制剂。

药浴或湿敷后间歇期用消毒棉签蘸创愈液或甘石冰脑洗剂加依

沙吖啶（利凡诺）（本院制剂），外搽患处，3～4 次/d。脓疱消失后以红斑、鳞屑为主时外涂具有收湿、抗炎作用的湿疹膏（本院制剂）或 2～3 次；皮损消失后，外用单乳膏或维生素 E 乳膏安抚保护皮肤。

（4）心理治疗。

积极为患者创造一个良好的心理环境，排除和避免发病的诱导因素，帮助患者客观地看待疾病，尽量使其消除对该类疾病的种种误解和顾虑，增强治愈疾病的信心。同时鼓励患者提出问题予以如实答复。

（5）支持治疗（补充维生素，纠正低蛋白血症）。

对全身泛发，发热的患者，应及时补充热量、维生素及蛋白质，维持水、电解质及酸碱平衡。

（6）饮食及药物禁忌。

该类患者服药期间一是要忌烟酒，二是要禁食牛肉、羊肉、葱、蒜、海鲜等辛辣鱼腥食物，因其可引起"动风、生痰、助火"加重病情，三是禁用刺激性外用制剂。对症状重，病情难以控制者，必要时应用中西药结合治疗。

3. 典型医案

患者男，54 岁。2014 年 7 月 12 日因劳累、生气后躯干及四肢泛发脓疱，全身皮肤潮红、干燥，自觉瘙痒和烧灼感，伴高热、关节疼痛等全身症状 3d 入院。查体：体温 39.2℃，脉搏 105 次/min，呼吸 22 次/min，血压 140/90mmHg。舌质红，苔薄黄，脉弦数。咽喉红，扁桃体Ⅱ度肿大，意识清楚，"柯兴氏征"体型，心肺未见异常，全身散在针头至绿豆大黄色小脓疱，其中胸、小腹、双上肢部分脓疱融合成脓湖，表面覆有鳞屑。心电图、胸片正常。血生化检查：肝功：总蛋白 50g/L，白蛋白 25g/L，球蛋白 25g/L，电解质 Ca^{2+} 1.5mmol/L。血化验检查：白细胞计数 14.65×10^9/L，中性粒细胞百分比 82.7%，血红蛋白 98g/L。西医诊断：银屑病脓疱型。中医诊断：白疕。辨证：湿热蕴肤，热毒炽盛。治法：清热凉血，解毒除湿。给予凉血解毒汤加减治疗。方药如下：生地 30g，金银花 40g，连翘 30g，大青叶 30g，蒲公英 30g，黄芩 15g，黄连 10g，生石膏（先煎）30g，知母 20g，赤芍 30g，土茯苓 30g，薏苡仁 30g，丹皮 15g，藿香 15g，栀子 15g，花粉 15g，蝉衣 9g，生甘草 12g。每剂水煎 2 次，每次 200ml 口服，每日 3 次，皮损处外用创愈液（院内制剂）溻渍，并用创愈液纱布湿敷包扎，每日 2 次，配合西医全身给予抗感染支持治疗，补充血浆及白蛋白，并禁食辛辣发物，经用上述方法治疗 10d，体温正常，脓疱干燥，无新的皮损出现，原红斑色退，瘙痒减轻，血生化及化验数值恢复正常，停用全身抗感染及支持治疗，中医继续原方加减治疗，外用药改涂湿疹膏，经近 1 个月治疗告愈出院。

4. 体会

疱疹样脓疱病、连续性肢端皮炎、掌跖脓疱病、泛发性脓疱型银屑病 4 种疾病的临床过程相似，有学者认为泛发性脓疱型银屑病、连续性肢端皮炎及疱疹样脓疱病可能是银屑病的不同变异，故将其作为一类疾病研究。无菌性脓疱类皮肤病治疗上无特效方法，西医往往采用维 A 酸、糖皮质激素、免疫抑制剂等治疗，常常引起并发症等不良反应。而中医现行教科书也没有对其进行系统论述。临床上该类疾病具有以下共性：①首次发病和其皮疹的加重多与湿热毒邪相关，其缓解及临床治愈均与心理和精神紧张有密切关系，属于身心疾病。②皮疹绝大多数位于腹部、股内侧、躯干、四肢皱襞部位，多沿肝经或脾经循行路线分布；皮损多密集于人体中部（胸腹、腰背），气火多发于中。③病情反复多与情志不畅有关，病程缠绵难愈。④泛发全身者多伴有低蛋白血症，予以纠正，可促进病情逐渐好转。现代有医家研究认为无菌性脓疱病是一种慢性复发性炎症性皮肤病的常见临床症状，基本损害为大片红斑上发生成群的针头样表浅小脓疱，基本病理改变是棘层上部出现海绵状脓疱，疱内主要为中性粒细胞，真皮浅层血管扩张，周围有淋巴细胞和组织细胞及少量中性粒细胞浸润，反映了组织或细胞的功能亢进。中医认为本病属于阳证、实热证。立足于该类疾病的病因、病机及病理基础，其病因病机为素体血中郁热，郁怒伤肝致肝气郁结，气机壅滞，导致湿热蕴积，内不得利导，外不得宣泄，蕴阻于肌表而生脓疱；血分郁热，郁久化火，气火郁积肌肤而生红斑、烧灼、瘙痒；舌绛或沟纹舌多为火热伤津之象。辨证为火毒湿热证。治宜清热凉血，解毒除湿。该类疾病的真皮血管处于充血和扩张状态，血管充血和扩张属中医血热和血瘀表现，故选用有清热泻火、凉血养阴解毒作用的生地为君药；金银花、连翘、大青叶、蒲公英、黄芩、黄连、生石膏、知母、赤芍、玄参清热解毒为臣药；具有清热、祛风止痒作用的蝉衣，利湿排脓作用的土茯苓、藿香、白芷、花粉和行气入肝经兼清肝经郁热的栀子为佐药；能解毒调和诸药的甘草为使药的基本组成方。方中土茯苓有解毒利尿作用，《本草正》载："疗痈肿、喉痹，除周身寒湿、恶疮"，可用于治疗反复发作性的慢性疮疡、慢性湿疹。现代药理研究认为清热解毒药土茯苓有较强的抑制表皮细胞增长过快和抗炎，抑制体液免疫的作用。有实验结果表明，生地、赤芍有极显著的抑制表皮细胞增殖的效应。临证中发现该病的患者多存在程度不同的心里压力和精神创伤，吸烟嗜酒增多，吸烟嗜酒是该类疾病的诱发因素。故首先进行心理疏导，使其与医生密切配合，在此基础上，采取全身和局部并重，使用中西医结合的方法治疗，并忌食辛辣鱼腥发物，如此多法配合，标本同治，取得了满意效果。

五、寒湿性多形红斑治疗经验

多形性红斑，中医称为"猫眼疮""雁疮""寒疮"，是一种由多种原因引起的以红斑、丘疹、水疱、紫癜、风团为主的炎症性皮肤病。本病发病急骤，起病前大多有畏寒、低热、头痛、四肢倦怠、关节肌肉酸痛、食欲不振等前驱症状。任何年龄都可发病，但以青年女性为多。春秋冬季节易发病，病程具有自限性。寒湿性多形性红斑好发于双手，皮损多见红斑、丘疹、紫癜、风团，甚者溃烂，自觉有瘙痒、疼痛感，素有双手发凉，多遇秋、冬、春季节易发病的特点。

1. 病因病机

本病多是由于先天禀赋不耐，后天脾胃虚弱，阳气不足，不能达于四末，卫外不固，风寒之邪乘虚而入。《素问·举痛论》言感受寒邪后可以使血气凝滞不通，"客于脉外则血少，客于脉内气不通"。《医宗金鉴·外科心法要诀》曰："猫眼疮名取象形，痛痒但常无血脓，久则近胫，光芒闪烁如猫眼，脾经湿热外寒凝。"治疗当以温经散寒通阳，补气养血固卫，活血化瘀通络为主，方选桂枝加桂汤合当归补血汤加减内服外用，疗效显著。

2. 辨证论治

对于寒湿性多形红斑，临床常用桂枝加桂汤合当归补血汤加减。常用桂枝、肉桂、白芍、赤芍、干姜、炙甘草、大枣、当归、黄芪组成基本方。如双手发凉，局部暗紫、寒瘀重者加附子、丹参、桃仁、红花等药物；如双手肿胀、暗红，痒痛寒湿重者重用干姜，再加羌活、独活、茯苓、防风、荆芥、威灵仙等药物。桂枝偏于走表，解肌祛风，温经通阳，肉桂偏于走里，温里散寒，补命门之火助肾阳为君。干姜、大枣和炙甘草补益中气，中气旺则寒湿去，炙甘草与白芍相配酸甘化阴血，缓急止痛为臣。当归、黄芪补气养血，血气旺则气血通为佐。赤芍配炙甘草为使。附子温先天之真阳，通十二经脉之气，走一身之阳，卫出下焦，故在这里主要是温卫阳的作用，配以桃仁、丹参活血通络而用于偏寒瘀证者；干姜温后天脾阳而散寒湿，守而不走，作用较持久，重用并配以羌活、独活、威灵仙、茯苓、荆芥、防风以散寒通络祛湿而用于偏寒湿证者。有资料显示，本病是一种免疫反应性疾病。现代药理研究表明，桂枝汤对免疫功能有双向调节作用，使免疫功能低下或者亢进者的免疫功能趋于正常，而且具有很好的抗炎作用。且活血化瘀药当归、赤芍、桃仁、红花、丹参等可改善全身和局部血液循环，增强细胞的免疫功能。

3. 典型医案

何某，女，26 岁，农民。2015 年 2 月 16 日初诊。患者每年冬春交际之季面部及双手部位就会出现暗红色斑丘疹、风团，伴有痛痒，形如冻疮，反复发作 6 年余，以双手为甚。每年发作则用抗生素及糖皮质激素，留下浅淡暗色色素沉着斑而痊愈。直至天气转暖后双手肤色恢复正常。这次发作已 10d，痛痒较甚，在外院治疗，给予口服氯苯那敏（扑尔敏）及泼尼松（强的松）片，效不显，故来就诊。检查可见双手背部、手指两侧、足背、踝部散在多个红斑、风团、水疱，有的呈典型的虹膜状，形似猫眼。手指关节按压痛明显。患者恶寒怕冷，下肢沉重，四肢欠温，纳差，乏困无力，小便清长。舌淡而暗，苔薄白，脉沉缓。中医诊断：猫眼疮（寒湿阻络证）。西医诊断：多形性红斑。具体用药如下：桂枝 15g，白芍 13g，赤芍 13g，干姜 12g，炙甘草 6g，大枣 10 枚，当归 12g，黄芪 30g，制附子 6g（先煎），羌活 10g，独活 10g，威灵仙 10g，茯苓 15g，荆芥 10g，防风 13g，桃仁 9g，红花 9g。7 剂，水煎服，1 剂/d，分早晚 2 次温服。药渣再煎，待温后溻渍浸泡手足部。二诊：内服外用药 7d 后痛痒大减，红斑明显缩小变薄，水疱干瘪，已无渗出液，怕冷及乏力纳差基本消失，下肢仍有沉重感。上方干姜减为 9g，去桃仁加怀牛膝 15g，苍术 10g。7 剂，水煎服，并浸泡热敷后用樟脑膏外涂。三诊：下肢沉重感消失，皮疹已基本褪去，患者精神转佳。原方去制附子，再服 7 剂。四诊：皮疹已经完全消失，留有色素沉着。痊愈。特来道谢。第二年春季随访，其间未再复发。

4. 临床体会

（1）善用温通药治疗寒湿性多形红斑。

桂枝和肉桂相配，温通人身之内外表里。常配伍附子、干姜，一个通肾阳走一身之阳，一个通局部之脾阳。本病常反反复复数年。古人云"万病不治求之于肾"，求之于肾就是补肾阳。有报道认为，温肾疗法对免疫系统有一定的调节作用。现代临床药理研究表明，附子具有明显的抗炎和抗寒冷的作用，原因是附子具有肾上腺皮质激素样作用，故可以替代激素治疗本病而起到相辅相成的作用。有资料显示，附子有强烈的抗炎、镇痛的作用。

（2）重视补中气。

有古人将之分成上下左右中五部，中气居中如轴，四维如轮，轴运了轮才会运行，强调了补中气的重要性。当归和黄芪相配，气血双补。再加温经散寒药物，相互配伍则能使中气旺，气血和，推陈致新，皮疹才可消退。

（3）活血化瘀药需与温热药相配伍。

活血化瘀药物，须有阳气的推动作用才能更好地发挥效能，如果没有阳气的推动，活血化瘀药就不能充分发挥活血化瘀的作用。

（4）重视外治与内治相结合。

寒湿性多形红斑，大多皮疹都较暗，局部末梢血液循环差。故常嘱患者用药物局部热敷，疏通血管，增加血液循环，改善局部症状。樟脑具有消肿止痛杀菌祛腐的功效，用它制成的膏剂热敷后涂搽患处，可改善局部血液循环，保护皮损，防止感染。

六、补骨脂汤治疗白癜风经验

1. 病因病机

白癜风在中医文献中称为"白癜""白驳风"。其主要临床表现为体表皮肤局限性的色素脱失斑，色白，边界清楚，与周围正常皮肤有明显差别，易诊断难治疗，因病程长且影响美观，使患者的心理及社交受到不同程度影响。其病因病机，从《诸病源候论·瘿瘤等病诸候·白癜候》中可见一斑："此亦是风邪搏于肌肤，血气不和所生也。"白癜风根本在素体肝肾不足，或肾阳不足，命门之火不能温煦脾阳，以致脾阳不足，脾失健运；肾阴不足，肾水不能上济抑心火，导致水火失济，心阳偏亢；所愿不遂、七情内伤及五志不和又会引起肝气郁结之证；病久者，气血失和，则成血瘀之证，迁延难愈，患者往往伴有情志不畅，气行受阻而致气滞，因此气滞与血瘀常相伴出现。以上皆为内因，外因则主要为风邪，风邪无明显季节性，一年四季皆有，素体本虚，风邪易趁机侵袭人体，导致气血失和，肌肤失去滋养而出现皮肤色素脱失斑。

2. 组方用药

白癜风除了皮肤异常表现外，还有因脏腑失调而表现于外的症状。肝肾不足证多有体虚或者家族史，病史长，常伴有头晕，耳鸣，腰膝酸软，或者倦怠恶寒，舌红少苔，脉细弱或数；肝气郁结证素有情志不畅，性情急躁易怒或郁而不悦伴有胸胁胀闷，夜卧不安，女性患者则出现月经不调，舌质淡红苔薄，脉多弦；气滞血瘀证，患者病史缠绵，反复不愈，舌质紫暗或有瘀斑，苔薄白脉涩。针对以上各证型，面对患者，首先要尊重患者，不苟言笑，凝神而视，细心问诊，不遗漏任何与疾病有关的信息，切不可忽视患者家族史。尤其注重舌诊与脉诊，症状可有假象，但舌诊往往显示着患者体质的真假寒热，是判断疾病最直接可靠的依据。

根据多年临床治疗白癜风的经验，临证自拟补骨脂汤，以此为基础方随证加减，治愈多例白癜风患者。补骨脂汤的组成：补骨脂15g，熟地15g，制何首乌10g，菟丝子15g，旱莲草15g，女贞子15g，鸡血藤13g，当归12g，红花10g，川芎12g，丹参15g，白蒺藜15g，防风15g，白芷13g，生甘草9g。方中补骨脂与熟地同为君药，其中补骨脂在《开宝本草》有言："主五劳七伤，风虚冷，骨髓伤败，肾冷精流及妇人气血堕胎"；而《本草纲目》中记载熟地可填骨髓，长肌肉，生精血，补五脏内伤不足，通血脉，利耳目，乌须发。二药相须为用，入肾经填骨髓生精血，共达益肾活血之功。菟丝子、何首乌、墨旱莲、女贞子、鸡血藤、当归、川芎、丹参均为臣药，具有补肾养阴，活血行气通络，养血祛风之功。白癜风虽病之本为内在脏腑，但其色素脱失斑的临床表现却为体表在外，因此在用君臣药治本的同时要兼顾体表，选用白蒺藜、防风、白芷之类祛风通络为佐，并引君臣之药达到体表皮肤，从而能更好地发挥活血通络的作用。甘草为使药，生用性微寒，一则缓熟地当归滋腻,二则调和诸药。全方组方严谨,共达益肾养阴,活血祛风之功效。李洪武等的西医药理实验研究发现,菟丝子、补骨脂、女贞子、赤芍、川芎、刺蒺藜、旱莲草具有激活上调酪氨酸酶活性,促进黑色素细胞合成黑色素作用,补骨脂的主要活性成分补骨脂素通过光敏反应发挥生物效应,制何首乌能清除氧自由基和提高酪氨酸酶的活性。菟丝子等滋补肝肾的中药可促进黑色素细胞增殖,提高黑色素含量,并激活酪氨酸酶,其激活作用表现为竞争性、非竞争性和混合性,同时还可改善机体元素含量提高机体免疫力和抗自由基损害。

补骨脂汤作为治疗白癜风的经验用方,临床应用时随证加减,不拘泥于一方。肝气郁结为主时,酌加醋柴胡、白芍、青皮、香附等;若气郁化火,可选用丹皮、栀子、川楝子;肝肾阴虚为主时,酌加黄精、玄参、山茱萸、枸杞子等;血瘀时,酌加牛膝、益母草、泽兰等;若寒凝血瘀,可酌加炮姜、乌药、桂枝、骨碎补;血瘀化热,酌加郁金、茜草、丹皮、赤芍等;脾肾阳虚加淫羊藿、巴戟天、肉桂、山药、党参。临证不可拘泥于一种辨证方法,强调在脏腑辨证的同时应当注重部位辨证。若白斑多发生在头面部,应选取上达头面引经的中药,例如羌活、白芷、荆芥;若病变多在上肢,则选取引经药如桑枝、桂枝;若病变在下肢选取牛膝、虎杖、土茯苓;若病在躯干,则选取柴胡、栀子、青皮、枳壳、白术。

3. 典型医案

赵某,男,6岁3个月。2014年2月27日初诊。以面部、双上肢出现散在色素脱失斑3个月为主诉就诊。病史:患儿3个月前无诱因发现面部有数个不规则白斑,如黄豆大,在当地医院诊断为面部单纯糠疹。予以治疗(具体用药不详),白斑无变化。近1个月来发现双上肢前臂腕关节部位也逐渐出现不规则形状白斑,无瘙痒,故来就诊。专科检查见:面部、双上肢散在白斑,直径1~2cm,边界清楚,无脱屑。舌淡苔薄白,脉弱。诊断为白癜风。以补骨脂汤为主方,酌加健脾补肾之药。处方为补骨脂7g,熟地7g,

生地 6g，当归 4g，炒白芍 5g，黄芪 10g，白芷 6g，山药 10g，炒白术 10g，茯苓 9g，制何首乌 3g，鸡血藤 6g，甘草 3g，菟丝子 6g。12 剂，因患儿依从性差，选用免煎颗粒，水冲服，嘱每次服用后剩少许药汁涂擦患处。二诊：2014 年 3 月 20 日，服药后，无新皮损出现，白斑范围缩小，在上方基础上减去炒白芍，其余不变。12 剂水冲服，药汁涂擦。三诊：2014 年 4 月 17 日，患儿家属诉，服药后患儿食欲增大，体质明显变好。查体，患儿原皮损数量减少，斑片颜色呈淡褐色。继用原方，15 剂。四诊：2014 年 5 月 13 日，患儿原皮损处无白斑，有少量淡褐色斑点，效不更方，继用原方 15 剂。后未再就诊。3 个月后电话随访，家属述无白斑，患儿痊愈。

4. 临床体会

白癜风属易诊难治疾病，治疗该小儿白癜风时，注重脏腑辨证与部位辨证相结合，尤注意剂量和剂型的选择。小儿脏腑娇弱，稚阴稚阳之体不可忽视先天之本与后天之本的重要性，辨证组方时从脾肾同治，先后天并补，内外并治的角度，常能取得较好的疗效。

七、面部激素依赖性皮炎诊疗经验

激素依赖性皮炎是因长期反复使用激素类药膏，或含激素药物的美容护肤品引起的面部皮炎。据报道该病发病率逐年上升，已成为继湿疹、银屑病、痤疮、荨麻疹之后的第五大门诊常见皮肤病。《灵枢·外揣》云："故远者司外揣内，近者司内揣外。"《丹溪心法》又云："有诸内者必形诸外。"中医学认为皮肤的病理改变除因外邪侵犯肌肤外，常常以脏腑病变为基础。秉承中医学辨证论治，以望、闻、问、切之法辨别病患之阴阳、表里、脏腑、寒热及病机所在，以中药内服调治其内而固其根本，外敷以清热解毒，凉血止痒，再予以医学护肤品舒敏保湿护肤品外涂助其皮肤修复屏障，临床疗效颇佳。故将马老师多年治疗激素依赖性皮炎经验整理如下。

1. 病因病机

此病属于中医"药毒"范畴。据资料报道糖皮质激素可助阳,如长期外用,可伤津耗血,损伤局部经络和肌肤,使患者卫外不固,加之先天禀赋不耐者,外受药毒日久,毒邪积聚于肌表,浸淫血脉,阻遏肌肤气血运行,积而化热,伤津耗液,阴液无以充养肌肤;若患者平素饥饱劳倦,伤及脾胃之气,以致水湿不行,则阻滞气血运行;情志不节,损及心肝之血,阴血亏而生内热。湿热搏结,使肌肤失养,内外合邪而致病发,从而出现灼热、瘙痒、刺痛、紧绷感等自觉症状,以及血管扩张、红斑、丘疹、脓疱、色素沉着、肿胀、脱屑、皮肤萎缩等客观体征,形成湿热蕴结、血热风燥、阴虚内热错杂之证。病由药毒所致,涉及脾、胃、心、肝诸脏病变。

2. 辨证论治

根据激素依赖性皮炎的病因、皮疹的特点、伴随症状、舌脉象的不同,将其大致分为湿热蕴结、血热风燥、阴虚内热三证,但临床上往往是各证兼夹而存在,或者是一证经治疗转为另一证。

(1)湿热蕴结证。

此证皮疹一般好发于鼻唇沟、鼻尖、面颊、下颌部,以红色丘疹为主,伴小脓疱,自觉焮热或痒痛,常伴多汗,乏力,心烦,口渴不欲饮,大便干结或黏腻,小便短赤。舌质红,苔黄腻,脉象多滑数。治宜清热凉血,除湿解毒。方选自拟方(清热除湿汤),方用黄芩14g,赤芍15g,丹皮14g,金银花15g,连翘15g,野菊花15g,白术15g,土茯苓30g,蛇舌草15g,白鲜皮15g,车前草12g。热象重者加用枇杷叶、生石膏、桑白皮以清肺胃之热邪,方中黄芩为君药,以清热燥湿,丹皮、赤芍、蛇舌草、金银花、连翘、野菊花为臣以疏风清热解毒,白术健脾燥湿,土茯苓、白鲜皮、车前草化湿热,利小便,共为佐药。诸药合用,全方共奏清热凉血,除湿解毒之功。

(2)血热风燥证。

此证皮疹常累及全面部，以片状红斑、肿胀、干燥、鳞屑为主，自觉面部焮热、紧绷或痒痛，常伴心烦、失眠、急躁易怒，舌尖红，苔薄黄而干，脉象多浮数或洪数。方选生元饮加减，具体用药如下：水牛角30g（先煎），生地20g，莲子心13g，栀子13g，赤芍15g，丹皮14g，玄参15g，麦冬12g，当归12g，桑白皮12g，白鲜皮15g，菊花18g，甘草9g。方中水牛角为君，以清心肝之热邪。莲子心、山栀子、赤芍、丹皮为臣加强清热凉血之功。佐以玄参、生地、麦冬、当归滋阴养血，白鲜皮、桑白皮、菊花清热疏风。甘草为使，清热解毒，调和诸药。

（3）阴虚内热证。

此型皮疹多见于双颧、面颊，表现为面部潮红，毛细血管扩张，自觉面部焮热，遇冷热刺激加重，伴五心烦热，舌红，少苔，脉象多细数。方用知柏地黄汤原方加生地20g，玄参15g，麦冬12g，赤芍15g，桑白皮12g以加强滋阴功效。此型往往持续时间较长，口服中药汤剂症状减轻后，改为知柏地黄丸长期服用。有部分患者内服药物不能解决毛细血管扩张问题，常需借助光子治疗。

3. 典型医案

蔡某，女，26岁。2013年10月14日就诊。患者面部灼热、瘙痒、丘疹1年余。1年前曾因痤疮间断应用"皮炎平"4支，每用则皮疹减轻，停用则复加重，时轻时重，反复发作。前来就诊，查体见：面部潮红，双面颊、鼻部、下颌部可见密集粟粒至绿豆大小紫红色丘疹及毛囊炎性丘疹，部分顶端有脓疱，颧颊部见毛细血管扩张，口不渴，二便正常。舌红，苔黄腻，脉滑数。西医诊断：激素依赖性皮炎。中医诊断：药毒。辨证：湿热蕴结证。具体用药如下：水牛角30g（先煎），黄芩15g，赤芍15g，丹皮14g，桑白皮12g，金银花30g，连翘15g，野菊花25g，蛇舌草15g，白术12g，土茯苓30g，白芷12g，白鲜皮15g，蝉蜕9g。7剂，水煎服。外用选用皮炎凉敷方，具体方药组成如下：生地30g，菊花30g，马齿苋30g，白鲜皮30g。水煎取汁待药液凉后敷于面部，每次

20min，每天 2 次，同时予以外涂舒敏保湿护肤品。二诊：7d 后复诊，炎性丘疹明显消退，潮红减轻，仍觉瘙痒。舌红，苔白腻，脉滑。原方去水牛角加佩兰 12g，防风 15g，刺蒺藜 15g。7 剂，水煎服。面部局部继续前法皮炎凉敷方药液凉湿敷治疗不变。三诊：面部仍偶有新出炎性丘疹，瘙痒缓解，但潮红较明显。前方加知母 12g，黄柏 12g。7 剂，水煎服。四诊：已无炎性皮疹，面部以潮红为主，伴有毛细血管扩张，自觉灼热，以知柏地黄丸加减内服，面部局部继续前方皮炎凉敷方凉湿敷治疗不变。经 10d 治疗，明显好转，停用面部局部凉湿敷治疗，改为知柏地黄丸成药口服 2 月余，自觉灼热及面部潮红基本消失，毛细血管扩张也明显减轻，经光子治疗 3 次后毛细血管扩张消失。告愈。

4. 临床体会

激素依赖性皮炎属中医药毒范畴，而从现代医学来看皮肤改变实为角质层损伤变薄，局部皮肤中的成纤维细胞活性受糖皮质激素抑制后，导致血管变宽和皮肤表面血管显露。因此治疗不能仅拘泥于中药内服，同时可给予患者面部局部清热解毒，凉血止痒的外洗方凉湿敷，另外加以修复皮肤屏障功能的医用护肤品。虽辨证中不外乎热邪，但不可长期过量应用苦寒之品，日久必耗伤阴液，理应结合整体情况辨证施治。同时在治疗该病的初期因突然停用激素会出现面部症状加重的过程，此时嘱患者忍耐坚持治疗，月余症状即可逐渐缓解，同时嘱患者禁用一切可疑含糖皮质激素和致敏护肤品。此外，激素依赖性皮炎遇热或护肤品刺激容易复发，切不可见好就停药，尚需彻底戒断激素依赖作用。故在症状缓解后，长时间内应坚持巩固治疗。

八、常见面部皮炎类疾病治疗经验

面部皮炎是指发生于面部的由多种内、外因素共同引起的一种以面红为主要症状的皮肤变态反应性疾病。中医属"面赤""粉花疮""药毒""日晒疮"等范畴。面部皮炎类疾病是一个大的范围，常见的包括化妆品接触性皮炎（包括刺激性皮炎、变应性接触性皮炎）、激素依赖性皮炎、某些特殊物质导致的接触性皮炎、季节性接触性皮炎、日晒性皮炎、脂溢性皮炎、面部屏障功能障碍性皮炎即敏感性皮炎等。

1. 病因病机

随着生活水平日益丰富及环境因素影响，化妆品、防晒霜的大量使用及外用糖皮质激素的不当应用等，导致本病发生率呈增高的趋势。该病的诱发及加重因素常与紧张、激动、日晒、花粉、化妆品、尘螨、糖皮质激素不良应用、皮脂溢出、皮肤屏障功能障碍、进食辛辣刺激食物、环境闷热等因素有关。这类疾病病程缠绵，易反复发作，且有共同的临床表现，主要为"红、肿、热、痒、痛"。自觉症状如灼热感、紧绷感、瘙痒或伴有肿胀、刺痛感，体征如面部红斑、丘疹、脓疱或干燥、脱屑等。其中"面红"常为主要特征。其病理多为各种因素导致皮肤屏障功能减退，真皮小血管功能失调，致毛细血管扩张。临床诊疗中应与生理性面红、绝经期面红、饮酒性面红、肿瘤引起的面红以及外源性血管扩张化学药物引起的面红，如组胺性面红、药物性面红、食物性面红、面红症及面红恐惧症相鉴别。

2. 辨证论治

此类疾病多属热毒蕴肤、血虚风燥证。治疗应以清热解毒、凉血化斑、祛风润肤为法。自拟内服经验方皮炎清解汤。其组成如下：生地15g，金银花15g，菊花15g，玄参14g，赤芍15g，丹皮15g，淡竹叶5g，马齿苋15g，黄芩12g，槐花12g，防风15g，甘草9g。若肿胀、紧绷感者加桑白皮12g，白茅根30g；水疱、糜烂、渗出者加苍术12g，黄柏12g，土茯苓15g；瘙痒明显者加白鲜皮15g，蝉蜕9g，白蒺藜15g；毛囊炎、脓疱性疖肿者加黄连9g，白芷12g，皂角刺12g；皮脂分泌旺盛者加侧柏叶15g，白花蛇舌草15g，薏苡仁30g，苍术12g，山楂15g。

3. 局部治疗

自拟外敷经验方皮炎凉敷方：生地 30g，菊花 30g，马齿苋 30g，白鲜皮 30g。症状较轻者，可用生地 30g，马齿苋 30g，或上药单味使用；瘙痒明显者加防风 30g；红肿明显者加蒲公英 30g，菊花 30g，金银花 30g；皮脂分泌旺盛者加侧柏叶 30g，白花蛇舌草 30g；糜烂、流滋者加苦参 30g，白矾 30g，地榆 30g，五倍子 30g。用法：水煎 400ml，置凉，使用药液 200ml 将压缩面膜或纱布垫完全浸湿，稍拧至以不滴水为度，敷于面部，待面部有热感或面膜干燥时再次用药液浸湿面膜，20～30min/次，或凉敷至面部皮损不发红，自觉无灼热感为止，2～3 次/d。凉敷温度以患者自感凉爽舒适为度，不可过冷以免刺激皮肤。对药液敏感者或煎药不方便者可用纯净水、凉开水或生理盐水替代。外敷治疗间歇期可外用舒敏、抗炎、保湿类医用护肤品。

4. 防护

中医注重"治未病"，因此在治疗前后，应注意做好面部防护，以修复皮肤屏障功能：

（1）皮肤护理方面：停用一切可疑致敏护肤品、洗洁剂，使用软水（凉开水）洗脸，建议使用舒敏、抗炎、保湿类医用护肤品。

（2）饮食起居方面：告知患者饮食对疾病恢复的重要性，使患者积极配合治疗。戒烟戒酒，忌食辛辣刺激性、海鲜类食物，避风防晒，室内通风，避免室温过高、冷热刺激。

（3）精神情志方面：嘱患者平日心情平和，避免精神过度紧张、激动、发怒或兴奋。

5. 典型医案

武某，女，35 岁。2015 年 11 月 17 日初诊。主诉：面红、灼热感 1 月余。专科情况：颜面部潮红，两颧部为著，鼻旁散在数个粟粒大小丘疹，无干燥、脱屑，无糜烂、流滋。自诉灼热、紧绷感明显，遇冷、热刺激后加重，痒痛不甚。月经正常，食纳、夜休可，二便正常。舌红苔薄黄，脉弦。诊断：面赤（热毒蕴肤证）。

内服方选皮炎清解汤加减，具体用药如下：黄芩14g，菊花16g，金银花15g，白鲜皮15g，蛇床子15g，地肤子15g，赤芍14g，紫草13g，槐花13g，白茅根25g，生地14g，土茯苓15g，桑白皮12g，甘草9g。7剂，水煎分早晚温服。外用方选皮炎凉敷方加减：马齿苋30g，菊花30g，白鲜皮30g，生地30g。7剂，水煎待凉外用，用压缩面膜浸皮炎凉敷方药液行面部凉敷，每日2次。嘱患者停用可疑护肤品，使用医用护肤品，并注意面部防护。

1周后患者再诊，诉面红、灼热及紧绷感明显缓解，遇冷、热刺激时仍有反复。效不更方，上方继用1周。后随访，诉无明显不适，嘱患者坚持面部防护。

6. 临床体会

面部皮炎类疾病是一大类疾病的总称，虽然病因、病种繁多，但其证候、病机大都相同，因此将其归为一类进行治疗，体现了中医"异病同治"的思想。但在具体治疗过程中，不可拘泥于一证一方，应根据患者临床症状及舌脉，灵活辨证论治，方能奏效。

九、清心疏肝法治疗神经性皮炎经验

神经性皮炎是一种慢性炎症性、神经精神功能障碍皮肤病，以患部阵发性剧痒和皮肤肥厚、苔藓样变为主要特征，又名慢性单纯性苔藓，缠绵难愈，反复发作。中医称其为牛皮癣，因其皮损厚而坚，犹如牛项之皮。宋代《圣济总录·诸癣疮》中首次提出该名称曰："状似牛皮，于诸癣中，邪毒最为之甚者，谓之牛皮癣"，故又称为"摄领疮""顽癣"。本病的发生多因患者素体蕴热加之平日情志不遂，精神过度紧张，忧愁烦恼，致肝火郁滞，心火上炎，火蕴肌肤，耗伤营阴，气虚血亏，血虚而生风化燥，致肌肤失于濡养而反复发作。亦可因衣领摩擦等局部机械刺激，或嗜食辛辣、烟酒等刺激之物，致气血运行失常，凝滞肌肤，诱发本病。

1. 治疗经验

（1）诸痛痒疮，皆属于心，欲治其疾，先治其心。

《素问·灵兰秘典论》云："心者，君主之官，神明出焉"，《灵枢经·邪客》指出心舍神，为五脏六腑之大主。故心主神志，是心理活动的中枢，主宰着人体的喜、怒、忧、思、恐等情志活动；心在五行属火，长期情志失常，抑郁、紧张、烦躁等七情内伤，都会使得心火内郁，久之则火热上炎，入于营血，伤津耗液，致气血运行失常，则皮肤局部气滞血凝，瘙痒难耐，皮损肥厚、粗糙；再者，心主血脉，人体外在的肌肉、皮毛有赖于血液的濡养，若心火上炎，煎灼营血，耗伤阴液，致血虚生风化燥，皮肤失于濡润而反复发作，正如《外科启玄·明疮疡痛痒麻木论》明确记载："诸痛痒疮，皆属心火，盖火之为物，能消铄万物，残败百端故也，火灼则痒……"因此，本病的发生与心火上炎关系密切。故治疗当以清心泻火为主，即欲治其疾，先治其心。

（2）七情之病，必由肝起，疏肝泻肝，调畅气机。

清代魏之琇《柳州医话》谓："喜、怒、忧、思皆人之七情……必由肝起，其之疏泄……"肝五行属木，在志为怒，具有疏通、调畅全身气机的功能，当其疏泄正常时，全身之气通畅条达，则气血和顺，经络通利，肌肤润泽；然疏泄失常时，气血阴阳不足，升发冲动无力，气机阻滞，肝气郁结，久之则郁而化火，火蕴肌肤，使得皮疹色红，且患者多心烦易怒，口苦咽干，日久火热入营，耗血伤阴，生风化燥，肌肤失于濡养而干燥、脱屑，日久肥厚粗糙。肝主藏血，血濡精养神，机体的正常精神活动是以血为主要基础，血脉充盛，则精力充沛，感觉灵敏，神志清晰，思维灵敏，活动自如。正如《灵枢经·血脉》云："血脉和利，精神乃居。"反之，血脉不和，血液亏耗，血行异常，都可出现精神情志方面的病证，如精神紧张、失眠多梦、健忘、烦躁、惊悸、焦虑等，以上都可诱发本病。且该病好发于女性，《临证指南医案》中提出"女子以肝为先天"，自古女子多气多郁，然肝喜条达，恶抑郁，长期情志不畅，思虑过度，暗耗营血，致肝郁气结，内郁化火。故临证治疗要重视疏肝泻肝养肝。

（3）清心疏肝，凉血活血，祛风止痒，标本兼顾。

心主血而藏神，肝藏血而舍魂，心神正常，则有利于肝主疏泄；肝之疏泄正常，则气血调和，情志畅达，又有利于心主神志，心肝调和，则机体的神志活动正常，而病理方面，心火上炎可累及肝，使得心肝火旺，则患者心烦不寐，喜怒无常，自觉患处瘙痒，皮损发红、干燥、脱屑，故需清心疏肝；情志不遂，火热上炎，入于营血，煎灼津液则使得局部气血凝滞，故应予以凉血活血；风邪为六淫之首，百病之长，善行数变，与神经性皮炎的发生、发展密切相关。血热生风、血虚风燥、瘀血风阻，风胜则痒，故祛风止痒也尤为重要。纵观本病的治疗清心疏肝、凉血活血治本，祛风止痒治标，标本兼顾，疗效显著。

（4）清营丹栀，清心疏肝，辨证施治，随证加减。

临证多以清营汤合丹栀逍遥散化裁进行治疗，基础方：生地15g，赤芍15g，丹皮15g，龙胆10g，柴胡12g，山栀14g，竹叶3g，麦冬15g，当归12g，乌梢蛇10g，地肤子15g，防风15g，蝉蜕10g，甘草9g。用法：水煎400ml，日1剂，分早晚温服。方义分析：方中生地为君，甘寒质润，苦寒清热，入心肝经，清心泻肝，凉血和营，滋阴降火，《本经逢原》提及地黄性凉，于内凉血滋阴，于外润泽肌肤，心肝火热者宜加之。以赤芍、丹皮、龙胆、柴胡、山栀、竹叶、麦冬、当归为臣，清热凉血、活血化瘀、养血润燥。其中赤芍、丹皮苦寒，入心肝血分，善清心泻肝，泻血分郁热，兼活血化瘀；柴胡、龙胆苦寒，入肝胆之经，长于疏肝解郁，清泄肝胆之火；山栀、竹叶共入心经，善泻心火而除烦，为治热病心烦、躁扰不宁之要药；麦冬入心经，养阴清热，兼具除烦安神之效；当归甘温质润，归心肝二经，善补心肝之气血，长于养血活血润燥。佐以防风、地肤子、乌梢蛇、蝉蜕息风止痒。甘草为使调和诸药，兼以益气补中。诸药联用使得全方配伍得当，心肝同治，泻中有补，活中有收，标本兼顾，共奏清心泻火、泻肝疏肝、凉血活血、祛风止痒之效。清营汤方出《温病条辨》，历来被用于治疗营分证；

一般认为营分证是"热灼营阴，心神被扰"所致，故清营汤专于凉营养阴清热；现代药理研究表明清营汤有明显的解热作用、抗炎作用、免疫调节作用，特别是调节体液免疫的功能。丹栀逍遥散方出《内科摘要》，由逍遥散加栀子、丹皮而来，具有疏肝泻火、和血清热功效，用于治疗精神抑郁、焦虑、紧张等情绪失调病证，临床效果确切，而被广泛应用。

2. **典型医案**

惠某，女，49岁，中学教师。2015年12月15日初诊。主诉：颈项、腰背及四肢伸侧散在斑丘疹3月余，加重4d。患者日常工作压力大，经常熬夜，近3个月来颈项、腰背及四肢伸侧出现扁平斑丘疹，散布成片，搔抓后皮肤潮红、灼痒、干燥，微有脱屑，阵发性剧烈瘙痒，夜间明显，情绪急躁或紧张时明显加重，就诊于当地多家医院，均予以外用糖皮质激素软膏，口服抗组胺药物，症状反反复复，时轻时重，间断发作。4d前因家庭琐事，发生口角，上述症状再次加重，刻下见：患者颈项、腰背及四肢伸侧散在成斑片状皮肤干燥、粗糙、抓痕，部分片块处皮嵴隆起，干燥裂纹，微有鳞屑，皮损呈暗红色，伴见心烦、易怒、失眠，大便干，舌质红，苔黄燥，脉弦数。结合患者病史、临床表现、舌脉，马老师予以中医诊断：牛皮癣（心肝火旺证）。西医诊断：神经性皮炎（播散型）。治以清心泻肝，清热凉血，祛风止痒，方药予以生地20g，丹皮15g，山栀14g，赤芍25g，当归12g，竹叶4g，柴胡12g，青皮13g，乌梢蛇10g，地肤子15g，防风15g，白芍15g，蝉蜕10g，酸枣仁20g，磁石15g（先煎），大黄9g（后下），白术15g，甘草9g。7剂，水煎400ml，日1剂，分早晚温服。外用丁酸氢化可的松软膏，嘱患者避免感情冲动，放松紧张情绪，勿食辛辣刺激、鱼虾等发物，多食清淡水果等易消化的食物，尽量控制搔抓。治疗1周后复诊，瘙痒减轻，睡眠好转，原方去磁石续服7剂。三诊：皮损变薄，瘙痒不明显，眠可，大便不干，故将上方生地、赤芍减至15g，去大黄、龙胆、竹叶、蝉蜕，停外用药。继服10剂以巩固疗效。

按语：患者因长期工作压力大，经常熬夜，加之近日与家人发生口角，情志不遂，致肝郁不舒，郁而化火，心肝火旺，相互搏结，耗血伤阴发于肌肤而致。结合患者病史、临床表现、舌脉可辨其为心肝火旺证，予以清营汤合丹栀逍遥散加减进行治疗，眠差，予以酸枣仁、磁石重镇养血安神，便干，大黄后下泻热通便。此外，马老师强调在治疗神经性皮炎清热泻肝时，同时需兼顾脾脏，如《金匮要略》言："肝之于脾，木土相克，故见肝之病，知肝传脾。"可知肝郁易克脾土，且清心泻肝之药，药性多偏于寒凉，易伤脾胃之气，故加白术15g以健脾。嘱患者规律睡眠，以助缓解病情及预防复发，心情愉悦，学会自我调节，适当缓解工作及精神压力。

十、益气活血润燥法治疗老年性皮肤瘙痒症经验

老年性皮肤瘙痒症是指发生在老年人群中的以皮肤瘙痒为主要症状，无原发皮损而单纯表现为感觉神经功能异常的一种皮肤疾病。本病属于中医教材的"风瘙痒"一病，中医文献大多将其称之为"风痒""痒风""血风疮"。秋冬尤剧，春夏转轻。随着人口老龄化问题的日趋明显，该病发病率逐年上升，已成为皮肤科门诊的常见疾病。主要表现为皮肤瘙痒、干燥，搔抓日久可见抓痕、血痂、皮肤肥厚、色素沉着、湿疹样变、苔藓样化等继发性皮肤损害，还可继发各种皮肤感染如毛囊炎、脓疱疮、疖、淋巴管炎、淋巴结炎等。瘙痒开始可局限于某一部位，随着病程进展，可逐渐扩展至全身。瘙痒常呈阵发性，夜间加重，老年人常因皮脂腺功能减退，皮脂分泌减少，皮肤退行性萎缩、干燥、粗糙，频繁洗澡或过度用热水烫洗等因素易引起瘙痒。

1. 治疗经验

治疗该病应注重老年人身体特征，强调气血阴津亏虚，风燥致痒的特点，详询病史，查体，四诊合参，整体把握患者病情，辨证

施治，随证加减，以益气养血、滋阴润燥、活血祛风为治疗大法，自拟益气活血、祛风止痒经验方进行内服治疗，并用该方外洗，皮肤干燥者外抹甘油、凡士林、润肤油、润肤乳等保湿润肤的护肤品，以保护肌肤，临床疗效颇佳。

益气活血、祛风止痒经验方组成：黄芪30g，当归12g，党参13g，鸡血藤15g，山萸肉15g，黄精13g，生地14g，熟地14g，白芍13g，川芎12g，桃仁10g，红花10g，乌梢蛇10g，地肤子15g，防风15g，甘草9g。用法：水煎400ml，日1剂，分早晚温服，另药渣再水煎温洗全身或浸泡足部，每次20~30min，1次/晚。

方中以黄芪、当归相须为君，补气生血，养血和营，其中黄芪补气生津养血，长于补气，为补气之要药，当归甘温质润，补血活血，长于补血，为补血之圣药，二药联用，相辅相成，为补气生血之佳品，使得气旺则血生，血生以润燥。党参、鸡血藤、黄精、山萸肉为臣。党参健脾益肺，补气生血；鸡血藤补血养血荣筋；山萸肉补益肝肾，滋阴固津；黄精气阴双补，滋阴润燥。以上四药共为臣药，与君药相须为用，增强其益气养血之效，兼以滋阴润燥。佐以生地、熟地、白芍、川芎、桃仁、红花、防风、地肤子、乌梢蛇养血活血、祛风止痒。生地、熟地、白芍、川芎、桃仁、红花补血活血化瘀，补血与活血并用，使得补而不滞，活而不伤，血气调和，运行滑利；乌梢蛇、防风、地肤子祛风通络止痒。甘草为使调和诸药，兼以益气补中。诸药联用使得全方配伍得当，补中有行，活中有收，温而不燥，润而不腻，共奏益气补血、滋阴润燥、活血祛风之功。

考虑到患者的年龄、性别、体质、心理状态、发病原因及临床表现的差异性，在临床治疗时，马老师特别强调要方从法出、法从证出，治随证转，随证加减。正如徐洄溪的《医学源流论》指出："天下有同此一病，而治此则效，治彼则不效……则以病同人异也。"因瘙痒引起的夜不能寐、夜卧不宁者加磁石15g（先煎），珍珠母15g（先煎），酸枣仁20g，夜交藤15g平肝潜阳、养血安神定惊；瘙痒较重者加蛇床子 15g，白鲜皮 12g，全蝎 3g，刺蒺藜 15g 祛风通络止痒；血热甚者加赤芍 14g，紫草 13g；大便秘结者加大黄 10g（后下），火麻仁 15g 泻热润肠通便；湿热较重、舌红、苔黄腻者原方去熟地、黄芪、川芎加黄芩 13g，薏苡仁 30g，龙胆草 10g，生山栀 12g；脾气亏虚者可加白术 15g，茯苓 15g，山药 15g 益气健脾；肝气郁结者加柴胡 12g，白芍 10g，郁金 12g 疏肝解郁；肾阴虚者加枸杞 12g，麦冬 12g，肉苁蓉 13g 补肾滋阴润燥；肾阳虚者加菟丝子 15g，淫羊藿 15g，巴戟天 10g 温补肾阳、益精血；舌质暗紫，瘀血较重者加泽兰 10g，三七粉 3g（冲服）；恶病质者加人参 12g，红景天 15g，灵芝 15g。同时，老年性皮肤瘙痒症患者因瘙痒剧烈，且大多夜间明显，睡眠较差，严重影响其身心健康，则在治疗疾病的同时应特别注意患者情绪及心理上的安抚，疏导患者的紧张情绪，常加用镇静安神和疏肝解郁的药物。

2. 典型医案

李某，女，72 岁。2016 年 9 月 19 日初诊。间断性全身皮肤瘙痒半年，加重 4d。患者于半年前无明显诱因出现全身皮肤瘙痒，受热、洗浴后、夜间尤甚，曾多次就诊于当地医院，均予以外用糖皮质激素软膏，配合抗组胺药物口服，症状时轻时重，反反复复，间断发作。4d 前，又无明显诱因出现全身瘙痒，以胸背、双下肢明显，瘙痒症状逐渐加重，夜间明显，夜不能寐，特来我院就诊。刻下见：轮椅推入，神志清，形体偏瘦，面色不华，精神欠佳，少气懒言，语声偏低，全身皮肤未见红斑、丘疹、风团等皮损，可见较多点线状抓痕、血痂，皮肤干燥、瘙痒，夜间剧烈，纳可，眠差，大便干，小便可，舌淡苔白，脉细弦。有高血压病史 5 年，最高血压可达 170/100mmHg，平素每日口服硝苯地平缓释片 1 片，现血压控制平稳，当日门诊测 125/75mmHg，有老年性退行性双膝关节炎病史，行走时双膝关节疼痛而行动不便，否认糖尿病、冠心病。中医诊断：风瘙痒（肝肾不足、血虚风燥证）。西医诊断：①老年性皮肤瘙痒症。②高血压Ⅱ级（中危）。③双膝关节退行性变。治以补益肝肾，养血活血，兼以祛风润燥。方药：黄芪30g，熟地、山萸肉、白术、白鲜皮、防风、黄精、磁石（先煎）各15g，人参、生地、当归、白芍、川芎各12g，红花、桃仁、乌梢蛇各10g，酸枣仁、肉苁蓉各20g，甘草9g。7剂，日1剂，水煎400ml，分早晚温服。药渣再水煎温洗全身，每次20～30min，1次/d，洗后温水冲洗全身，擦干水分，外涂润肤油，嘱患者勿食辛辣刺激、鱼虾等发物，勿频繁洗澡，水温不宜过高，洗后外涂润肤剂，做好保湿护肤工作。二诊：患者服用上药后，瘙痒症状明显减轻，全身皮肤未见红斑、丘疹、风团等皮损，抓痕、血痂较前减少，睡眠好转，大便仍稍干。舌淡，苔薄白，脉细滑。上方去磁石，加火麻仁15g润肠通便，继续内服外洗。三诊：患者服用上药后已连续3d未有明显瘙痒症状，余症明显减轻，大便通畅，情绪较佳。上方去黄精、乌梢蛇，加鸡血藤补血行血，养血荣筋，继续内服巩固，停用外洗。四诊：患者服用上药后瘙痒症状已消失。以续服7d以巩固疗效，告知患者注意事项，嘱其不适随诊。

3. 临床体会

老年性皮肤瘙痒症，病因复杂，病程较长，阵发性剧痒难耐，迁延反复，久不能愈，对于老年人的身心健康影响巨大。目前西医多采用口服抗组胺类药物，外抹止痒类药膏或洗剂，效果不理想。近些年，中医辨证治疗此病疗效显著。本病多因患者年老体虚，精亏血少，久病失养，长期饮食失宜，致气血津液化生不足，气虚无力运血，血行涩滞，瘀血内结，新血不生，从而导致津枯血少，不能滋养人体的皮肤、腠理，营卫失和，肌肤失于濡养而血虚化风，风燥致痒，阵发性剧痒因风盛所致。正如《诸病源候论·风瘙痒候》中指出："凡瘙痒者是因禀赋不足，体虚受风，风入腠理，邪气与气血相搏，在于皮肤之间……故但瘙痒也。"在治疗方面，以益气养血、滋阴润燥、活血祛风为治疗原则，整体而言，是从"气虚、血瘀、风燥"三方面入手，整体把握，严守病机，以自拟方为基础方，根据患者的临床表现，灵活加减，疗效颇佳。与此同时，在本病的诊断过程中，要排除患者由于恶性肿瘤、糖尿病、慢性肾功能不全、肝胆疾病等引起的皮肤瘙痒症，如果此症状是由原发疾病所引起，应积极治疗其原发疾病，即所谓的治病求本。在老年人的心理方面也应予以积极的安慰，避免患者因情绪因素，使瘙痒加重。服用药物的同时嘱患者清淡饮食，忌食辛辣刺激之品，忌鱼、虾等发物，忌烟酒、浓茶及咖啡，多食水果蔬菜，勿频繁洗澡及用热水烫洗，洗后可外抹润肤护肤品，做好皮肤保湿工作，保持心情愉悦。

十一、培土生金法治疗过敏性紫癜临床经验

过敏性紫癜是一种涉及多学科的疾病，本病在皮肤科、儿科及肾病科均较为常见。是一种以血小板不减少，IgA 抗体介导的超敏反应性毛细血管和细小血管炎为主要特征的疾病，好发于双下肢，重者可波及上肢及躯干，常伴有关节肿痛、腹痛、血尿及蛋白尿等临床表现。其病因复杂，细菌、病毒、食物及药物等均可导致发病。本病可发生在任何年龄，但以儿童及青少年多见，发病前常有上呼吸道感染、低热及全身不适等前驱症状，继而出现针尖至黄豆大小可触及的瘀点、瘀斑或出血性丘疹。只累及皮肤称为单纯型；并发关节肿胀、疼痛称为关节型；并发消化道症状称为腹型；出现蛋白尿、管型，并发肾脏损害称为肾型。

1. 中医对本病的认识

过敏性紫癜属中医学"紫癜""葡萄疫"的范畴，本病病因以感受六淫之邪、饮食失节、瘀血阻滞、久病气血亏虚为主。六淫之邪易从火化，火热炽盛，灼伤络脉，迫血妄行。小儿脾常不足，若饮食不节导致脾胃运化失司，湿热聚生，外发肌肤，迫血外溢而成紫癜。若气血瘀滞，离经之血不祛而瘀滞于肠络，则腹痛便血，瘀滞关节，则关节肿痛；若禀赋不足，肝肾阴精素亏，或久病失调，损伤肝肾之阴，阴不制阳，虚火内生，灼伤脉络，亦致紫癜。六淫之邪致本病以"风、热、湿"邪为主，风热之邪从口鼻而入，与气

血相搏，灼伤脉络，血脉不通，渗于脉外，溢于肌肤，风热若加湿邪，留滞脉络，迫血妄行，血不循经，即为离经之血，易阻滞气机，损伤脉络，影响新血生成。故基于此发病机理，马老师认为本病的病理要素以风、热、瘀、湿为主，然肺主皮毛，主气司呼吸，开窍于鼻，上连于喉，易受风热之邪，脾司运化主统血，喜燥恶湿，运化失司，易为湿困，统血失摄，血不循经，易发为离经之血，故与本病相关脏腑，肺脾首之，且临证以实证、热证居多。

2. 风热袭肺，湿瘀蕴脾

风、湿、热邪均隶属于六淫邪气，六淫致病多从肌表、口鼻而入，六种邪气既可单独致病，又可相兼致病。风为百病之长，轻扬开泄，易袭阳位，合热邪客于肌表，可见恶风、发热等表证；风性善行而数变，致病变幻无常，发病迅速，皮损常时隐时现，此起彼伏；风热扰内，迫血妄行，损伤脉络，溢于脉外，渗于皮下，则发为瘀斑；热邪入里，侵入胃肠，伤及肠络，可见腹痛、便血，邪气蕴结于下焦，损伤肾与膀胱之脉络，则出现尿血。太阴肺者，华盖之官，通过息道直接与外界相通；肺为娇脏，其体清虚，性喜温润，不容异物，不耐寒热，在体合皮，其华在毛，开窍于鼻，上连于喉。故风热之邪从皮毛、口鼻而入，首犯其肺，肺脏宣降失司，营卫失调，邪气入血，损伤脉络，则发为紫斑。湿性重浊、趋下，易袭阴位，故紫癜之发病多于人体下部多见，然湿浊之气多因脾胃运化失司而产生，如《诸病源候论》曰："湿病，由脾胃虚弱，为水湿所乘。"脾失运化，湿邪困脾，水湿停聚，蕴久化热，热灼血脉，迫血妄行，溢于肌肤，发为紫斑，湿性重浊有形，易滞留关节，致经脉不通，则关节肿胀、疼痛。瘀血乃体内血液停留而产生的病理产物，包括体内瘀积的离经之血，脾为"后天之本""气血生化之源"，有统摄血液在脉中运行，而不溢于脉外的作用，若脾气虚衰，运血无力，则会导致各种出血，血溢脉外，离经之血瘀积皮下，亦可发为瘀斑。故风热袭肺，湿瘀蕴脾均乃紫癜发病之关键。

3. 培土生金，补脾益肺，肺脾同治

"培土生金"的理论最早来源于祖国医学中的五行学说，即通过补脾气养肺气，脾气虚弱，生气无源而致肺气虚衰或肺气虚引起的肺脾两虚证均适用于本法。肺、脾同为太阴之经，在经络方面联系紧密，如《灵枢·经脉》曰："肺手太阴之脉，起于中焦，下络大肠，还循胃口""脾足太阴之脉……络胃，上膈，挟咽，连舌本，散舌下"。太阴肺之经气起源于中焦脾胃，而脾经经络与肺系的咽喉有密切联系。肺脾之间的联系还体现在气的生成与水液的代谢方面，肺吸入自然界的清气，脾化生水谷精气，二者相互协调，保证了宗气的正常生成；在水液代谢方面，肺主通调水道，脾主运化水液，二者相辅相成，保证了津液的正常化生、输布及排泄，如《素问·经脉别论》曰："饮入于胃，游溢精气，上输于脾。脾气散精，上归于肺，通调水道……"从生理窥探病理，可见若肺失宣降，通调水道功能失常，则水湿内聚困脾，使得脾之运化功能失常；与此同时，若脾虚生气不足，土不生金，常导致肺气虚，或肺病日久，耗气过多，子病及母，亦导致脾气亏虚。因此生理方面肺脾两脏相互联系，病理方面二者相互影响。因肺主皮毛，故大多数皮肤之发病首系其肺，然脾为肺之母，主肌，脾气充足，皮肤坚而毛发长，外邪不易入侵，脾气虚弱，肌表失固，外邪易透过肌表而犯肺，发为紫斑。因此，在过敏性紫癜的治疗过程中，我们需要抓住其主要矛盾，通过培土生金即补脾益肺的方法做到肺脾同治，只有在脾气健运的情况下，方可司运化，并在心肺等脏帮助下将精微物质转化为精、气、血、津液等，使全身气血充足，阴液得养，脉络得利，瘀滞得通，紫斑得散。

4. 验案举隅

刘某，女，10岁，30kg。2018年10月28日初诊。因"双下肢皮肤瘀点、瘀斑1个月余"为代诉入院。患儿母亲代诉1个月前患儿因感冒后双下肢皮肤出现瘀点、瘀斑，伴腹部疼痛，就诊于当地医院，诊断为过敏性紫癜，予静脉滴注西咪替丁、葡萄糖酸钙注

射液1周（具体剂量、用法不详）。经治疗皮肤瘀点、瘀斑颜色变淡。2d前因进食麻辣烫后双下肢原有瘀点、瘀斑逐渐增多，颜色加深，就诊于我院皮肤科门诊，查血常规无明显异常，尿常规中白细胞±，白细胞计数58个/μl，EB病毒核心抗原IgG阳性，肺炎支原体IgM阳性，25-羟基维生素D9.35ng/ml↓。刻下症见：双下肢散在皮肤瘀点、瘀斑，以双小腿屈侧为甚，压之不褪色，不高出皮面，咽部充血，扁桃体Ⅱ度肿大，腹部轻压痛，肌肉关节无压痛，纳食一般，夜休可，小便正常，大便干燥，3d未行。舌红，苔黄腻，脉细数。中医诊断：紫癜病（风热伤络、湿热瘀证）。西医诊断：①过敏性紫癜。②上呼吸道感染。③支原体感染。治则：疏风清热，凉血解毒，健脾除湿消斑。方选自拟健脾除湿消斑汤加减。方药如下：白术10g，茯苓8g，枳实8g，大黄6g（后下），生地10g，黄芩10g，牡丹皮10g，紫草8g，仙鹤草8g，三七粉2g（冲服），焦山楂10g，莱菔子8g，砂仁6g（后下），板蓝根12g，桔梗6g，牛蒡子8g。5剂，水煎服300ml，分早晚2次温服，配合静脉滴注阿奇霉素、葡萄糖酸钙注射液等，口服维生素AD软胶囊1粒/次，1次/d。2018年11月3日二诊：原有皮损大部分消退，全身无新出皮损，无腹痛，咽淡红，扁桃体轻度肿大，二便正常。舌红，苔薄黄，脉细数。复查尿常规未见异常。继用原方加苍术8g，并停用阿奇霉素、葡萄糖酸钙等静脉滴注液体，嘱其4d后口服阿奇霉素分散片0.25g/次，1次/d，连服3d。2018年11月10日三诊：双下肢仅留少许色素沉着斑点，无新出皮损。舌红，苔薄黄，脉细数。复查尿常规、血常规未见异常。考虑患者舌质尚红，仍有内热，去紫草、仙鹤草、三七粉，加赤芍8g，白茅根15g。继服7剂。2018年11月30日再次就诊，患者诉皮损完全消退，未再复发，饮食可，二便调，咽不红，扁桃体无肿大，血、尿常规均正常。

按语： 马老师认为此患者因禀赋不耐，加之平素饮食不节，湿热内生，脏腑蕴热，又复感风热，邪气袭肺，可见咽红，风热入里，与血热相搏，迫血妄行，以致血溢脉络而发为紫斑。治疗方面，紧扣病机，以疏风清热，凉血解毒，健脾益肺消斑为治则。选用自拟方药健脾除湿消斑汤加味。方中白术、茯苓健脾益气，起到培土生金之效。患儿咽充血、扁桃体肿大，用黄芩、板蓝根清热解毒、凉血止血。牛蒡子外散风热，内解热毒，诸药合用，既可直达病灶，使肺之风热邪气外达，利咽消肿，又可清脏腑之蕴热，凉血止血。生地、牡丹皮为清热凉血之品，性味甘寒，偏入血分以清热解毒、凉血散瘀，使下肢瘀斑得散，配伍黄芩、牛蒡子有"透热转气"之功。紫草、仙鹤草、三七粉活血散瘀，收敛止血。盖因患儿伴腹痛、便秘、舌苔黄腻，遂枳实、大黄用以荡涤胃肠积热，使中焦蕴热以除，腹痛得消，大便得通。焦山楂、莱菔子、砂仁等药合用，攻补兼施，既可健脾消食祛除食热积滞，又可醒脾化湿以顾护脾胃。桔梗引药上行，加强健脾益肺之功。本药因风热之外邪伤及脉络，蕴于皮毛肌肉之间，治在以疏散风热、解毒凉血的同时佐以顾护脾胃之药，一方面使得元气充足以助祛邪外出之力，另一方面又不寒凉太过伤及脾胃使疾病迁延，正气不足。在疾病后期，病程日久，瘀血痹阻、气阴亏虚而致血离经脉、血脉瘀阻，治在以益气养血、活血化瘀的同时重用顾护脾胃之品，以达脾气健则气血充足、离经之血统摄有固，脾胃健壮，上可助肺气充足，下可平肾之浊阴，即为培土生金之法。

当然，马老师强调培土生金之治法，并不是指所有的治疗都应以肺脾为主，而是指出应在中医整体观念、辨证分型理论的指导下，兼顾肺脾之特性的特点，顺从疾病发展的规律，指出肺脾二脏在过敏性紫癜发生、发展、治疗中的重要性。另外，近年来，治疗过敏性紫癜，寒凉药及西药中的抗生素使用均较为频繁，日久使得脾胃受损，累及肝肾，病程迁延不愈。因此强调"培土生金"的重要性。

十二、乳痈僵块临床治疗经验

乳痈相当于西医的急性乳腺炎，是乳腺的急性感染性疾病，是哺乳期妇女常见疾病，常发生于产后 1 个月以内的哺乳妇女，尤以初产妇多见。本病按临床表现可分为初期、成脓、溃后 3 个阶段。在其病程治疗中若大量使用抗生素或过用寒凉中药，常会形成病灶的慢性迁延性炎症，乳房局部则出现结块，僵硬，难消难溃，称"乳痈僵块"。其僵块轻重不一，病情迁延，难消难溃，治疗不易。目前该病的发病率有上升趋势。通过长期临床实践，马拴全老师对于乳痈僵块的诊疗积累了丰富的临床经验。现总结如下。

1. 病因病机

乳痈僵块是中医病名，类似于西医学因急、慢性乳腺炎引起的积乳囊肿或乳腺慢性炎症结块。该病本为乳痈热毒炽盛证。在其治疗过程中未重视顾护正气，或辨证不当，或大量使用苦寒清热解毒中药、抗生素，此时虽热退痛减，但局部毒瘀蕴结，气滞寒凝，互结于乳络形成结块。结块日久，僵持乳内，难消难溃。正如高秉钧在《疡科心得集·辨乳痈乳疽论》中云："况乳本血化，不能漏泄，遂结实肿。乳性清寒，又加凉药，则肿硬者难溃脓，溃脓者难收口矣。"总结其病因病机主要有以下 3 个方面：

（1）过用寒凉药物。

乳痈多发生在产后，乃感受热毒所致，表现为局部红肿热痛，全身热象重，毒邪鸱张，此时若用一派苦寒清热解毒药物，热毒虽减，殊不知妇人产后气血不足，不恰当地使用苦、寒、凉性的清热药会耗人正气，损伤脾胃，损人真阳，伤人阴津，则导致气滞寒凝，毒瘀凝结，肿块难消，难溃，或溃后疮口难愈，或愈后局部形成僵块难消。正如清代浙江名医冯兆张《外科冯氏锦囊秘录精义》云："乳性本清冷，勿用寒凉药。"

（2）过用抗生素。

由于热毒炽盛，毒邪鸱张，甚至高热不退，此时大剂量高效抗生素（甚至糖皮质激素）的使用，能使热解痛轻。但中医认为抗生素乃为寒凉之药，亦可导致气滞寒凝，毒瘀凝结，热象虽消，毒瘀难散，则僵块形成。

（3）素体阳虚。

素体阳虚，或久病体虚，或产后气血亏虚过使寒凉克伐而不顾护正气，则致气血瘀滞，毒瘀凝结发为僵块。

2. 辨证论治

（1）毒瘀凝结证。

临床表现：乳房结块，胀痛或隐隐作痛，肤色稍红或正常，质中等硬度，轻度压痛，无明显全身症状。舌质淡红，苔薄黄，脉数。治疗原则：解毒消肿，行气活血。方药：栝楼牛蒡汤合四物汤加减。组成：柴胡、青皮、栝楼、白芥子、郁金、当归、赤芍、川芎、贝母、山慈菇、莪术、天花粉、甘草等。兼有结块较硬难以消散者加穿山甲、皂角刺；B超检查有积液者加王不留行、路路通；便秘者加火麻仁、桃仁等。

（2）气郁毒凝证。

临床表现：乳房结块，胀痛或刺痛，肤色正常，质硬，轻度压痛有囊性感，或伴有情绪抑郁或烦躁，口干而苦。舌红，苔薄黄，脉弦数。治疗原则：疏肝理气，解毒散结。方药：开郁散合四逆散加减。组成：柴胡、当归、白芍、白术、香附、郁金、枳实、白芥子、青皮、贝母、三棱、莪术、王不留行、甘草等。若偏血瘀者加丹参、红花、桃仁等；烦躁，口苦明显者加赤芍、栀子、合欢皮等；刺痛明显者加延胡索、川楝子等。

（3）阳虚寒凝证。

临床表现：乳房结块，肿硬无痛，不红不热，久不消散，亦不酿脓，伴形寒肢冷，面白心悸。舌淡胖，脉沉迟无力。治疗原则：温经散寒，补虚散结。方药：阳和汤加减。组成：麻黄、熟地黄、肉桂、白芥子、炮姜炭、鹿角胶、浙贝母、甘草等。若产后气血虚加炙黄芪、当归、人参、白术、茯苓等；形寒肢冷，腰膝酸痛加杜仲、牛膝、淫羊藿、熟附子等。

3. 预防与调摄

治疗原则上强调防重于治。本病多是由于妇女产后在急性乳痛时期，大量使用苦寒清热解毒中药、抗生素转化而来，故正确及时治疗原发病非常关键。在诊疗过程中，应该谨慎斟酌用药，严格把控寒凉清热解毒中药及抗生素使用原则。更不宜将二者联合使用，应正确运用辨证施治的方法，做到精准治疗，在应用寒凉药的同时顾护正气，尽量避免该病的发生。治疗期间患者一般给予营养普食，少食油腻食物，忌食酒类、辛辣之品。避免急躁不安情绪，忌怒，需保持心情舒畅。

4. 典型医案

夏某，女，28 岁。2018 年 5 月就诊。主诉：双侧乳腺红肿疼痛 1 个月，加重 1 周。现病史：1 个月前患者产后 1 周出现双侧乳腺红肿、疼痛，在社区医院静滴头孢曲松（菌必治）1 周，效不著，并出现全身恶寒发热，最高体温 38.9℃。遂于本市某三甲医院住院治疗，给予静滴"奥硝唑氯化钠注射液、七叶皂苷钠、泮托拉唑钠、头孢哌酮钠舒巴坦钠"治疗，全身发热恶寒及双乳红肿疼痛症状明显缓解，但双乳肿块症状持续存在。出院转社区医院治疗，继续给予头孢哌酮钠静滴 1 周，同时口服中药汤剂（具体药物不详），肿块仍未消散。经人介绍遂于马老师诊室就诊，查乳腺 B 超示：①左侧乳腺大范围回声减低区，血流信号稍增多，考虑炎性改变；②双侧腋窝多发淋巴结。刻下见：双侧乳房不对称，皮肤无发红，无溃疡，乳头无内陷及溢液。双侧腺体弥漫性增厚、质韧。左乳内下、外下、外上象限可触及约15cm×8cm×6cm 肿块，右乳外上象限可触及约 10cm×5cm×3cm 肿块，质韧，皮温不高，伴压痛，边界欠清，活动度差。双侧腋窝可触及肿大淋巴结。诊断：乳痈僵块（毒瘀凝结证）。治疗原则：解毒消肿，行气活血。方选栝楼牛蒡汤合四物汤加减。组成：柴胡 13g，青皮 13g，栝楼 14g，白芥子 10g，郁金 12g，当归 12g，牛蒡子 12g，赤芍 13g，川芎 12g，贝母 12g，山慈菇 12g，莪术 10g，天花粉 15g，蒲公英 15g，连翘 15g，甘草 9g，穿山甲 6g。7 剂，水煎服 400ml，分早晚 2 次温服。配合口服中成药小金胶囊（5 粒，每日 2 次）及外用芒硝湿热敷

（每日 2 次）。二诊患者结块较前稍有缩小，原方案继续治疗 3 周。三诊结块完全消失。

5. 讨论

马拴全老师根据中医审症求因和辨证论治思想，诊治乳痈僵块见解独到，在临床上均取得显著疗效。通过长期临床实践，总结出以下诊治要点：

（1）乳痈僵块常是由于在急性乳痈初期大量使用抗生素或过用寒凉中药，所形成的慢性迁延性炎症。其具体形成过程分 2 个阶段：其一在急性乳痈早期大量使用苦寒清热解毒中药、抗生素，此时虽热退痛减，但毒瘀蕴结于内未消，气滞寒凝互结于乳络形成僵块；其二急性乳痈已成脓，在切开排脓后，由于早期治疗不当，或患者素体阳虚或产后气血亏虚，致气血瘀滞，毒瘀凝结，不仅影响疮口愈合，而且愈合后也会形成僵块，难以消散。

（2）急性乳痈早期患者红肿热痛明显，此时多为阳证。由于治疗不当，导致僵块形成，结块肿硬，经久不消，此时已转化为阴证。其间有红肿热痛，又有僵块形成，两者拉锯，则属于半阴半阳证。以上三者并非独立存在，之间可相互转化。若处于阳证或半阴半阳证，继续使用抗生素或过用寒凉中药，则可导致僵块形成。若处于阴证，僵块已成，难消难溃，此时若再感受风热毒邪，则又可转化为急性乳痈（阳证），甚至化脓或者两者拉锯状态。

（3）有一部分乳痈僵块患者，在感受风热表邪，或过食辛辣刺激，或情绪刺激后，可能会导致乳腺局部小范围热毒蕴结，热盛肉腐而成脓，形成局部小脓肿，此时可行穿刺将脓液抽出。

（4）乳痈初期治疗不当，已经形成乳痈僵块者，此时再用清热解毒中药或抗生素治疗，收效甚微。中医认为清热解毒中药或抗生素乃为寒凉之药，乳痈僵块已转变为阴证，再用凉药，则会冰上加霜，更加重寒凝。此时治疗当以理气、散结、活血、温补为主。

（5）对于乳痈僵块的治疗，马老师强调内外治疗并重。在辨证论治的前提下口服中药，但外用药的配合使用也不可或缺。如金黄膏，适用于阳证或半阴半阳证、毒瘀凝结证、气郁毒凝证。阳和解凝膏，适用于阴证、阳虚寒凝证等。或局部运用中药单方或复方温热敷。内外合用，方能事半功倍，更好地达到治疗效果。

十三、固卫疏风法治疗慢性荨麻疹临床经验

荨麻疹是以皮肤、黏膜小血管扩张与血管渗透性增加而出现的局限性水肿反应，临床常表现为大小不一的风团伴瘙痒，呈鲜红色或苍白色、皮肤色，可融合成片，通常在 2～24h 内可消退，若持续发作≥6 周，每周出疹≥2 次，则称为慢性荨麻疹。目前，西医认为慢性荨麻疹多为肥大细胞被激活释放组胺等活性物质而引起，但是致病因素复杂，尚不清楚，其治疗常予口服抗组胺类药物联合外用止痒类药物为主。慢性荨麻疹属于中医学瘾疹、赤白游风等范畴，本病易反复发作，且发作时瘙痒难耐，常给患者工作生活带来诸多不便。元代巢元方《诸病源候论·风瘙身体瘾疹候》中言："邪气客于皮肤，复缝风寒相折，则起风瘙瘾疹。"

马老师对慢性荨麻疹的病因病机及发病特点有较深入的探究，认为本病多因先天禀赋不足，阴阳失调，气血不和，以致卫弱不固，邪气乘虚侵入机体，以致津液溢于局部肌肤而发，卫气"温分肉，充皮肤，肥腠理，司开合"的功能失调而致病情反复不愈。卫气虚是导致其发病的主要原因，临床常应用固卫疏风法治疗慢性荨麻疹疗效显著，现将其相关辨治经验总结如下。

1. 皮肤为病，先别阴阳，责于营卫

（1）卫气属阳，营血属阴。

阴阳之辨在外科皮肤病诊断中占据十分重要的地位。《素问·阴阳应象大论篇》提出："善诊者，察色按脉，必定先别阴阳。"即辨病之纲，首为阴阳。清代陈士铎在其外科专著《洞天奥旨》中也写道："阴阳不明，动手即错。"现代医家赵炳南教授在论治慢性荨麻疹中也强调当从整体出发，首辨阴阳，辨清虚实。马老师认为，然阴阳实为大纲，医道繁复，皆可以阴阳概之，故证有

阴阳，脉有阴阳，气血亦分阴阳。气属阳，血属阴，人之气血互为根本，以护正气，人之防御，多赖于卫气营血。卫气归阳，温皮肉，司开合，卫外而为固也；营血归阴，可滋津液，养脏腑，内守而为充也。慢性荨麻疹的病位在皮肤，故营卫调和，阴平阳秘，气血通畅，则有利于疾病康复治愈。

（2）营卫同病，卫虚为本。

中医学认为，营卫调和，则内可滋脏腑，外可御病邪。若营卫不秘，腠理开合失司，门户大开，则邪气易入，脏腑失于滋养，正气不足，则难祛邪外出。然营卫失和，虽有两者之间的偏颇，但总以卫气先病。清代喻昌《医门法律》有言："邪入之浅，气留而不行，所以卫先病也。及邪入渐深，而血壅不濡，其营乃病，则营病在卫病后矣。"马老师指出，故当卫弱不固，邪气乘虚侵入机体，伏藏于肌表，邪气留其间而不得宣散，阻滞气机而不能行津，以致津液溢于局部肌肤而发瘾疹。由于禀赋偏嗜或病邪不同，则表现为不同的特点，此病原于卫虚，久病可累及营阴，后可影响脏腑气血，逐渐深入，久致迁延反复难愈。

2. 卫虚已定，脏腑偏衰，临证各有不同

（1）肺气衰则邪易入。

清代黄元御《四圣心源》言："气统于肺，凡脏腑经络之气，皆肺气之所宣布也，其在脏腑则曰气，而在经络则为卫。"肺气主卫，可统卫固表，肺气衰则卫失其主，而表虚不固。同时肺主皮毛，皮毛赖肺的精气以滋养和温煦，肺气旺盛，则皮毛密固，御外力强，肺气虚损，则皮毛不固，枯槁不润，六淫邪气乘虚侵入，则腠理的开阖失调，出现皮肤斑疹瘙痒，轻者仅萦绕体表，重者可导致肺气瘀阻。临床常见病情遇冷、遇热加重，或者平素易于感冒，或兼加咳嗽、流涕、胸闷等症状。

（2）脾气虚则卫难生。

脾胃乃后天之本，脾胃气血运化之功正常，则营卫之气生化有源，肌肤皮毛得以滋养，腠理毫毛有节密固。脾胃虚弱则运化无力，导致营血亏虚不足以滋养腠理，虚则御外不能，邪气常于此时入侵，同时脾可运化食物与水湿，若食入不化而生湿动风则易出疹。明代戴元礼《证治要诀》言瘾疹："病此者，有人一生不可食鸡肉及章鱼动风之物，才食则丹随发，以此得见系是脾风。"临床常见患者舌淡胖伴齿痕，脉多滑，或伴不同程度的恶心、腹痛、腹胀、腹泻。

（3）心火旺则营血伤。

《难经》第三十二难云："心者血，肺者气，血为荣，气为卫，相随上下，谓之荣卫，通行经络，营周于外。"详细描述了心肺与气血营卫的关系。若心火亢盛，热壅血滞于肌肤，外来邪气侵入营血，血脉痹阻，气血运行不畅，血热营滞则营阴伤，营阴伤则难润表，皮肤失于滋养，则不能发挥其正常防御功能，而起风团伴随瘙痒。同时，心为神之处，心血虚无力藏神，神不内守而四散。故临床患者常在情绪紧张、运动、劳累后病情加重，伴见风团色红、心烦瘙痒、心悸失眠等症状。

（4）肝阴虚则营血亏。

肝的主要生理功能是调节气机和调控血液，肝火旺盛，肝阴不足，耗血伤阴而致血虚，气机失调，血虚肌肤失养，卫外失司，腠理不固，生风生燥，阻于肌肤而见风团多起。明代张景岳《景岳全书》言："赤白游风，属脾肺气虚，腠理不密，风热相搏，或寒闭腠理，内热拂郁，或因虚火内动，外邪所乘，或肝火血热，风热所致。"临床患者多伴有情志不畅、烦躁不安、皮肤干燥，或伴有焦虑、抑郁、情绪障碍等表现，女性患者易在月经、绝经、妊娠期出疹。

（5）肾耗伤则卫难济。

《灵枢》言："卫出于下焦。"肾为生气之根，卫气亦出于此处，肾气足则可推动卫阳化生，若其气虚，则卫气无以为济，而枯竭不能抗邪于外。同时，肾藏精，为先天之本，若肾精不足，风热外袭，内外相引，则卫营同病，发为瘾疹。《素问·金匮真言论》言："夫精者，身之本也，故藏于精者，春不病温。"临床上久病难治性、顽固性慢性荨麻疹常属此类。

3. 内审阳气，外分病邪，规律可循

（1）阳气消长，昼夜易发。

慢性荨麻疹发病除与气血、阴阳、脏腑等方面有关之外，还具有一定的自身出疹规律。有研究表明，慢性荨麻疹在夜间子时和上午巳时发病为多，这主要与阳气消长及营卫循行的生理规律有关。卫气昼行于阳，夜行于阴，夜间卫气欲入阴经以得到补充，热伏于营，阻卫阳不能行于营，浮阳于外，开阖失于时节而风邪外袭发疹。子时后外界阴气由盛转衰，阴气渐退，阳气渐生，故疾病在子时后得到相对缓解。晨时卫气应由脏出表，但当阳气不足或阴虚无以化阳时，卫弱而阳不升，滞留不行，出营无力而表不固，故可见疾病再次加重。

（2）病邪不同，出疹有异。

宋代陈言在《三因极一病证方论》中强调诊病："内则察其脏腑虚实，外则分寒暑风湿。"慢性荨麻疹以风团水肿为多见，风邪属阳，其性善行而数变，湿邪属阴，其性黏滞，二气合至，故疾病变化迅速，但又迁延难愈。虽然两者常合而致病，但程度上亦有细微差别。风邪轻则风团次数较少，重则次数较多且上胸部、头面部多见。而湿邪轻水肿则轻，局部皮色呈红色或潮红色，湿邪重则水肿严重，风团会出现中间白边缘红且多见于下肢、会阴部等。若疾病日久停聚而内生痰邪，痰凝则结节生，皮损以结节性风团多见。若久病入络生瘀，则瘀血伤营，皮损多夜间发作，位置相对固定，且好发于远心端及受压处。而痰瘀互见，相互衍生，两者合而为因，可使得疾病更加迁延难愈。

4. 中药之法，内外兼治，注重护卫

马老师临证时强调，导致慢性荨麻疹发病的病邪虽有不同，但若身形不虚，邪亦不能独伤人，故本病是以卫虚为本，风、湿、痰、瘀等病邪为标，治疗时应注意标本同治，顾护卫气。故治疗常以固卫疏风为主，兼以止痒祛湿、养血化瘀等，使卫可固守，腠理

致密，抗邪于外而不内留。临床常用玉屏风散加减，常用药物有黄芪、白术、防风、浮萍、当归、赤芍、白芍、生地黄、何首乌、地肤子、荆芥等。若肺气衰并伴咳嗽、流涕、胸闷者，可兼补肺气，加用人参、红景天、山药；局部风团色白发凉，常在遇寒后加重者，加桂枝、麻黄；局部风团色红灼热，伴咽喉肿痛，常在遇热后易发者，加黄芩、牛蒡子、薄荷、金银花。若脾气虚并伴恶心、乏力，舌体偏胖，边有齿痕者，可兼补脾气，加用黄芪、党参、山药；腹痛甚者加延胡索、香附、白芍、木香、佛手等；腹泻甚者加白术、薏苡仁、赤石脂、芡实、乌梅等。若心火旺并伴心烦瘙痒、心悸失眠，舌头边尖红者，可兼降心火，加用山栀子、竹叶；伴瘀血者加丹参、鸡血藤、虎杖等。若肝阴虚并伴心烦易怒、手足心热、口干，舌红少津，脉沉细者，可兼滋肝阴，加用白芍、山茱萸等；皮肤干燥明显者加当归、熟地黄等。若肾耗伤伴腰膝酸软，病程较长，久病及肾者，辨其证偏肾阳虚加肾气丸，偏肾阴虚加大补阴丸。

5. 医案举隅

王某，女，45 岁，2018 年 1 月 18 日就诊。主诉：全身皮肤出现散在风团伴瘙痒 1 年余。刻诊：患者全身皮肤可见散在风团、红肿，部分融合成片，时轻时重，昨日又因洗澡后受风而致风团、瘙痒发作，尤以躯干为著，自觉剧烈瘙痒，未见恶寒发热，但伴有咳嗽、流涕、咽喉肿痛、胸痛，舌质淡红，苔薄黄，脉细数。西医诊断：慢性荨麻疹急性发作。中医诊断：瘾疹（肺卫不固，外感风寒）。治疗选用麻杏石甘汤合玉屏风散加减。处方：麻黄9g，杏仁12g，石膏15g，甘草6g，黄芪30g，防风15g，白术15g，连翘12g，薄荷（后下）12g，白鲜皮15g，乌梅8g，桔梗12g。日 1 剂，水煎取汁400ml，分早晚 2 次温服，共 5 剂。另外配合适量炉甘石洗剂涂于患处，每日 2 次。二诊：患者出疹明显较前减轻，扁桃体仍肿大。苔薄白，脉细数。前方加山豆根10g。煎服同前，继服7剂。三诊：风团瘙痒基本消失，扁桃体肿大亦明显缩小。嘱二诊方再服 7 剂，以图彻底治愈。后随访 3 个月未见发作。

按语：本例患者是源于肺气虚，卫表不固，邪气易入难出，日久则化生热毒于内，此时风寒来袭，则致外寒内热之证，而见风团红肿、咳嗽咽痛、扁桃体肿大等，故属风寒化热之象，是表虚、外寒、肺热共同作用的结果。风寒犯肺，入里化热，而致肺热内瘀，卫表不固，此正与麻杏石甘汤合玉屏风散方义相契合，药证相合，故而见效。

6. 小结

马老师从慢性荨麻疹发病是卫气虚以致卫弱不固为本的角度出发，以固卫疏风为治疗原则，并从患者具体病因、出疹时间规律等多方面因素入手，全方位把握，恪守病机，并以玉屏风散为基础方，灵活加减，疗效颇佳。同时马老师在临证过程中还强调，慢性荨麻疹病情常反复迁延，因此治疗时不可见病情缓解后便停止用药，需继续服药巩固治疗，直到病情完全控制，方可停药。

十四、按部位辨证联合金黄散外敷治疗丹毒经验

丹毒是一组累及皮肤深部组织的原发性、细菌感染性皮肤病。因感染多发于正常皮肤组织，故将此种感染称为原发性感染。其致病菌为 A 族 β - 溶血性链球菌，细菌多通过皮肤或黏膜细微损伤侵入真皮内网状淋巴管而致病，也可由血行感染引起。本病好发于面部、小腿、足背等处，多为单侧性，关于本病的诱发因素有很多，其中鼻炎、中耳炎和足癣常是引起面部丹毒和小腿丹毒的主要诱因，小腿溃疡、慢性湿疹、糖尿病、慢性肝病、肾病、营养不良等均可为本病的促发因素。起病急，典型皮损为水肿性红斑，界限清楚，表面紧张发亮，迅速向四周扩大，可出现淋巴结肿大及不同程度的全身症状，病情多在 4~5d 达高峰，消退后局部可留有轻度色素沉着及脱屑。丹毒很少扩展至真皮下，但蔓延很快，通常不化脓，很少有组织坏死。

1. 湿热火毒，乘隙侵入

祖国医学中记载本病的发病是以患部皮肤突然发红成片，如染

丹脂，时伴寒热，故将其称之为丹毒。因此，关于本病的命名中西医是一致的。丹毒首载于《黄帝内经》，称之为"丹熛"，正如《诸病源候论·丹毒病诸候》所云："丹者，人身忽然焮赤，如丹涂之状，故谓之丹……皆风热恶毒所为。重者，亦有疽之类，不急治，则痛不可堪，久乃坏烂。"本病发无定处，根据发病部位的不同又有不同的命名。发于头面部者，称为抱头火丹；发于躯干部者，称为内发丹毒；发于小腿足部者，称流火；新生儿多生于臀部，称为赤游丹毒。临床中以发于头面部及小腿足部较为多见。外科疾病和其他任何疾病一样，自始至终都存在着邪正斗争的基本矛盾，然本病的发病也多因素体血分有热，正邪交争，在肌肤破损之处，如鼻腔黏膜、耳道皮肤或头皮等破伤，脚湿气糜烂、毒虫外伤、臁疮等，湿热火毒之邪乘隙侵入，郁阻肌肤而发病。火邪属热，热为火之轻，火为热之重，火性炎上，故发于头面部之丹毒多以火热之邪致病而发；湿为重浊有质之邪，易邪人体下部，故丹毒发于下肢者多以湿热之邪致病为主，胸腹腰胯者，乃肝脾之脏属，故多挟肝脾郁火。本病总由血热火毒为患，正如《医宗金鉴·外科心法要诀》所说"痈疽原是火毒生"。

2. 按部位辨证，分部位内治

所谓按部位辨证，即根据疾病发生的部位进行辨证的方法，又称为"三焦辨证"。外科疾病的发生部位不外乎上部（头面颈、上肢部）、中部（胸腹腰背部）、下部（臀腿、胫足部）。部位辨证首见于《素问·太阴阳明论》："伤于风者，上先受之，伤于湿者，下先受之。"清代高锦庭在《疡科心得集》中也曾提道："盖疡科之证，在上部者，俱属风温风热，风性上行故也；在下部者，俱属湿火湿热，水性下趋故也；在中部者，多属气郁火郁，以气火之俱发于中也……"

（1）发于上部者。

丹毒发病急骤，初起往往先有恶寒发热，头痛骨楚，胃纳不香，便秘溲赤，局部皮肤见小片红斑，迅速蔓延等实热之象，故本病证起以实证多见。人体之上部属于阳位，阳气有余，阴精不足，风邪易袭阳位，温热其性趋上，故丹毒发于头面部多因风热、温热毒邪侵入，可见皮肤红斑、灼热、肿胀、疼痛，甚至发生水疱，伴见恶寒，发热，头痛，舌质红，苔薄黄，脉浮数，辨为风热毒蕴证，治以疏风清热解毒，方选普济消毒饮加减。

（2）发于中部者。

人体之中部包括胸、腹、腰、背，是五脏六腑所居之处，也是十二经所过部位，是人体气机升降出入的枢纽，也是气血生化、运行、转化的部位。中部疾病的发生常于发病前有情志不畅的刺激史，七情内伤、五志不畅可致气机郁滞，过极则化热生火，或由于饮食不节，气血郁阻，痰湿凝滞而致脏腑失和，故丹毒发于胸腹腰胯部多因气郁、火郁，临证可见皮肤红肿蔓延，摸之灼手，肿胀疼痛，伴见口干口苦。舌红，苔黄腻，脉弦滑数。辨为肝脾湿火证，治以清肝泻火利湿。方选柴胡清肝汤合龙胆泻肝汤加减。

（3）发于下部者。

人体之下部，其位居下，湿热多见，丹毒发于下肢者，局部红赤肿胀，灼热疼痛，或见水疱、紫斑，甚至结毒化脓，反复发作，伴发热。舌红苔黄腻，脉滑数。辨为湿热毒蕴证，治以利湿清热解毒。方选五神汤合萆薢渗湿汤加减等。因丹毒有其明确的发病部位，所以临证以按部位辨证为主要的指导思想，使其治疗思路更为明确，且临证观察疗效较好。

3. 阳证疮疡，金黄散外治

金黄散源自明代陈实功《外科正宗》，后来记载于清代《医宗金鉴·外科心法要诀》，历史悠久，临床应用广泛。方中大多数药的色泽均为金黄色，故称金黄散，属于中医外治药中的箍围药，箍集围聚，收束疮毒药，肿疡初期，可促其消散，毒已结聚，可使疮形缩小，趋于局限。本方由姜黄、大黄、黄柏、苍术、厚朴、陈皮、甘草、生天南星、白芷、天花粉十味药组成，将上述药材晒干后切成碎末，并研磨至细末粉状即成。方中黄柏苦寒沉降，长于清泄湿热为君药。苍术辛散苦燥，善能燥湿健脾为臣药。黄柏、苍术，寒温相用，清热燥湿祛风；陈皮辛香走窜，温通苦燥，入脾胃经，可行气燥湿化痰；厚朴辛散苦燥，有燥湿之功，与苍术同为化湿药，常相须为用；制南星燥湿化痰，散结消肿止痛；天花粉甘、苦，微寒，既能清热泻火解毒，又能消肿排脓疗疮；白芷辛散温通，对于疮疡初起，红肿热痛者，可收散结消肿止痛之功；大黄苦寒，外用可泻火解毒，凉血消肿；姜黄辛散温燥，温通经脉，既入气分，又入血分，长于活血散瘀止痛，共为佐药。诸药合用，共奏健脾燥湿、化痰消肿止痛之功。药理研究表明，金黄散中含有的多种化学成分，比如多糖类、皂苷、酶类、淀粉、生物碱、挥发油、蒽醌衍生物、氨基酸等，具有调节免疫、抑菌、镇静止痛、抗氧化、解热消肿等作用。丹毒的外治是选用金黄散，将其调配后均匀厚涂在纱布上，敷盖在皮肤红肿区域，并用胶带固定，每次外敷 8 h，每日 3 次。金黄散外敷治疗丹毒的临床应用疗效肯定，究其原因，一方面因金黄散外用的抗炎、抑菌药理作用明确，另一方面与其选用的调配剂型密切相关。

4. 验案举隅

刘某，男，62 岁。2019 年 1 月 22 日初诊。因"右颜面部红肿热痛 2d"为主诉入院。2d 前患者无明显诱因右侧颜面部出现红斑、肿胀疼痛、灼热伴头部木痛，未予以重视，今日患者自觉症状逐渐加重，就诊于马老师。血常规化验，白细胞 12.38×10⁹/L↑（正常范围：$3.50×10^9 \sim 9.50×10^9$/L），中性粒细胞百分比 83.3%↑（正常范围：40%~75%）。症见：右侧颜面部红肿热痛，以面中部为甚伴头部木痛，偶有恶心、呕吐，无发热，无头昏、心慌、气短，平时干咳无痰，近 2d 食纳可，睡眠一般，大便干，每日 1 行，小便正常。既往有高血压病史，最高血压 150/100mmHg，近 3 年来未服药，也未监测血压变化，否认"糖尿病、冠心病"等慢性病史，否认"肝炎、结核"等急慢性传染病史，有"阑尾炎"病史，否认"重大外伤及输血"史，否认"食物、药物及花粉"过敏史。

专科情况：右侧颜面部明显发红、肿胀、灼热，以面中部为甚，皮温高。舌红，苔黄，脉弦滑。中医诊断：丹毒（风热毒蕴证）。西医诊断：①丹毒（右颜面部）。②高血压病2级。治疗方面嘱患者清淡饮食，以清热疏风、解毒消肿为治则，方选普济消毒饮合五味消毒饮加减，具体方药如下：金银30g，黄芩15g，连翘15g，菊花25g，蒲公英30g，白芷10g，赤芍15g，黄连10g，陈皮10g，防风12g，白术12g，板蓝根30g，桔梗10g，大黄9g（后下），甘草9g。3剂，水煎400ml，分2次温服，外用金黄散（用内服药液调配）外敷，每8h更换1次。治疗3d后患者颜面部红斑、灼痛、肿胀等症状明显减轻，大便不干，继续维持原治疗方案不变，继续口服3剂。3d后患者右侧颜面症状已大减，复查血常规正常，口服中药量减半，外治更换为金黄膏外敷，以维持治疗5d告痊愈。

5. 体会

风性善动不居，轻扬开泄，易袭阳位，如《素问·太阴阳明论》所言"伤于风者，上先受之"，风邪为病，起病急，传变快。火热之邪，炎热升腾，其性趋上，故火热病症多发生于人体的上部，尤其以头面部多见，如面赤肿痛等，且火邪易致疮痈，火邪入于血分，聚于局部，腐蚀血肉，以疮疡局部红肿热痛为主要特征。本案例中患者系老年男性，因风热毒邪系于头面部，起病急，发病快，外感风热毒邪，蕴结肌肤，致局部营卫不和，气血凝滞，经络阻塞而成痈肿，故见局部红肿、灼热，气血凝滞，不通则痛，结合舌脉均为风热毒蕴证。在本病的治疗中，严格遵循中医外科疾病辨证辨病的基本原则，再认识和掌握疾病的现象、本质及其变化规律进行辨病，全面体查，注重局部，运用望、闻、问、切四诊和参，以阴阳辨证为基础，再结合疾病的特性进行部位辨证。

十五、中西药外治法治疗皮肤病临床经验总结

马老师认为在皮肤病的治疗过程中，外治法贯穿始终，至关重要。相关外用制剂包括软膏、乳膏、凝胶剂、酒剂、酊剂、溶液

和粉剂，以及非药物的物理疗法、手术疗法、借助仪器治疗等，还有一些透皮吸收辅料（如亚砜类）、表面活性剂类和薄荷、桉叶等多种中药挥发油。每种皮肤病，分别从皮损表现、患者的自觉症状及年龄、皮损程度及部位所选用的外治法都是不同的。此文重在总结马老师关于不同皮肤病中西医外治的相关用药原则。

1. 选药原则

（1）按皮损表现选药。

"湿用湿，干用干"是皮肤外用药的总原则，即渗出多者用洗剂、溶液收敛、干燥，渗出少、干燥者用乳膏、软膏湿润和安抚。根据皮损表现，总结出如下经验，供临床用药参考。急性阶段：仅有红斑、丘疹、水疱无渗液，宜用粉剂、洗剂；如有带状疱疹，外用炉甘石洗剂、甘石冰脑洗剂、青黛散、创愈液；如有大量渗液或剧烈红肿，宜用水溶剂湿敷；急性皮炎湿疹类，外用 3% 硼酸溶液或中药溶液湿敷；烧烫伤渗出期，外用创愈液湿敷。亚急性阶段：糜烂、渗液较少，红肿较轻，有鳞屑、结痂者，宜用软膏、乳膏；亚急性、慢性皮炎湿疹，外用氧化锌软膏、湿疹膏、丁酸氢化可的松乳膏等。慢性阶段：丘疹，宜用糊剂、粉剂；皮损干燥、皲裂或单纯瘙痒无皮损，宜用乳膏、软膏、油剂；皮肤瘙痒症、乏脂性湿疹、神经性皮炎，外用维 E 膏、尿素维 E 膏、3% 水杨酸软膏；皮损肥厚、角化过度，用硫黄软膏、5%~10% 水杨酸软膏、维 A 酸乳膏等。

（2）按自觉症状选药。

临床外用中药汤剂时，以兑水湿敷、熏洗、药浴为主。以瘙痒明显者，常因外感风湿热邪，给予清热、利湿、祛风止痒治疗，常用中药有防风、金银花、连翘、蒲公英、紫花地丁、马齿苋、苦参、黄柏、栀子、地肤子、白鲜皮、蛇床子等；皮肤干燥者，常因血虚风燥，治疗宜养血润肤、祛风止痒，常用当归、熟地、黄精、防风、黄芪、麻仁、白芍、白及等中药配方；以疼痛明显者，常表现寒重，常需温经散寒、通络止痛，中药选用桂枝、防风、羌活、独活、威灵仙、木瓜、伸筋草、干姜、花椒、艾叶等；热象重者，治则为清热解毒、凉血止痛，中药选用金银花、连翘、蒲公英、马齿苋、丹参、赤芍、生地、丹皮、紫草等；气滞血瘀者，治则为活血化瘀、行气止痛，选乌药、延胡索、川楝子、乳香、没药、三棱、莪术、川芎、桃仁、红花等中药配方；以肿胀明显者，宜祛湿消肿，常选土茯苓、泽泻、地肤子、苍术、黄柏、佩兰、苦参、白鲜皮、芒硝等中药配方；以麻木为主者，治则为益气养血、活血通络，常选黄芪、桂枝、丹参、赤芍、桃仁、红花等中药配方。

（3）按年龄皮损程度和部位选药。

儿童皮肤薄嫩，老年人机体代谢减弱，对他们及在皮肤皱褶部位如头面、眼睑、耳廓、腋窝、乳房、手背、足背、阴囊、臀缝等部位给药时，常外用刺激性小的药物；青壮年常皮肤较厚，皮肤肥厚部位如手掌、足跖、臀部、背部等，可外用刺激性稍大的药物；妊娠期或哺乳期妇女应尽量选择刺激性小、不良反应小的药物。

（4）按皮肤病分类选药。

病毒性皮肤病：如单纯疱疹、疱疹样湿疹（又称 Kaposi 水痘样疹）、水痘、带状疱疹都为病毒感染皮肤病，外用抗病毒类药物治疗，以收敛、干燥和防止继发感染为主，疱疹期用青黛散、甘石冰脑洗剂、创愈液，疱疹消退后痒痛皮肤敏感，用青黛油膏、湿疹膏、氧化锌软膏；寻常疣、扁平疣、跖疣也属病毒性皮肤病，可外用角质剥脱类治疗药物 5% ~10% 水杨酸软膏、五妙水仙膏、维 A 酸软膏、祛疣合剂湿敷来治疗，对寻常疣、跖疣粗糙坚硬其他外用药难以消除者，可外用氟尿嘧啶软膏或注射液，皮损肥厚者用高浓度的 10% 水杨酸软膏；如为传染性软疣，夹除软疣小体后，用炉甘石洗剂加聚肌胞注射液外涂。

细菌性皮肤病：外用清热解毒中药或抗菌类药物治疗。如脓疱疮、毛囊炎、疖、痈，外用排毒洗剂、五味消毒饮湿敷，金黄膏、黄连膏外敷，或西药莫匹罗星（百多邦）、夫西地酸软膏、红霉素软膏外用。

虫致病性皮肤病：外用杀虫类药物。如感染疥疮、癣等，可外用硫黄软膏、复方土荆皮凝胶、肤疾洗剂，或选取杀虫止痒类中药煎汤兑水熏洗，或选用唑类抗真菌外用药。

皮炎湿疹类皮肤病：治疗以清热燥湿、疏风止痒为主，根据年龄、皮损程度、部位等原则选用；也可根据皮损表现选择剂型，渗出明显者用清洁类如清热解毒，燥湿收敛溶液，皮损干燥、鳞屑、角质层薄者用保护润肤类、角质促成类如湿疹膏、氧化锌软膏、3%水杨酸软膏、尿素维E乳膏，角质层较厚者用角质剥脱类如5%~10%水杨酸软膏、维A酸软膏，有感染者适当外用黄连软膏、青黛散或莫匹罗星（百多邦）、夫西地酸软膏、红霉素软膏等，或根据皮损程度选择中药煎汤兑水湿敷、熏洗、泡浴。

瘙痒性皮肤病：治疗以润肤、止痒为主，外用氧化锌软膏、湿疹膏、润肤膏、樟脑膏等，或选择中药煎汤兑水熏洗、泡浴。

荨麻疹：治疗以收敛、止痒为主，外用炉甘石洗剂、甘石冰脑洗剂，或中药1号洗剂。

红斑鳞屑性皮肤病：如银屑病、副银屑病、玫瑰糠疹、苔藓类皮肤病，此时可选择外用硫黄软膏、湿疹膏、黄连软膏、水杨酸软膏、维E膏、复方硫黄软膏、复方氟米松软膏等；红皮病急性期以温和润肤、刺激性小的乳膏剂为主，氧化锌软膏、润肤膏、湿润烧伤膏、单乳膏、维E膏少量薄层外用。

天疱疮、大疱性类天疱疮：治疗以收敛、干燥及防治继发感染为主，疱壁未破者外用炉甘石洗剂，已破渗出较多者用创愈液，渗出少者可用湿疹膏、青黛散。

皮肤附属器疾病：炎症明显者外用清热解毒药，如痤疮患者可外用金黄膏、金黄散、三黄膏、龙珠软膏、克林霉素凝胶，如斑秃、雄激素性脱发，外用中药养血生发酊剂，或米诺地尔溶液等。

色素性皮肤病：如白癜风外用补骨脂酊、卡力孜然酊、白癜净膏、氮芥酊等。

2. 外科之法，最重外治

外治法，是运用药物和手术或配合一定的机械等直接作用于体表局部或病变部位，以达到治疗目的的一种治疗方法。《医学源流论》记载："外科之法，最重外治。"《疡科纲要》曰："疮疡为病，发见于外，外治之药物，尤为重要，凡轻浅之症，专持外治，固可以收全功，而危险大疡，尤必赖外治得宜。"皮肤病属外科疾病，发生于皮肤表面，看得见，摸得着，因此外治法的使用就更加广泛，外用药物如选择得当，不但可减轻患者的自觉症状，还可使皮损迅速消退，有些轻浅小恙，单用外治即可治愈。

吴师机在《理瀹骈文》中曰："外治之理，即内治之理，外治之药，即内治之药，所异者法耳，医理药性无二，而法则神奇复幻"，他认为外治和内治的理法方药是相同的。但是马老师对此有不同的理解和认识。首先某些外用药不能内服，内服易中毒。其次由于皮肤屏障的保护作用，药物通过皮肤局部吸收率比胃肠道黏膜吸收率小，故外用药剂量通常比内服药偏大。最后内服药辨证需四诊合参，注重舌脉，而外用药则注重局部辨证，以局部病灶的色泽、形态、皮温、肿块质地、创面分泌物的性质等，作为实施外治法及外用药选择的主要依据。

3. 医案举隅

患者刘某，女，37 岁。2017 年 11 月 9 号以"颜面部潮红、脱屑 10 年余"为主诉就诊。刻下症见：颜面部潮红、脱屑，瘙痒、灼热、紧绷感明显，每遇春、秋季节交替时发作，遇热皮损加重，食纳及夜休可，小便正常，大便干。舌淡红，苔薄，脉细数。既往曾外用黄柏液、地奈德软膏等，具体用量不详。中医诊断为面部粉花疮（肺经风热证）。西医诊断为面部季节性皮炎。处理：①温凉水洁面，避免环境过热、饮食刺激、情绪激动，避免外用含有激素的药物、护肤品。②外用氧化锌软膏，少许薄层涂抹，每日 2 次，外敷中药以清热凉血、祛风止痒为治则，方选自拟皮炎凉敷方加减，具体用药：生地 30g，菊花 30g，马齿苋 30g，地肤子 30g，防风30g。水煎2次取药液300ml，置凉，每次150ml，用一次性压缩面膜浸湿药液敷面，感温热或稍干时再次蘸药液浸湿面膜，以面膜始终湿润凉爽为准，每日2次，每次15~20min；10d后再诊，症状明显减轻，效不更法，继续原方案治疗，1周后随访，颜面部皮肤无明显不适，告治愈，嘱继续外用氧化锌软膏保护巩固，避免不良刺激，平常外用舒缓、保湿医用护肤品，2018年11月随访，面部皮炎未再发作。

十六、湿疮洗剂联合紫草油治疗接触性皮炎经验

接触性皮炎是指皮肤或黏膜单次或多次接触外源性物质后，在接触部位甚至以外的部位发生的炎症反应。其中急性接触性皮炎皮损多局限于接触部位，表现为境界清楚的红斑，其上有丘疹和水疱，严重者可出现水疱和大疱，疱液澄清，破溃后形成糜烂面，偶可发生组织坏死，自觉瘙痒及灼痛，搔抓后可将致病物质带到远隔部位并产生类似皮损。

1. 追根溯源，浅谈病机

在中医文献中是根据接触物质的不同及其引起的症状、特点而有不同的名称，如因漆刺激而引起者，称为漆疮，因贴膏药引起者，称为膏药风，其特点是发病前均有接触某种物质的病史。中医认为本病多因患者素体禀赋不耐，外受辛热之毒邪侵入皮肤，蕴郁化热，邪热与气血相搏而发病，体质是发病的主要原因，禀赋不耐者接触致敏原后易发病，体质强盛者则不发病。

2. 急性渗出，湿敷罨包

（1）自拟湿疮洗剂。

急性接触性皮炎，因发病较急，红斑、肿胀、瘙痒、渗出都是比较棘手的问题，及时抗过敏治疗，可以缓解患者的瘙痒症状，但针对炎症性的反应及渗出疗效并不显著。采用相应的中药进行局部皮损处的湿敷治疗，收效明显。急性期的红肿、渗液、烧灼、剧烈瘙痒感，辨证多属"湿热蕴结证"，故治则多以清热凉血，解毒燥

湿为主。马老师自拟外用湿疮洗剂组方：蛇床子30g，地肤子30g，苦参30g，五倍子30g，地榆炭30g，白矾30g。方中蛇床子燥湿祛风，杀虫止痒；地肤子清热利湿；苦参既能清热燥湿，又能杀虫止痒；五倍子外用可收湿敛疮，且有解毒消肿之功；地榆清热泻火、解毒敛疮；白矾外用善于解毒杀虫、燥湿止痒，尤宜于疮面湿烂或瘙痒者。以上六味药物剂量相等，诸药合用，共奏清热解毒，燥湿止痒之效。正如徐洄溪的《医学源流论》所指出："天下有同此一病，而治此则效，治彼则不效……则以病同人异也。"临证中马老师常根据患者皮损的形态、症状，随证加减。如红肿炎症明显者，还可加用苍术、黄柏、蒲公英等清热解毒之药，也可根据皮损不同时期的变化调整用药，如渗出较重，可加大地榆炭、五倍子的用量等。

（2）湿敷罨包，具体用法。

以上诸药水煎400ml，将脱脂棉花厚3~4cm的棉垫放入药液，待其充分浸湿后拧至不滴水为度，湿敷于患部，外加松紧适宜的绷带固定，一般2~3h更换1次。红肿炎症及渗出重时，棉垫更换时间可适当缩短。原理：中药湿敷罨包法属于闭锁或冷热交换湿敷的范畴，可以通过增加血管舒缩功能，抑制渗出。在罨包初敷时，温热作用可促进局部血管扩张，增加局部白细胞吞噬作用和机体抗菌的能力，并且温热的蒸发和棉花纤维毛细管的引流作用，可吸附创面渗液及分泌物，从而增加炎症的吸收，抑制皮肤末梢神经的病理性冲动，起到止痒的效果；待罨包敷用一定时间后，渐由温变冷，冷温交替可改善血管的舒缩功能。此法效果显著，是值得临床推广的一种治疗外用方法。

3. 干燥结痂，油剂外涂

皮损经中药湿敷罨包处理后，会出现干燥、结痂，如不加以干预，皮损干燥处会形成皲裂，患者自觉皮肤绷紧、疼痛，因此，此类皮损应选用油剂外涂，以清热润燥。临床上常用复方紫草油，疗效显著。复方紫草油是由紫草润肌膏化裁而来的复方制剂。紫草润肌膏出自清代秦景明的《幼科金针》，原用于治疗火烫发泡腐烂。复方紫草油通过化裁古方、改变剂型的方式，增强原方解毒、消肿、止痛之功，加强局部透皮吸收之力。复方紫草油由紫草、冰片、忍冬藤、白芷等中药，加之麻油为辅料，采用叶开泰传统工艺制备而成。具有清热凉血，解毒止痛的作用。方中君药紫草苦寒，可凉血活血，清热解毒，《神农本草经疏》称为"凉血之圣药"，对于治疗温病发热斑疹、烧伤、湿疹、痈疡等具有湿热证候者均有较好疗效。白芷消肿止痛、祛风燥湿，可散气分、血分之热，《本草纲目》谓之属阳明主药，可排脓生肌止痛，忍冬藤清热、解毒、通络，上2味共为臣药，共助清热止痛之力。冰片辛窜，能清热消肿，生肌敛疮，《医林纂要》曰："其性走而不守，亦能生肌止痛"，为佐药。麻油既有解毒生肌之功效，又可覆盖创面，加强全方透皮吸收之力。诸药相配，共奏清热、凉血、解毒、止痛、消肿之功效。现代临床用于治疗轻度烧伤、烫伤、创伤溃疡、湿疮等疗效较好。现代药理研究表明，复方紫草油具有抗炎、抗菌、改善微循环、促进创面愈合和皮肤修复等作用。

4. 内外结合，辨证论治

接触性皮炎因皮损局限，在局部外治的基础上也需要紧密结合其脏腑辨证进行治疗，马老师临证多选消风散、生元饮、龙胆泻肝汤三方来加减。皮肤病不同于内科疾病的重要特点是其病变在皮肤有所反应，故其皮损形态是临床辨证论治的重要靶点。同时也可根据皮损分布的位置，酌加引经药。如皮肤发于阳明经者，可选用白芷、葛根等；发于太阳经者，可选羌活、川芎等；发于少阳经者，可选柴胡、龙胆疏利肝胆等。若皮损位于上焦，可加一些薄荷、防风轻清宣发之品，位于下焦，可加牛膝、独活等引药下行之物。

5. 验案举隅

刘某，男，62岁，农民。2018年10月21日初诊。因"头面部红斑、水疱伴渗出4d"为主诉。患者因4d前在集市上染发后，头面颈部出现红斑、丘疹、水疱，自觉瘙痒剧烈，搔抓后出现糜烂、渗出，曾就诊于当地卫生所，予口服抗过敏药物治疗，未见明显疗效，遂就诊于马老师处。刻下症见：头皮及颈后部皮肤弥漫性红斑，红斑基础上密集米粒大小的丘疹、水疱，水疱破溃、糜烂、渗液较多，结淡黄色痂，伴双眼睑肿胀。舌质红，苔黄稍腻，脉数。中医诊断：湿疮（湿热毒蕴证）。西医诊断：接触性皮炎（头面颈部）。予以清热凉血，解毒燥湿，疏风止痒为治则，内服方选生元饮合龙胆泻肝汤加减，外用湿疮洗剂湿敷罨包。内服方药予以生地15g，丹皮15g，山栀15g，龙胆10g，赤芍15g，土茯苓25g，薏苡仁30g，柴胡12g，蒲公英30g，地肤子15g，防风15g，白芍15g，蝉蜕10g，黄芩15g，白术15g，党参15g，甘草9g。3剂，水煎400ml，分早晚2次温服。施用外治法之前，先嘱患者将头发剃光，将棉垫放入湿疮洗剂溶液中，待其充分浸湿后拧至不滴水为度，敷于患部，外加松紧适宜的绷带固定，2~3h更换1次。治疗第3d后患者皮损渗出明显减少，部分干燥结痂，嘱患者干燥、结痂处可予以外涂紫草油以润燥止痒；5d后患者皮损已无渗出，全部干燥、结痂，部分结痂脱落，可看到正常新生皮肤，停湿敷罨包及内服中药；继续外涂紫草油，7d后患者症状消失告愈。

按语：本病源于患者禀赋不耐，且素体脾胃湿热内生，加之接触染毒，毒邪入侵，蕴郁化热，邪热与气血相搏，蕴结肌表，故见潮红、肿胀。舌红，苔黄腻，脉数。均为湿热毒蕴之象。如《医宗金鉴·血风疮》所言："此证由肝脾二经湿热，外染毒邪，袭于皮肤，郁于肺经，致遍身。形如粟米，瘙痒无度。"因清热燥湿之药，药性多偏于寒凉，易伤脾胃之气，故加白术15g，党参15g益气健脾。

第四章　典型医案

第一节　神经性皮炎

神经性皮炎又称慢性单纯性苔藓，中医称之为"牛皮癣"，因其皮损厚而坚，状如牛项之皮，故名。因其好发于颈项部，又称为"摄领疮"，因其病情顽固，缠绵难愈，反复发作，俗称"顽癣"。本病好发于青中年，主要症状为皮肤阵发性瘙痒和皮肤肥厚呈苔藓样变，时轻时重，反复发作。

一、病因病机

初起多为风湿热之邪阻滞肌肤，蕴结不散或衣领摩擦等局部刺激所引起，病久耗伤阴液，营血不足，致血虚生风化燥，皮肤失于濡养而反复发作。肝火郁滞，情志不遂，精神过度紧张，心火上炎，以致气血运行失常，凝滞肌肤等，均可诱发本病。如《外科正宗》所说："牛皮癣如牛项之皮，顽硬且坚，抓之如朽木。"其症状多为皮损粗糙、增厚，阵发性剧烈瘙痒，甚者泛发全身，多与情绪、睡眠有关。多因肝郁火旺，气血失和，火蕴肌肤，失于荣润，或饮食辛辣炙煿，脾失健运，风湿热邪蕴滞，致肌肤失养，或衣着摩擦，或血虚生风致肌肤失于濡养所致。

二、治疗原则

中医基本以养血润燥、祛风止痒为治则，西医以抗组胺、镇静止痒等对症治疗。

三、辨证论治

(一) 内治

1. 风湿热证

症状：发病突然，泛发大片潮红，局部出现红斑、丘疹、抓痕、渗出，可见少许细小鳞屑，瘙痒剧烈，好发于躯干、四肢伸侧。舌质红，苔黄腻，脉数。

治则：疏风清热，除湿止痒。

方药：复方野菊花汤（经验方）。野菊花15g，马齿苋15g，生地榆15g，栀子13g，苦参12g，黄芩13g，黄柏12g，土茯苓30g，萆薢15g，白鲜皮18g，蛇床子15g，海桐皮13g。

2. 血虚风燥证

症状：发病日久，皮损肥厚、干燥、粗糙，呈编席状或苔藓样变，触之顽硬，状如牛项之皮，瘙痒无度。舌质淡红，苔少，脉弦细。

治则：养血润燥，祛风止痒。

方药：当归饮子或四物消风散加减。当归14g，熟地14g，白芍14g，川芎14g，白蒺藜15g，防风15g，何首乌12g，黄芪25g，丹参15g，白鲜皮15g，乌梢蛇10g，鸡血藤15g，黄精13g，甘草9g。

3. 气血两虚证

症状：发病日久，全身皮肤干燥，皮损肥厚粗糙，夜间瘙痒为甚，可伴有气短、乏力。舌淡，苔白，脉细。

治则：补益气血，祛风止痒。

方药：八珍汤加减。当归14g，白芍14g，川芎12g，熟地15g，人参12g，茯苓15g，地肤子15g，蛇床子15g，白蒺藜15g，乌梢蛇10g，黄芪30g，白术15g，鸡血藤15g，鹿角霜13g，山茱萸12g，甘草9g。

4. 肝郁化火证

症状：皮疹色红，阵发性剧痒，伴心烦易怒，性情急躁，失眠多梦，头晕目眩，心悸，口苦咽干。舌边尖红，苔薄黄，脉弦数。

治则：清肝泻火，疏肝理气。

方药：丹栀逍遥散加减。栀子14g，丹皮14g，柴胡12g，白术12g，白芍15g，茯苓15g，薄荷9g（后下），防风15g，生地15g，麦冬9g，当归12g，青皮12g，黄芩12g，地肤子15g，夜交藤15g，酸枣仁18g，甘草9g。

5. 脾失健运证

症状：发病日久，皮疹色淡、肥厚、粗糙，瘙痒，伴腹胀，纳呆，便溏或黏滞。舌淡胖，苔白，脉濡缓。

治则：健脾燥湿，祛风止痒。

方药：参苓白术散加减。党参15g，茯苓15g，白术15g，山药15g，白芍13g，扁豆14g，莲子肉14g，薏苡仁30g，苍术12g，陈皮14g，乌梅10g，白鲜皮15g，地肤子15g，蛇床子15g，甘草9g。

马老师认为神经性皮炎属皮肤顽疾，有轻有重，有局限、有泛发，易反复发作，局限型者轻度瘙痒，泛发者瘙痒剧烈。论治当详查皮疹色泽、形态、瘙痒程度。重点选用相应药物，辨证应参脏腑、气血、经络，以调整脏腑功能，使经络疏通，营卫调和。该病呈阵发性剧痒，往往影响睡眠，方中可加磁石、珍珠母、煅龙牡、酸枣仁等重镇养血安神之药；病情日久瘙痒难忍者，可酌加全虫、乌梢蛇、蜈蚣等搜剔通络虫类药物；瘙痒甚者，皮肤干燥、粗糙、肥厚、脱屑，可加生地、白鲜皮、蛇床子、白蒺藜、石决明、磁石等药物。

6. 中成药

可选用生元丸（院内制剂）、皮肤病血毒丸、消银颗粒等。

（二）外治法

1. 局限型

以外治为主。初起皮损较薄，以丘疹性斑片为主者，用三黄洗剂，或自拟方中药 1 号洗剂（蛇床子、地肤子、苦参、花椒、白矾各 30g）外洗；干燥有细小鳞屑者，可用湿疹膏（院内制剂）、氧化锌软膏（院内制剂）外涂；日久皮损肥厚、粗糙者，选用 10% 黑豆馏油软膏外涂，或风油膏加热烘疗法，即局部涂油膏后，热烘 10～20min，烘后将所涂药膏擦去，每日 1～2 次，直至皮损变薄瘙痒减轻为止，亦可选用糖皮质激素类乳膏外涂或肤疾宁、丁苯羟酸（皮炎灵）硬膏等敷贴患处。

2. 泛发型

可用自拟方中药 2 号洗剂（野菊花、黄柏、焦地榆、蛇床子、大黄、苦参各 30g，苍耳子 20g），先熏后洗，然后外涂甘石冰脑洗剂（院内制剂）或湿疹膏，每日 1～2 次。

（三）其他疗法

1. 针灸疗法

中医针灸常选肩井、曲池、合谷、风池、风市、血海、太冲、内庭、行间为主穴，用 1.5 寸毫针常规消毒针刺，并配合局部围刺。

（1）风湿热证：皮损成片，潮红，阵发性瘙痒。

取风池、风府、风市、阴陵泉、曲池、合谷、太冲、足三里常规针刺，留针 30min，每日 1 次。

（2）血虚风燥证：皮损色淡或灰白，常伴有心悸、怔忡，气短乏力。

取三阴交、血海、地机、足三里、百会、内关、中脘、风市、足三里常规针刺，留针 30min，每日 1 次。

（3）气血两虚证：皮疹色淡，面颊苍白，无力，气短。

取心俞、肺俞、脾俞、胃俞、足三里、三阴交、太溪，配合风市、曲池、合谷、血海、风池等穴以止痒，或配合艾灸足三里、关元以加强补气血的作用。

2. 梅花针

对局限型苔藓样变肥厚者，可用七星针在患处来回移动叩击，以轻度出血为度，每5~7d 1次。

四、预防与调护

（1）避免感情冲动：放松紧张情绪，患者要保持乐观，防止感情过激，特别是注意避免情绪紧张、焦虑、激动，生活力求有规律，注意劳逸结合。

（2）减少刺激：神经性皮炎反复迁延不愈，皮肤局部增厚粗糙最重要的原因是剧痒诱发的搔抓，所以患者要树立起这个病可以治好的信心，避免用力搔抓、摩擦及热水烫洗等方法来止痒。这是切断上述恶性循环的重要环节。

（3）不宜穿化纤、毛织品内衣或过硬的衣领，以免刺激皮肤。

（4）忌饮酒、过食辛辣等刺激性食物或发物。多食清淡、水果等易消化食物。

五、典型医案

刘某，男，53岁。2014年5月21日就诊。

主诉：颈项及四肢伸侧、躯干部散在斑丘疹，伴瘙痒2个月。

现症：颈部、四肢伸侧、背腰骶部散在斑丘疹，表面干燥，抓痕，结痂，部分融合成片，颈项、骶尾部皮损肥厚粗糙，阵发性瘙痒，昼轻夜重，舌淡苔白，脉沉细。

诊断：牛皮癣。

辨证：血虚风燥证。

治法：养血润燥，祛风止痒。

方药：当归饮子加减。生地14g，熟地14g，当归12g，川芎12g，蛇床子16g，地肤子16g，白蒺藜15g，丹参15g，红花10g，酸枣仁20g，炒白芍13g，磁石15g，黄芪20g，防风15g，乌梢蛇10g，麦冬15g，鸡血藤15g，炒白术15g，甘草9g。7剂，水煎

400ml，分早晚温服。外涂湿疹膏，每日 3 次。

复诊：患者诉服药后瘙痒明显减轻，继服上方 10 剂，夜间瘙痒基本消失，已能安静睡眠。前方去磁石、酸枣仁、麦冬，湿疹膏继续外涂颈项部皮损处。再服 10 余剂后基本告愈。

按语：本病缠绵顽固，又称为顽癣，该患者皮损干燥，剧烈瘙痒，是因为气血亏虚，不能濡养肌肤，血虚风燥所致。方中当归活血补血，生地、熟地滋阴养血，川芎入血分理血中之气，白芍敛阴养血，红花、丹参、鸡血藤养血活血，白蒺藜、地肤子、蛇床子、乌梢蛇祛风止痒，磁石、酸枣仁重镇安神养阴。脾为后天之本，加益气健脾之黄芪、炒白术，从而收奇妙之效。

第二节　过敏性紫癜

过敏性紫癜是因机体对某些致敏物质产生变态反应，从而产生以皮肤紫癜、关节肿痛、消化道黏膜出血以及肾炎为主要临床表现的变态反应性疾病，是最常见的毛细血管变态反应性疾病。发病人群主要以 6～11 岁儿童多见，且男性患儿多于女性患儿。常并发多系统损害，消化道症状及肾脏损害决定病情轻重，肾脏损害最常见。发病季节以冬春季节为多。

一、病因病机

目前西医关于过敏性紫癜的病因及发病机制尚未完全明确，近年来研究认为过敏性紫癜的发生不仅与幽门螺杆菌、链球菌、病毒、支原体有关，还与食物、药物、虫咬、环境气候及精神因素有关。发病机制包括机体免疫功能的异常，与细胞因子、炎症递质、凝血机制和遗传基因有关。

本病类似于中医的"葡萄疫""肌衄""紫斑"等。《医宗金鉴》中描述本病："感受疫疠之气，郁于皮肤，凝结而成，大小青紫斑点，色状似如葡萄，发于遍身，为腿胫居多。"马老师指出：紫癜的发病多是由于感受邪热之毒，形成瘀滞，故"毒""瘀"是本病的主要病机。其发瘀斑的病因有两点：一是各种原因引起的"热毒蕴积于胃，熏发肌肉所致"。巢元方在《诸病源候论》中有云："斑毒之病，是热气入胃，而胃主肌肉，其热挟毒蕴积于胃，毒气熏发于肌肉，状如蚊蚤所啮，赤斑起，周匝遍体。"二是营卫大虚，脏腑伤损，血脉空竭，导致血不归经而造成九窍四肢等部位出血，形成衄血、紫癜。现代人们认为感受外邪，情志过极，嗜食醇酒厚味，劳倦过度及久病热病之后导致的阴虚火旺、瘀血阻滞、气虚血亏均可导致出血性疾病的发生。各种原因之所以能导致出血，其共同的病机可以归结为火热熏灼，迫血妄行及气虚不摄，血溢脉外。此外，离经之血留积体内，蓄结而为瘀血，瘀血不祛，新血不生，则出血难止。

马拴全老师认为过敏性紫癜发病之初多由外感毒邪化热，热盛动血，迫血妄行所致。热毒盛极，又易耗血，血溢脉外，离经之血难复脉道而成瘀，同时脾肾亏损，气阴两虚也能造成血行无力而致血脉瘀阻，瘀血蓄积日久而生内毒，故"毒""瘀""虚"是过敏性紫癜发生及进展过程中的主要病机变化。

二、治疗原则

马老师治疗过敏性紫癜以祛邪、养血凉血为主，并将清热解毒祛风法贯穿于整个疾病治疗的始终，也是体现治病求于本的法则。关于本病的治疗，元代朱震亨《丹溪心法》言："衄血，凉血、行血为主。"明代缪仲淳《先醒斋医学广笔记》说："易行血不宜止血"，"行血则血行经络，不止则止"。张景岳《景岳全书》云："医风先医血，血行风自灭。"清代唐容川《血证论》说："故凡血证，总以祛瘀为要，且既有瘀血之证，医者按证治之。"马老师在临证时还特别提及注意辨紫斑的数量及颜色，认为：紫斑面积小、数量少者，出血较少，一般病情较轻；面积大而数量多者，出血较多，一般病情较重。斑色红赤者，多为热证；斑色紫黑者，多为瘀滞；斑色褐暗，多为脾虚、气血虚。

三、辨证论治

1. 内治

马老师以多年的临床经验将本病大致分为新病、久病两类论治。

1）新病

（1）风热血动证。

症状：发病急剧，皮肤见紫红色斑疹，尤以双下肢为著，颜色鲜明，可伴有荨麻疹或瘙痒，偶有腹痛、关节肿痛、血尿（镜检）等症，或见微恶风寒，四肢酸痛，或见发热头痛，口渴欲饮，便干尿黄。舌质红，舌苔薄黄，脉浮数。

治法：疏风清热，凉血止血。

方选：银翘散合凉血地黄汤加减。常用药：金银花、连翘、牛蒡子、薄荷、荆芥、紫草、茜草、地榆、生地黄、牡丹皮、甘草等。加减：若皮肤瘙痒者，加白鲜皮、地肤子、浮萍、蝉蜕；咽喉肿痛者，加板蓝根、玄参、桔梗；咳嗽者，加桑白皮、菊花、杏仁、前胡；便血者，加大黄炭、槐花炭、地榆炭；腹痛者，加广木香、延胡索、白芍；尿血者，加藕节炭、白茅根、大蓟、小蓟、旱莲草；关节肿痛者，加秦艽、防己、怀牛膝。

（2）血热妄行证。

症状：急性发病，瘀斑密集，甚则融合成片，色鲜红或紫红或紫黑，并见便血、尿血，或有发热，口渴，便秘，小便黄赤。舌质红，舌苔黄，脉弦数。

治法：凉血止血。

方选：犀角地黄汤或清营汤加减。常用药：水牛角、生地黄、牡丹皮、赤芍、紫草、生地榆、元参、丹参、银花、连翘、甘草等。加减：若皮肤紫斑多者，加荆芥、忍冬藤；便血者，加血余炭、地榆炭、大黄炭、槐花炭；腹痛者，加广木香、白芍药；尿血者，加大蓟、小蓟、白茅根、旱莲草；关节肿痛者，加忍冬藤、海风藤、怀牛膝；便秘者，加生大黄（后下）；目赤者，加木贼、菊花、草决明。

2）久病

（1）气不摄血证。

症状：瘀斑瘀点颜色淡紫、暗褐，或隐约可见，经久不愈，时轻时重，每遇久坐、站立，或行走则瘀斑瘀点颜色加重，或月经过多，或经期延长，血色淡红，并见神疲乏力，头晕目眩，食少纳呆，面色萎黄。舌质淡红，舌苔薄白，脉细弱。

治法：益气摄血。

方选：归脾汤或补中益气汤加减。常用药：党参、黄芪、白术、当归、丹参、鸡血藤、益母草、茯苓、山药、生地、陈皮、牛膝、甘草等。加减：神疲肢软，四肢欠温，腰膝酸软，面色㿠白无华者，加菟丝子、鹿角胶、肉苁蓉、巴戟天；兼有风邪表证者，可酌加荆芥、防风、牛蒡子等疏风解表之品，但用量不宜大，以防化燥伤阴。

（2）气滞血瘀证。

症状：病程日久，深入经络，见有皮肤紫斑色暗，面色晦暗，并见口干不欲饮，时潮热，身痛骨痛，午后加重，胫踝肿胀。舌质暗红，有瘀斑或瘀点，脉弦或涩。

治法：活血化瘀法。

方选：血府逐瘀汤或桃红四物汤加减。常用药：桃仁、红花、当归、生地、川芎、芍药、黄芪、牛膝、苏木、甘草等。加减：关节肿痛加防己、木瓜、秦艽；午后潮热，身痛，胫踝肿胀者，加地骨皮、鳖甲、银柴胡、防己。

（3）脾肾两虚证。

症状：病程长，瘀斑淡褐色，反复发作，伴畏寒肢冷，面色苍白，或有便溏，浮肿，腰膝酸软。舌淡胖有齿痕，苔白，脉沉迟。

治法：温补脾肾。

方选：金匮肾气丸或八珍汤加减。常用药：熟地、山药、补骨脂、菟丝子、山茱萸、泽泻、茯苓、丹皮、人参、白术、当归、川芎、白芍、甘草等。加减：蛋白尿者，加芡实、益母草、金樱子；胫踝浮肿者，加茯苓皮、猪苓等。

2. 配合应用中成药

（1）雷公藤多苷片：1～1.5mg/（kg·d），分2～3次口服。适用于过敏性紫癜反复不愈及各型紫癜性肾炎。

（2）归脾丸（党参、炒白术、炙黄芪、炙甘草、茯苓、炙远志、炒酸枣仁、龙眼肉、当归、木香、大枣）：3～6岁1/3丸，6～9岁1/2丸，9岁以上1丸，每日2～3次。用于气不摄血证。

（3）荷叶丸（荷叶、藕节、大蓟炭、小蓟炭、知母、黄芩炭、地黄炭、棕榈炭、焦栀子、白茅根、玄参、白芍、当归、香墨）：7岁以上儿童每次4.5g，每日2～3次，空腹温开水送服。用于血热妄行证。

（4）肾炎康复片（西洋参、人参、地黄、炒杜仲、山药、白花蛇舌草、黑豆、土茯苓、益母草、丹参、泽泻、白茅根、桔梗）：每次5片，每日3次。适用于紫癜性肾炎气阴两虚证。

3. 配合应用外治法

（1）紫癜1号外洗方：用于紫癜病血热妄行证。常用药：马齿苋、茜草、仙鹤草、紫草、当归、赤芍药、生地、大黄各30g，煎水外洗湿敷患处，每日1次。

（2）紫癜2号外洗方：用于各型紫癜病属虚证者。常用药：党参、当归、仙鹤草、鸡血藤、黄芪、白术、山药、白及各30g，煎水熏洗湿敷患处，每日1次。

（3）紫草油膏：用于各型紫癜病。外敷，每日1次。

四、护理与调摄

1. 心理治疗

《灵枢·师传》云："人之情，莫不恶死而乐生，告之以其败，语之以其善，导之以其所便，开之以其所苦。虽有道之人，岂有不听者乎。"在应用药物治疗的同时，马老师亦注重对该类疾病患者的心理治疗，向患者耐心地解释病情，紫癜病一般病程较长，时轻时重，易反复发作，新皮疹不断出现，部分患者可形成紫癜性肾炎，而产生恐惧、悲观、焦虑情绪。因此，要详细讲解本病的病因、病性及预后，使患者对该病有一个较全面的认知，保持乐观的态度，积极配合治疗。消除患者不必要的紧张和焦虑，放松心情，减轻其心理负担和压力，树立战胜疾病的信心，从而使疗效更著。

2. 饮食护理

尤其对小儿患者，应多食用较易消化的食物，患病期间忌食鱼虾、鸡蛋、肉类等高蛋白食物；按照患儿是否有胃肠道症状进行流食或是进行半流食，必要时禁饮食；若患儿有消化道出血胃脘腹痛明显者则应禁饮食（禁饮食期间要给静脉营养，补充热量，维持水与电解质平衡），避免消化道出血加重而导致肠穿孔，患儿消化道症状改善才能恢复饮食；若患儿因饥饿出现哭闹不安时，应给患儿及家属实施心理护理，获得患儿的配合。

3. 皮肤护理

要保证床单的平整和清洁，勤换内衣，需穿着纯棉衣物，保证柔软宽松，不要搔抓皮损，有需要时可以采用炉甘石洗剂涂抹。若皮损出现血泡或是溃疡时，要保证皮损处皮肤的干燥清洁，需要时换药包扎。

4. 体位护理

有少部分的过敏性紫癜患者还会出现关节炎与关节疼痛。最常受累的部位有大关节，包括膝关节、踝关节以及肘关节，其余关节均能受累。其临床表现主要有关节或关节周边出现肿胀、触痛以及疼痛，可能还会出现活动受限。应当时刻观察患者关节肿胀状况，保持关节功能位，嘱咐患者要多卧床休息，若有较严重肢体肿胀疼痛，可以稍将患肢抬高来缓解水肿。

5. 预防与康复

马老师临证该类疾病的每位患者时必嘱咐其在过敏性紫癜的发病初期，应绝对卧床休息，按时用药，清淡饮食，检测尿中蛋白及隐血的有无，及时调整治疗方案；发病中期，要预防肾脏损害的出现，必要时用糖皮质激素，待症状缓解后逐渐停用；疾病恢复期，应避免感冒和劳累，减少活动，继续忌食辛辣刺激等或易致敏的食物。向患者讲解清楚此病易复发的特点及出现并发症的可能，帮助患者树立治愈信心，积极配合康复治疗。

过敏性紫癜易反复发作，是临床上常见的顽固性疾患之一，马拴全老师在本病的诊治过程中，每每全面分析病情，务求病机根本，辨证合理用药，既缩短了病程，又降低了复发率并发症，多获良效。

五、典型医案

医案 1

患儿李某，男，11 岁。2013 年 12 月 15 日初诊。

主诉：双下肢瘀斑瘀点 10d，腹痛腹泻 2d，加重 1d。

现病史：10d 前，患儿因"感冒"出现双下肢散在瘀点瘀斑，曾在某院治疗，静脉输注利巴韦林注射液、头孢哌酮舒巴坦钠注射液及口服醋酸泼尼松片（20mg/d）、酮替芬、芦丁片、氯苯那敏（扑尔敏），下肢散在瘀点瘀斑稍减轻。2d 前患儿无明显诱因出现腹痛腹泻，家属未予重视，1d 前双小腿、双足背瘀斑瘀点增多，蔓延至双大腿，遂来就诊。既往史：既往体健，无明显过敏史。现症见：双下肢、双足背皮肤可见疏密不等针尖至绿豆大小暗红色瘀点瘀斑，压之不褪色，以伸侧为主，伴腹痛、腹胀、腹泻、困乏无力，小便可，无恶寒发热。舌淡胖有齿痕，苔白腻，脉弦滑。

实验室检查：①血常规：示白细胞 $21.24 \times 10^9/L$，中性粒细胞 81.56%，血小板 $401 \times 10^9/L$；②尿常规：尿蛋白 +，维生素 C + + +。

中医诊断：紫斑病。

辨证：脾虚湿滞，气不摄血。

西医诊断：过敏性紫癜（混合型）。

治法：益气健脾，凉血消斑。

方药：归脾汤加减。黄芪 20g，白术 18g，茯苓 15g，党参 12g，山药 15g，炒白芍 12g，木香 6g，陈皮 10g，猪苓 8g，仙鹤草 12g，丹皮 10g，金银花 18g，炒神曲 15g，板蓝根 18g，茜草 10g，生地 10g，芡实 15g，甘草 6g。3 剂，每天 1 剂，水煎 300ml，分早晚 2 次空腹温服。紫癜 2 号外洗方水煎待温，外洗双下肢及足背，每日 1 次。嘱其清淡饮食，卧床休息，抬高双下肢。

复诊：服上方 3 剂，腹痛、腹泻较前减轻，轻微困乏，双下肢未见新发皮损，瘀斑瘀点减少，颜色变暗。方药调整为：党参 10g，炒白术 15g，黄芪 15g，龙眼肉 10g，炒山药 15g，茯苓 10g，炒薏苡仁 15g，陈皮 9g，白芍 10g，木香 5g，金银花 15g，炒神曲 12g，仙鹤草 10g，生地 10g，丹皮 12g，芡实 15g，甘草 6g，大枣 3 枚。5 剂，每天 1 剂，水煎 300ml，分早晚 2 次空腹温服。继续用紫癜 2 号外洗方外洗。

三诊：患者无困乏，无腹痛、腹泻，食纳、夜休可，双下肢瘀点瘀斑大部分已消退。复查尿常规示：尿蛋白（－），嘱继续服上方 7 剂巩固疗效，停用紫癜 2 号外洗方。3 个月后电话回访未再复发。

按语：本例患儿缘于素体脾胃虚弱，感受风邪，损伤络脉，气不摄血，遂使血不循经，外溢于肌肤，故症见皮肤紫红色瘀斑瘀点。正如明代陈实功《外科正宗·葡萄疫》所载："葡萄疫，感受四时不正之气，郁于皮肤不散，结成大小青紫斑点，色状如葡萄。"舌淡胖有齿痕，苔白腻，脉弦滑，均为脾虚湿滞，脾气不足，气不摄血之象。治疗以益气摄血为法，方选归脾汤加减。方中黄芪、党参、白术、茯苓、山药重在健脾益气；白术、陈皮、炒神曲运化中土，升清降浊；木香、炒白芍、猪苓、芡实、茯苓、甘草行气止痛，利湿健脾止泻；金银花、板蓝根、仙鹤草、生地、茜草、丹皮清热解毒凉血。全方补虚而不忘祛邪，故能速愈。

医案 2

患儿魏某，男，7 岁。2014 年 10 月 23 日初诊。

代主诉：双下肢、双手背瘀斑瘀点 6d。

现病史：6d 前患儿家长无意间发现双足背出现散在瘀点瘀斑，颜色暗红，未予重视，1d 前发现双小腿及双手背亦出现类似皮疹，今前来就诊。既往史：既往体健，无明显过敏史。现症见：双足背、双小腿及双手背可见大小不等、疏密不均的针尖至黄豆大小鲜红色或暗红色瘀点瘀斑，尤以双足及双小腿皮损密集，压之不褪色，双踝部轻微肿胀，无瘙痒，关节无疼痛，无腹痛，饮食、二便正常。舌红，苔薄黄，脉细数。

实验室检查：血常规及尿常规未见明显异常。

中医诊断：紫斑病。

辨证：血热证。

西医诊断：过敏性紫癜（单纯型）。

治法：清热凉血消斑。

方药：凉血地黄汤加减。生地 12g，赤芍 10g，丹皮 10g，玄参 12g，仙鹤草 12g，茜草 12g，白茅根 15g，紫草、大小蓟各 8g，侧柏叶 8g（炒炭），甘草 6g。每天 1 剂，水煎 300ml，分早晚 2 次空腹温服。外用紫癜 1 号外洗方药量减半，水煎待温，外洗双足背、双小腿及双手背，每日 1 次。并嘱其清淡饮食，卧床休息，减少活动，抬高双下肢。

复诊：上药连用 10d 后紫癜皮疹颜色变暗，大部分减退，双踝部肿胀明显减轻，前方基础上加当归 6g，茯苓 10g，白术 10g，去玄参、侧柏叶，8 剂。继续用紫癜 1 号外洗方减半药量外洗治疗，每日 1 次。

三诊：瘀斑已基本消退，未见新发皮损，双下肢无肿胀，嘱上方去白茅根、仙鹤草、茜草、大小蓟，加党参 10g，山药 10g，大枣 3 枚。继续服 7 剂，停用紫癜 1 号外洗方。2 个月后随访未再复发。

按语： 本例患儿双下肢及双手背瘀点瘀斑，颜色鲜红，舌红苔薄黄，脉细数，辨证为血热证，治以清热凉血消斑，方选凉血地黄汤加减。方中生地为君药，取其清热、凉血、解毒之功效；玄参助君药加强清热凉血之力，并兼滋阴之效为臣；赤芍、丹皮、白茅根、大小蓟、侧柏叶（炒炭）、茜草、紫草泄血分热，凉血散瘀止血，仙鹤草补虚、收敛止血，甘草清热解毒，并调和诸药，共为佐使。全方配伍精当，清热之中兼有养阴，凉血之中又能散瘀，故能清热凉血而不留瘀。三诊时瘀斑大部分已消退，未见新发皮损，双下肢无肿胀，故去白茅根、仙鹤草、茜草、大小蓟，加党参10g，白术10g，山药10g，茯苓10g，大枣3枚健脾，巩固疗效。紫癜1号外洗方能清热凉血，散瘀消斑，促使皮疹加速消退。内外兼治，药与证合，故能取效。

第三节　黄褐斑

黄褐斑是一种获得性色素沉着性皮肤病，为一种常见且难以治疗的皮肤病。其特点是皮损对称性分布于颜面部，尤以两颊、额部、鼻、唇及颏等处多见。呈淡褐色至深褐色、淡黑色斑片，大小不等，形状各异，孤立散在或融合成片，边界清楚，表面光滑，触之不碍手，无自觉症状。色素斑的深浅随季节变化而改变，夏重冬轻。本病多发于中青年女性，男性亦可见。发生于妊娠期者，称为"妊娠斑"，因肝病而起者，称为"肝斑"。中医称为"黧黑斑""蝴蝶斑""肝斑""面尘"等。

一、病因病机

中医认为本病多因肝、脾、肾三脏失调，气血不能上荣于面为主要病因病机。情志不畅，肝郁气滞，郁久化热，灼伤阴血，颜面失养而发病；脾失健运，气虚湿热内生，熏蒸于面而生；肾水不足，不能制火，虚火上炎，致使颜面气血失和。马拴全老师认为黄褐斑的病因病机总的归根于患者气血不和，气滞血瘀，肌肤失养所致，并与药物因素、日光、化妆品、外用药以及精神因素，如过度疲劳、睡眠不足、压力过大等有关，这些因素都可引起色素沉着。

二、治疗原则

本病以疏肝、健脾、补肾、化瘀为基本治疗原则。总的治疗方向离不开调和气血，活血化瘀。临床应辨证论治，随证加减。

三、辨证论治

（一）内治

1. 脾虚证

症状：斑色呈淡黄褐色，如尘土附着，伴有疲乏无力，纳差困倦，月经色淡，白带量多。舌淡胖边有齿痕，苔白，脉细缓或滑。

治法：健脾益气，养血活血。

方药：归脾汤合桃红四物汤加减。

2. 肝肾阴虚证

症状：斑色呈褐黑色，面色晦暗，伴有头晕耳鸣，腰膝酸软，失眠，五心烦躁。舌红苔少，脉弦细。

治法：补益肝肾，养颜消斑。

方药：六味地黄汤合桃红四物汤加减。

3. 脾肾阳虚证

症状：斑色呈暗褐色，面色晦暗，伴有畏寒、怕冷，手足不温，夜尿频繁。舌淡，苔薄白，脉细弱。

治法：补益脾肾，温阳通络。

方药：右归丸合桃红四物汤加减。

4. 气滞血瘀证

症状：斑色呈暗紫色，面色青晦，伴有情绪急躁，心烦易怒，或心情抑郁，月经量少，色暗，或痛经。舌淡暗，或有瘀斑，苔薄白，脉弦。

治法：疏肝理气，活血化瘀。

方药：逍遥散合桃红四物汤加减。

（二）外治

（1）增白面膜方（马老师经验方）：生白术 30g，生山药 30g，白僵蚕 20g，白附子 2g，红花 20g，白芷 20g，花粉 50g，白蔹 30g，白鲜皮 20g，白及 30g，白薇 30g，绿豆粉 300g。制法：除绿豆粉外，余药共制成细末，过 100 目筛，将药粉与绿豆粉搅匀备用。临用时用纯牛奶液加酌量药粉调和成糊状，敷于面部，晚上洗面后，敷 1 次，每次 30~60min。

（2）物理治疗：应用美容治疗仪、药物离子导入、调 Q 或脉冲激光仪治疗等。

四、典型医案

张某，女，42 岁，陕西西安人。2014 年 8 月 9 日初诊。

主诉：面部黄褐色斑半年余，加重 1 个月。

现症：颜面部黄褐色斑，如灰尘样覆盖，尤以额、颧、颊部为著。伴有腹胀纳差，易疲乏，时有便溏。舌淡胖边有齿痕，苔白，脉缓。

辨证：脾虚证。

治法：健脾益气，养血活血。

方药：归脾汤合桃红四物汤加减。黄芪 30g，白术 25g，茯苓 15g，党参 15g，山药 15g，炒白芍 12g，桃仁 10g，红花 12g，当归 14g，龙眼肉 14g，川芎 14g，丹参 15g，鸡血藤 15g，甘草 9g，大枣 3 枚。14 剂，水煎 400ml，分早晚空腹温服。局部治疗用增白面膜方，用法：制成粉末，取药粉适量与牛奶搅匀调和成糊状，晚上洗面后，敷于面部，每次 60min，敷后清洁面部，外用保湿护肤品，外出时涂抹防晒霜预防紫外线，并注意防晒。

复诊：经过以上 2 周治疗，患者感觉无不适，大便成形，面部黄褐斑稍变淡，按前法继续用半月。

三诊：经 1 月余治疗，精神较前好转，食纳可，便成形，见面部黄褐斑较前明显变淡，面部自觉光滑。效不更法，嘱原方案继续治疗 1 个月。

四诊：面部黄褐斑明显减轻变淡，范围缩小，唯本次经期月经量较前增多，舌淡胖边有齿痕，苔白腻，脉缓滑。前方去红花、桃仁，黄芪减量用 20g，川芎 10g，鸡血藤 12g，加生薏苡仁 30g，陈皮 12g。14 剂，水煎 400ml，分早晚空腹温服。面部局部治疗方法不变。

五诊：服上药无不适，舌苔白腻基本消失，面部黄褐斑明显消退，嘱继原方案治疗半月。

六诊：面部黄褐斑基本消失，精神可，食纳可，二便调。停用内服药，继续外用活血增白面膜方 1 个月，以巩固疗效。2 个月后来诊告愈，嘱面部应用保湿护肤品，注意防晒。

按语：黄褐斑又称"肝斑""妊娠斑"。女子以肝为先天，肝主疏泄，肝体阴而用阳，性喜条达而恶抑郁，推动血液运行和疏布，若情志失调，可影响肝的疏泄功能，致使气机紊乱，郁结不畅，同时气血不能上荣于面，郁久则肝郁乘脾。按该患者面部黄褐斑，伴有腹胀纳差，易疲乏，时有便溏，舌淡胖边有齿痕，苔白，脉缓。为素体脾气虚弱，气化失司，无力推动血行，致气滞血瘀，治疗当以健脾益气，活血化瘀为主，药证相合，故而收效。

第四节　瘾疹

瘾疹是一种皮肤出现红色或苍白色风团，时隐时现的瘙痒性、过敏性皮肤病。相当于西医学的荨麻疹。其特点是：皮肤上出现瘙痒性风团，发无定处，骤起骤退，退后不留痕迹。

一、病因病机

本病多由先天禀赋不足，卫外不固，风邪乘虚侵袭所致；或表虚不固，风寒、风热外袭，客于肌表，致使营卫失调而发；或饮食不节，过食辛辣肥厚，使肠胃积热，复感风邪，内不得疏泄，外不得透达，郁于皮毛腠理之间而发。此外，情志内伤，冲任不调，肝肾不足，血虚生风生燥，阻于肌肤也可发生。中医认为"无风不作痒"，"诸痒皆属于风"，"痒"是以风邪为主所致的一种常见皮肤病证。马老师认为皮肤瘙痒者，病在肌腠分肉之间，风邪与卫气相搏，或由于脏腑功能失调影响了卫气的"温分肉，充皮肤，肥腠理，司开合"的功能，在皮肤某处往来窜行形成痒感。卫气不固，营卫不和实为风邪所致皮肤病的病机关键。隋代医家巢元方《诸病源候论》曰："人皮肤虚，为风邪所折，则起瘾疹"，"夫人阳气外虚则汗多，汗出当风，风气搏于肌肉，与热气并，则生疮痞"。因此，卫气不固，营卫不和，腠理不密为本病基本病机。

瘾疹临床表现有以下5个方面的特点：①可发生于身体任何部位，尤以喉部为急症。②任何年龄均可发病。③皮损以风团为主，大小不等，形态不一，色泽鲜红或苍白，既可散在也可相互融合。④发作无定时，消退后不留痕迹。⑤伴有剧烈瘙痒。

张仲景所著《金匮要略》曰："风气相搏，风强则为瘾疹。"即是风热风寒之邪，客于肌表与正气相搏，而正不胜邪造成皮肤出现风团、丘疹、瘙痒，认为瘾疹多是由于卫外不固，风寒、风热之邪客于肌表所致。一般认为风团色红属风热，色白属风寒，然而临床上风团颜色常常不只表现为全部色红或全部色白，还可表现为中间白边缘红。马老师认为风团的形成是真皮毛细血管后微静脉的浆液性渗出的水肿性改变，表现为真皮层水肿、表皮正常，当风团严重的时候，水肿的真皮层组织对表皮有一定的压力作用，造成局部缺血表现，压力作用的大小、局部缺血的轻重程度不一，使得局部风团皮肤颜色表现不一。风团轻，水肿则轻，局部皮色呈红色或潮红色；风团重，则水肿严重，风团会出现中间白边缘红等表现。因此，单独根据皮损颜色辨风寒、风热尚有偏颇，应结合全身症状、遇寒或遇热加重或减轻及舌苔脉象辨证。瘾疹的风团、瘙痒发作多具有规律性，或晨起、午间、傍晚，或夜间发病或加重，也有的无规律性，时隐时现。《灵枢·顺气一日为分四时》中阐述："夫百病者，多以旦慧昼安，夕加夜甚。"就是说，疾病大多是白天轻而夜晚加重的，加重原因并非由于夜间邪气加重，而是由于此时人体的正气虚衰，正不胜邪，病情才得加重。正如医家们常说"正气存内，邪不可干"。因此，马老师认为瘾疹晨起、傍晚、夜间发病或加重者，多为虚证、寒证；白昼、午间、午后发病或加重者，多为实证、热证。

二、治疗原则

以疏风止痒、调和营卫为主，或兼以清热、散寒、养血，使人体卫气能以固守、营血能以充足，营卫平和，血脉畅通，腠理致密，则外邪无客留之处。

三、辨证论治

1. 内治

马老师临床根据不同病因，常分为风寒证、风热证、肠胃湿热证、气血两虚证、肝气郁结证、冲任不调证等进行论治。

1）风寒证

症状：风团色白瘙痒，遇冷或受风则加剧，得暖可缓解，冬重夏轻，皮损以暴露部位多见。舌淡红，苔薄白，脉浮紧或浮缓。

治法：疏风散寒，调和营卫。

方药：荆防败毒散或桂枝麻黄各半汤加减。

2）风热证

症状：风团色红瘙痒，遇热则加剧，得冷减轻，一般夏重冬轻，皮疹多发生于上半身，按之风团处有热感，可兼发热口渴，咽喉红肿，咽痛等症。舌红，苔薄黄，脉浮数。

治法：疏风清热，调和营卫。

方药：消风散加减。

3）胃肠湿热证

症状：多由食荤腥发物引起。全身散在风团瘙痒，伴有腹痛腹泻，甚或恶心呕吐、神疲纳呆等。舌红，苔黄腻或白厚，脉滑数。

治法：疏风解表，通腑泄热。

方药：防风通圣散或藿香正气散加减。

4）气血两虚证

症状：风团反复发作，迁延数月或数年不愈，劳累后可复发加剧，神疲乏力，舌淡苔薄，脉濡细或沉细，此属气血两虚。若气虚为主而卫外不固者，则表现为遇风受冷容易发作，伴气短懒言、乏力肢软等；若偏血虚者，则伴面色萎黄或苍白，心慌、心烦，午后或夜间病情发作较甚。

治法：益气固表，养血祛风。

方药：气虚卫表不固者，方用玉屏风散合牡蛎散加减；血虚肌肤失养者，方用当归饮子或四物消风散加减；气血两虚而迁延不愈者，方用八珍汤合玉屏风散加味。

5）肝气郁结证

症状：风团发生与情志变化有关，情志抑郁或精神紧张时或在运动后发作，伴胸闷胁痛，纳差口苦，失眠等。舌淡苔薄黄，脉弦细。

治法：疏肝解郁，清热祛风。

方药：逍遥散或柴胡疏肝散加减。

6）冲任不调证

症状：常有月经不调史，经前出现风团，经尽消退，循环往复，苦不堪言。舌质暗红，苔少，脉弦数或沉涩。

治法：调摄冲任，补益肝肾。

方药：四物汤合二仙汤加减。

2. 中成药

可根据病情联合应用防风通圣丸、补中益气丸、肤痒颗粒、玉屏风散、防参止痒颗粒等。

3. 外治

对瘙痒甚者，可外涂甘石冰脑洗剂（经验方：氧化锌5g，炉甘石10g，甘油5ml，冰片0.7g，薄荷脑0.3g，加水至100ml搅拌均匀）。用法：摇匀后用消毒棉签均匀涂敷于患处，有瘙痒感即涂。经临床观察及实验研究有较好的止痒作用。

四、常用自拟经验方和治法

（1）固卫清热，疏风止痒，辅以活血通络法：主治慢性荨麻疹急性发作。自拟固卫清热疏风方，方药组成：荆芥9g（后下），防风9g，蝉蜕6g，薄荷3g（后下），金银花15g，当归10g，黄芪25g，白术15g，赤芍12g，海桐皮10g，丝瓜络10g，白鲜皮15g，甘草6g。水煎服，每日1剂。以此方为基础，痒甚者加蛇床子、地肤子，皮损风团红肿者加连翘、菊花、板蓝根，阴虚者加黄精、地骨皮等。"痒自风来，止痒先疏风"。方中用荆芥、防风、蝉蜕、薄荷、金银花疏风清热止痒，当归、赤芍养血活血祛风，加用海桐皮、丝瓜络祛风通络，辅以白鲜皮清热燥湿、祛风止痒，甘草调和诸药。

（2）益气养血固卫，辅以疏风散邪法：主治慢性荨麻疹气虚血燥，肺卫不固。自拟固卫益气养血祛风方，方药组成：黄芪30g，白术22g，防风15g，当归12g，熟地黄10g，白芍各15g，何首乌10g，白蒺藜15g，荆芥6g（后下），鸡血藤15g，黄精13g。水煎服，每日1剂。依据此方，而不拘泥于此方，随证加减。方中黄芪、白术补气以扶正，当归、白芍、熟地黄、鸡血藤养血活血润燥，充分体现了"治风先治血"的理论。荆芥、防风、白蒺藜疏表散风以治标。

（3）祛风除湿止痒，辅以调和气血法：主治慢性荨麻疹脾虚湿恋，表虚风中。自拟"荆防汤"为基础方随证加减治疗，方药组成：荆芥10g（后下），防风15g，蝉蜕6g，苦参10g，白鲜皮15g，白芍12g，苍术12g，海桐皮12g，威灵仙10g，白术18g，土茯苓20g，蛇床子15g，地肤子15g，当归12g，甘草6g。随证加减：遇风寒引发者加麻黄10g，桂枝6g，羌活6g，独活6g；遇热加重者加薄荷6g，金银花15g，浮萍6g；若咽红、扁桃体肿大者再加牛蒡子12g，板蓝根15g，山豆根10g，玄参15g，桔梗12g；夜间发作，加秦艽12g；风团发作无明显规律，舌淡胖，有齿痕，苔白者多为脾虚湿恋兼血虚之象，可加黄芪30g，党参15g，白术22g，制首乌10g，薏苡仁30g。

（4）散寒清热，辅以扶正固表法：主治慢性荨麻疹外寒内热，寒热夹杂，本虚标实。以麻杏石甘汤合玉屏风散加减治疗，方药组成：麻黄10g，杏仁10g，石膏15g（另包先煎），甘草6g，黄芪30g，防风15g，白术22g。麻杏石甘汤出自《伤寒论》，原治太阳病，发汗未愈，风寒入里化热，汗出而喘者。后世用于风寒化热，或风热犯肺，以及内热外寒，但见肺中热盛，身热喘咳，以本方加减治疗都能获效。

（5）加减用药：马老师强调方贵加减，药贵对证。在使用基本方的基础上，结合临床辨证灵活加减。伴心烦易怒，口干，手足心热，舌红少津，脉沉细，证属血虚风燥，加用当归、生地等；皮疹色白，遇风寒加重，舌淡苔白，脉浮紧，以风寒为主，加用桂枝、芍药；风团鲜红，灼热剧痒，伴有发热，恶寒，咽喉肿痛，遇热则皮疹加重，苔薄黄，脉浮数，以风热为主，加用黄芩、牛蒡子、薄荷、金银花、山豆根、桔梗；瘙痒剧烈，久病不愈者加乌梢蛇、僵蚕、白鲜皮、乌梅等；大便秘结者加大黄（后下）、枳实、火麻仁等；腹痛者加延胡索、白芍、木香、佛手等；腹泻者加白术、薏苡仁、赤石脂、芡实等。

五、预防与调护

（1）阻断致敏原是预防本病发作的重要环节，禁用或禁食某些致敏的药物或食物，避免接触致敏原。

（2）在发病期宜清淡、易消化、富营养饮食，忌食鱼腥虾蟹、辛辣刺激、葱、酒等物。

（3）注意气温变化，自我调摄寒温，加强体育锻炼，增强体质。

六、典型医案

医案1

王某，女，23岁。2014年10月25日初诊。

主诉：全身皮肤反复出现红色风团伴瘙痒5个月，加重1d。现病史：患者近5个月来皮肤反复出现风团，色红，瘙痒，与情绪、饮食、季节无关。1d前无明显原因皮损发作，泛发全身大片红肿风团，自服抗过敏药物（药名不详）及外涂炉甘石洗剂，效果不显，遂来就诊。现症见：全身散在大片红肿风团，尤以躯干、四肢为著，瘙痒明显，伴口干，大便干燥，小便正常，无恶寒发热。舌质红，苔薄黄，脉细数。

中医诊断：瘾疹。

西医诊断：慢性荨麻疹急性发作。

辨证：风热犯表，热毒蕴结。

治法：疏风解表，清热解毒，祛风止痒。

方选：自拟经验方荨麻疹1号方。去黄芪、白术，加蛇床子15g，地肤子15g，僵蚕6g，当归12g，黄芩14g，金银花30g，连翘15g。3剂，每日1剂，水煎400ml，分早晚温服。再加服防风通圣丸，每次6g，每日2次。外涂甘石冰脑洗剂，有瘙痒感即涂。

复诊：皮损大部消退，瘙痒感明显减轻。继服3剂，继续服防风通圣丸，每次6g，每日2次。

三诊：风团基本消退，已无明显瘙痒感。停用中药汤剂，继续服防风通圣丸，每次 6g，每日 2 次，10d 后告愈。

医案 2

张某，男，45 岁。2015 年 4 月 12 日初诊。

主诉：全身皮肤瘙痒，搔抓后潮红、风团 4 年。

现病史：患者诉 4 年前因汗出受风后，皮肤经常瘙痒，搔抓后出现淡红色隆起风团，高出皮面，数分钟后自行消退，退后不留痕迹。每遇精神紧张，或者吃辛辣食物后出汗，随之皮肤瘙痒引发搔抓，即出现同样症状，越抓越痒。曾多次西医治疗，每服用抗过敏药，症状即减轻，停用药物后又复发作。现症见：躯干皮肤见散在豆粒大小红斑、风团，双上肢皮损稍多，皮肤划痕症呈强阳性，自觉瘙痒，搔抓即出现红印，即刻发生隆起风团，越抓越痒，伴失眠，多梦，多汗。舌质淡红，苔薄白，脉沉细。

中医诊断：瘾疹。

西医诊断：慢性荨麻疹。

辨证：肺卫不固，血虚风燥证。

治法：扶正固表，养血润燥。

方选：自拟经验方荨麻疹 2 号方加乌梅 10g。7 剂，水煎400ml，分早晚空腹温服。同时加服玉屏风颗粒，每次 1 包，每日 3次。红斑风团瘙痒时即外涂甘石冰脑洗剂。

复诊：风团、瘙痒较前减轻，皮肤划痕症程度稍有减弱，效不更法，后随证稍做加减，继续服用 30 余剂，告愈。半年后就诊其他病告知荨麻疹未再复发。

医案 3

王某，男，15 岁，学生。2014 年 10 月 6 日初诊。

主诉：全身皮肤散在风团、瘙痒 1 年余，加重 1d。

现病史：患者 1 年前全身皮肤偶发散在风团，轻度瘙痒，时发时愈，并未在意。近 2 个月来风团、瘙痒发作较前频繁，多处投医疗效不著，时轻时重。昨日洗澡后风团、瘙痒发作，尤以躯干分布为多，呈红肿风团状，剧烈瘙痒，今来就诊，既往有慢性扁桃体肿大病史，现症见：全身皮肤见散在水肿性风团，部分融合成片，尤以躯干为著，自觉剧烈瘙痒，咽红，扁桃体肿大，发热，无恶寒。舌质淡红，苔薄，脉细数。

中医诊断：瘾疹。

西医诊断：慢性荨麻疹急性发作。

辨证：肺卫不固，风寒束表证。

治法：疏风散寒，扶正固表，兼清内热。

方选：麻杏石甘汤加玉屏风散加减。本病外寒，内热，表虚，予以麻黄9g，杏仁10g，石膏15g（包煎），甘草6g，黄芪20g，防风15g，白术12g，连翘12g，薄荷9g（后下），牛蒡子12g，白鲜皮15g，乌梅8g，荆芥10g（后下）。3剂，水煎300ml，分早晚空腹温服。有瘙痒感时即外涂甘石冰脑洗剂。

复诊：服上药后，风团瘙痒明显较前减轻，扁桃体仍肿大，苔薄白，脉细数。前方加山豆根9g，板蓝根15g，桔梗12g。继服7剂。

三诊：服上药后，风团瘙痒基本消失，扁桃体肿大亦明显缩小。嘱再服7剂，告痊愈。随访3个月未见发作。

按语：该患者源于肺气虚，卫表不固，瘾疹时隐时现，经久不愈，又因洗澡后腠理不密，风寒束表，入里化热，化生热毒致风团红肿，扁桃体肿大，发热，故属风寒化热，风热犯肺，肺热外寒，卫表不固之象，正契麻杏石甘汤加玉屏风散方义，药证相合，故而取效。

第五节　粉刺

粉刺，西医称之为痤疮，是一种发生于毛囊、皮脂腺的慢性炎症性皮肤疾病。可分为白头粉刺、黑头粉刺。刺破粉刺可挤出白色或黄色碎米样物质，其中黑头粉刺顶端暴露于空气中被氧化后，可见针尖样大小黑点。常好发于青春期男女的面颈、前胸、后背部。俗称"青春痘""青春疙瘩"。

一、病因病机

《黄帝内经》云："膏粱厚味，足生大疔"，古人很早就从饮食方面认识到了肌肤体表的疔与饮食的相关性。《素问·生气通天论》云："汗出见湿，乃生痤"，"劳汗生风，寒薄为皶，郁乃痤"。综上所述，饮食厚味、体质出汗均与湿邪密切相关。直到隋代巢元方《诸病源候论》中记载："痤疖者，由风湿冷气搏于血，结聚所生也。"清代吴谦《医宗金鉴》曰："此症由肺经血热而成。每发于鼻，起碎疙瘩，形如黍屑，色赤肿痛，破出白粉汁，日久皆成白屑，形如黍米白屑。宜内服枇杷清肺饮，外敷颠倒散，缓缓自收功也。"将该疾病的名称、病因病机、治法予以确定下来，故今统称"粉刺"。

二、辨证论治

1. 内治

马老师认为粉刺为病，多因素体阳热偏盛，肺经蕴热，复感风热之邪，风热蕴结面部而发；或过食辛辣肥甘厚味，肠胃运化失常，湿热互结，上蒸面部所致。同时，粉刺在面部的分布部位与脏腑、经络的气血盛衰有明显的相关性，马老师根据多年的临床观察、治疗经验，按照粉刺在面部的位置与脏腑的对应关系及经络在面部分布的对应关系，来指导治疗相对应的脏腑、经络、气血，或寒、热、湿、痰、瘀邪，临床取得了较好的疗效。

1）肺经风热证

症状：皮损以额面部显著。皮损多为细小红色丘疹、黑头粉刺、白头粉刺，伴有痒痛，鼻翼两旁皮肤发红、油腻、脱屑，兼见口干渴，大便秘，小便黄。舌尖红，苔薄黄，脉浮数。

治法：疏风清肺。

方药：枇杷清肺饮加减。

2）肺胃积热证

症状：皮损以额、面部（鼻翼、唇周）、胸背显著。以毛囊炎性丘疹为主，可有脓疱，多伴有口干渴，口臭，心烦，大便干，小便黄。舌红，苔薄黄或腻，脉弦滑。

治法：清泻肺胃积热。

方药：泻白散合清胃散加减。

3）脾胃湿热证

症状：皮损多在颜面（鼻、鼻翼口周）及胸背。以粉刺、红色丘疹、结节或脓疱为主，兼有面部油腻，可伴口臭口苦，大便黏滞不爽，尿赤，白带多。舌红，苔黄腻，脉弦滑数。

治法：清热除湿。

方药：茵陈蒿汤加减。

4）肝经郁热证

症状：皮损多发于鼻梁面颊及近耳部。以炎性丘疹、脓疱为主，可兼心烦易怒，女性患者伴有乳房胀痛不舒，皮损经前增多，大便干结。舌质红，苔薄黄，脉弦数。

治法：疏肝解郁清热。

方药：丹栀逍遥散加减。

5）痰湿瘀滞证

症状：皮损多发于颜面与胸背部。结节、囊肿，或遗留疤痕及色素沉着，或闭合性米粒样丘疹，暗红或呈皮色，病程较长，反复发作，伴有纳呆，大便黏滞。舌淡胖或紫暗有瘀点，苔薄白，脉滑。

治法：除湿化痰，化瘀散结。

方药：二陈汤合桃红四物汤加减。

6）阳郁寒凝证

症状：面、胸背部多发，呈暗红丘疹、结节、囊肿、少数新疹肿痛。可兼有下半身怕冷，手足不温，食后腹胀，易困倦，面色晦暗，大便稀溏，口干喜热饮。舌暗紫或淡胖有齿痕，苔白腻，脉沉弱。

治法：温阳解郁，通络解毒。

方药：麻黄附子细辛汤加减。

7）肝肾阴虚证

症状：多发在颧、颊或下颌部。呈暗红丘疹、结节、囊肿，偶发新疹肿痛明显，可兼有女性患者月经前加重，或伴月经不调，痛经，多见于中年女性，反复发作。舌质红，苔薄黄，脉细数。

治法：滋养肝肾，调摄冲任。

方药：二至丸加生地黄、知母、薏苡仁、玄参、当归、丹参、金银花、连翘、蒲公英、黄柏等。

8）肝郁脾虚证

症状：皮损多位于鼻梁、鼻尖、面颊部（以左侧为主）。淡红色丘疹、结节、囊肿，兼见心烦不舒，喜叹息，胸闷纳呆，面色萎黄，大便溏薄。舌淡红，苔薄白，脉弦细。

治法：健脾除湿，疏肝解郁。

方药：方选逍遥散加减。

2. 中成药（院内制剂）

银黄消痤胶囊、大解毒颗粒。

3. 外治

（1）对于皮损较多者可予以面部综合治疗，对成熟的粉刺、脓疱、脓肿、囊肿进行彻底清除，即用粉刺针穿刺排出瘀滞的皮脂；脓疱、脓肿、囊肿切开引流或囊腔内用注射器穿刺抽吸引流；中药面膜倒模，或中药洗剂外敷，熏洗。较大的毛囊炎性结节和囊肿予如意金黄散外敷，或配合红蓝光，光动力学辅助治疗。

（2）自拟外洗方：马齿苋30g，蒲公英30g，菊花30g，金银花30g，甘草15g。水煎1000ml，待温分2次湿渍淋洗面部，每次30min。适用于毛囊炎性结节、脓疱和囊肿及炎性浸润较重者。

（3）中药面膜：金黄散用金银花汁或菊花汁调成糊状外敷面

部。适用于毛囊炎性结节、脓疱炎性浸润较重者。

三、常用自拟经验方和用药经验

1. 自拟经验方

银黄消痤饮1号方（已制成院内制剂，银黄消痤胶囊）：枇杷叶、桑白皮、黄芩、栀子、黄连、生薏苡仁、丹参、大黄、白芷、金银花、连翘、菊花、甘草。主治肺经风热型粉刺。

银黄消痤饮2号方：1号方加浙贝母、莪术。主治粉刺伴发结节、疤痕者。然，临床不可照搬原方，须辨证加减。

2. 用药经验

（1）大黄：痤疮患者临证多伴有便秘及明显热象，组方时配伍大黄，煎药时可灵活操作，若患者大便秘结、干燥、非泻药不可下者，大黄后下，取其"荡涤"之功。若患者在医院煎药房一次性煎药，大黄无法后下，可将每次量的大黄用开水冲泡10min，与药同服。或用免煎颗粒。

（2）皂角刺：《本草纲目》中有"治痈肿妒乳，风厉恶疮、胎衣不下"，《本草崇原》记载皂角刺有"祛风化痰，败毒攻毒"之效，常用于痤疮质硬结节及脓疱。

（3）顾护脾胃：临床多见患者已在他处就诊，服用大剂清热苦寒药或抗生素，耗气伤胃，或从实热证变为寒热错杂之证，致患者成脾胃阳虚之体质，多表现为舌淡胖，边有齿痕，苔白或腻。邪热未除，脾胃已虚，可酌加炒白术、黄芪、炒山药、党参、白扁豆保护脾胃之气。

四、粉刺与面部分候脏腑学说

1. 整体观

中医学是一个注重整体观的经验医学，强调人首先是一个不可分割的整体。其次，人与社会是一个有机整体，人与自然也是分不开的。人体外部可诊察的某些部分，如舌、耳、寸口、面部、足、掌面等，都是人体整个生命信息的表达部位，可反映整体生命活动的情况。皮肤病虽属体表浅表部位的疾病，但如若只是一味地重视皮肤损害的临床表现而忽视了它的整体性，就容易陷入"头痛医头，脚痛治脚"的局限性思维中。人体外在局部的病变，如面、舌体等的异常可以影响到全身，进而出现整体功能的不适。而体内的气血、脏腑、经络等的病理变化，必然会在体表相应部位反映出来，正如《黄帝内经》所述"视其外应，以知其内脏，则知所病矣"。

2. 脏腑外候

面部为多气多血部位，因此面部也是脏腑气血之外荣。脏腑发生变化可以影响气血津液的变化，而气血津液的变化必然会影响脏腑的功能。清代周魁《温证指归·望色论》谓："脏腑精华，皆陈于面，人能望面部之色，以知脏腑之病；而不能望脏腑之色，以决生死之机。彼洞见脏腑，一望而决生死者，大都观其外而知其内，使今之人理色脉而通神明，胸有成竹，奏效可以十全。"面部皮肤属于直观肉眼可辨别的部位，当面部气血异常时，医者可通过面部之色窥见脏腑之病。

3. 脏腑辨证

《素问·刺热论》谓："肝热病者，左颊先赤；心热病者，颜先赤；脾热病者，鼻先赤；肺热病者，右颊先赤；肾热病者，颐先赤。病虽未发，见赤刺之，名曰治未病。"就五脏（心、肝、脾、肺、肾）分属面部而言，左颊属肝区，右颊属肺区，额上属心区，颐颌属肾区，唇周及鼻属脾胃分布区。

《灵枢·五色》曰"庭者，首面也。阙上者，咽喉也。阙中者，肺也。下极者，心也。直下者，肝也。肝左者，胆也。下者，脾也。方上者，胃也。中央者，大肠也。挟大肠者，肾也。当肾者，脐也。面王以上者，小肠也。面王以下者，膀胱、子处也……此五脏六腑肢节之部也。"故面部所候脏腑的具体部位是前额之上为天庭（首面）；眉心之上（阙上）应咽喉；眉心（阙中）应肺；

两目之间鼻根（下极）应心；鼻柱部位（直下）应肝；鼻柱左颊应胆；鼻柱下部即鼻背应脾，鼻背两旁鼻翼应胃；面颊中央应大肠；挟大肠下部，唇旁应肾；在鼻尖的上方两侧、两颧以内的部位应小肠；鼻尖以下的人中穴处应膀胱和子宫。以上 2 种方法，也可以说是《黄帝内经》关于面部分候脏腑的 2 种不同理论学说，均可以作为临床诊断及治疗的参考。一般内伤杂病多应用《灵枢·五色》面部分候脏腑，而外感热病则多按《素问·刺热》面部分候脏腑。具体面部分候脏腑理论图如下：

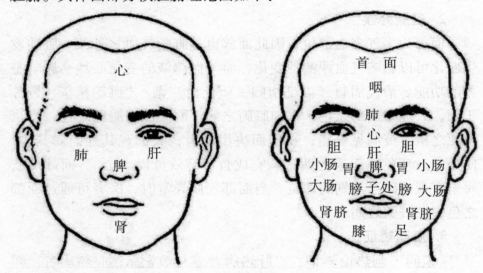

面部分候脏腑理论图

4. 经络辨证

面部为经脉汇聚之处，经脉内连脏腑、外络肢节。十二经脉中的六条阴经，虽未直接循行于面部，但可通过其经别的循行与相应的阳经相合于头面。手少阴心经循咽喉，上连目系，心又主血脉，这说明心经与面部的联系非常紧密；足阳明胃经，起于目下，循面颊至耳前，在面部穴位分布最多，与面部的关系也最为密切；足少阳胆经起于目外眦，其耳部分支从耳后进入耳中，出耳前到目外眦后方。奇经八脉中的冲脉、任脉、督脉、阴维脉、阳维脉、阴跷脉、阳跷脉等皆与面部有直接关系。基于经络的分布规律，有研究表明临证酌加引经药，能使药效直达病所。

5. 舌苔部位辨证

舌尖反映上焦心肺病变，舌中反映中焦脾胃病变，舌根反映下焦肾的病变。

五、预防与调护

1. 饮食宜忌

（1）宜食：多吃含锌含钙食物，如玉米、黄豆、萝卜、蘑菇、瘦肉、小麦胚芽、芝麻、南瓜子等。多吃粗纤维食品，如全麦面包、粗粮、大豆、笋等，可促进肠胃蠕动加快代谢，使多余的油脂尽早排出体外。多吃新鲜水果，特别是时令新鲜水果，如番茄、苹果、香蕉、葡萄、椰子、凤梨、西瓜、柠檬、哈密瓜、草莓等。多吃维生素含量丰富的食物：①含维生素 A 丰富的食物有金针菇、胡萝卜、菠菜、西红柿等。②含维生素 B_2 丰富的食物有豆类、奶类和绿叶蔬菜等。③含维生素 B_6 丰富的食物有谷麦胚芽、蔬菜（胡萝卜、菠菜、香菇）等。④含维生素 C 丰富的食物有绿叶蔬菜、青椒、西红柿、橘、橙、苹果、石榴、猕猴桃等。

（2）忌食：①忌高脂类食物，如猪油、奶油、肥肉、猪脑、猪肝、猪肾、蛋黄等。②忌腥发之物，如生葱、生蒜、辣椒、韭菜、海鳗、虾、蟹、鱼等，其次是肉类中的羊肉、狗肉等性热之品。③忌食高糖甜食，如白糖、冰糖、红糖、葡萄糖、巧克力、冰激凌、糖果、奶油蛋糕等。④忌食辛辣刺激、油腻食物，少饮可乐等碳酸饮品，少饮浓咖啡、浓茶、酒，忌食麻辣烫、火锅、油煎、炙、烤等油腻食物。⑤忌乱服补品，滋补药剂大多为热性之品，补后使人内热加重，更易诱发粉刺。

2. 皮肤护理与预防

面部慎用油性、滋腻、粉剂护肤品，对于毛囊炎或囊肿性痤疮，忌自行挤捏、针挑。避免日晒、辐射。畅情志，劳逸结合，减轻工作、学习、生活压力。

第六节　面部皮炎

面部皮炎指发生于面部皮肤的一种炎症反应性疾病，常由多种内外因素导致。临床主要表现为患者主观自觉瘙痒、灼热、紧绷不适或有刺痛感，客观可见面部红斑、丘疹、肿胀、干燥脱屑等。病程缠绵易反复发作，常于紧张、激动、日晒、食辛辣刺激食物时、环境闷热时自觉症状和体征加剧，询问病史，大部分患者可有明确过敏原接触史，少部分患者原因不明确。临床中，我们常根据该病的发病原因，将其分为化妆品接触性皮炎、激素依赖性皮炎、接触性皮炎、日晒性皮炎、脂溢性皮炎、敏感性皮肤、面红与面红恐惧症等。

一、病因病机

马老师认为面部皮炎患者多为先天禀赋不耐或内有蕴热，面部皮毛腠理不密，营卫不和，卫外不固，外感风热毒邪，日久壅阻化热，风热邪毒搏结于面部肌肤而发本病；或因饮食偏嗜，过多食入肥甘厚腻辛辣刺激之品，脾胃健运功能失职，内生湿热，湿热内蕴并外受风热之邪，两邪相搏，风、湿、热邪稽留于面部；又或为津血化生不足或久用辛温甘燥之品助阳化热，久则灼伤阴液，皮肤失于濡润，见皮肤干燥、脱屑、粗糙。故临床多见颜面红斑、丘疹、肿胀、鳞屑等；主观感觉瘙痒、紧绷不适、刺痛，烘热感多因紧张、激动、运动、温室、日晒、食辛辣温热之品后加剧。因此，面部皮炎的基本病因病机为先天禀赋不耐或内有蕴热，外感风热毒邪或脾胃湿热所致。

二、治疗原则

马老师在治疗不同类型面部皮炎中，常基于中医学"同病异治""异病同治"的理念,根据患者面部皮损的不同,全身证候的不同,采用内治和外治相结合的方法来治疗。内治以清热凉血解毒为原则,外以清凉、安抚、保湿、护肤为治则。

三、典型医案

医案 1 (面部皮炎)

张某,女,27 岁,咸阳人。2013 年 8 月 16 日就诊。

主诉:颜面潮红,灼热,紧绷伴瘙痒 3d。

现病史:3d 前患者旅游,正值暑季,烈日炎炎,遭强烈日光辐射,当日感觉出现颜面潮红灼热,次日自觉皮肤紧绷,红斑面积渐渐扩大,灼热瘙痒感加重,今日回家即来就诊。现症见:颜面部皮肤潮红、明显肿胀,自觉皮肤紧绷,瘙痒,灼热,刺痛。舌红,苔薄黄,脉数。

中医诊断:日晒疮。

西医诊断:面部日光性皮炎。

辨证:热毒蕴肤。

治法:解毒凉血,清热祛风。

方药:皮炎清解方加减。生地 15g,玄参 13g,金银花 20g,连翘 15g,野菊花 15g,赤芍 15g,黄芩 15g,桑白皮 13g,白蒺藜 15g,地肤子 15g,槐花 12g,白茅根 30g,丹皮 12g,紫草 15g,防风 15g,蝉蜕 9g,甘草 9g。7 剂,水煎 400ml,分早晚温服。外治以(自拟)皮炎凉敷方(生地 30g,马齿苋 30g,大青叶 20g,防风 30g,菊花 30g),水煎 300ml,置凉,用 150ml 药液将一次性压缩面膜纸完全浸湿,将含有药液的面膜纸稍拧(以不滴水为度),凉敷于面部,20～30min/次,2 次/d。间歇期外用氧化锌软膏。

二诊:内服和外用 7d 后,自觉瘙痒、灼热,面部潮红较前明显减轻,仍有干燥、紧绷感,微肿。继续用前方治疗 1 周。

三诊:诸症基本消失,唯感轻微干燥、紧绷感,故减轻清热解毒凉血药用量,继服 5 剂,停用外敷方,外用舒敏保湿护肤品,以保湿滋润面部皮肤。1周后来复诊告愈。嘱继续外用舒敏保湿护肤品，巩固疗效。

按语：本病系因患者禀赋对强日光不耐受，加之面部皮毛腠理不密，卫气固外不足，日晒外感热毒之邪，热毒搏结于面部肌肤，故见颜面潮红、肿胀、紧绷；肌肤受损，津血化生不能濡润，故见皮肤瘙痒、干燥、紧绷。方中以金银花、连翘、野菊花清热解毒疏风解表，生地、玄参、赤芍、槐花、丹皮、紫草意在清热凉血，桑白皮、白茅根利水消肿，白蒺藜、地肤子、防风、蝉蜕祛风止痒，甘草调和诸药。再配伍局部凉敷，清热解毒凉血，祛风止痒，再用氧化锌软膏、舒敏保湿护肤品，安抚、抗敏、保湿、滋润面部皮肤。这样内外兼治，用药切中病机，药达病所，故收效甚好。

医案 2（化妆品接触性皮炎）

李某，女，33岁，咸阳人。2014年4月17日初诊。

主诉：颜面红斑丘疹，伴紧绷不适、瘙痒7d。

现病史：7d前患者面部外用网上购买的"红蜜桃"水乳护肤品，即出现面颊部瘙痒不适。未重视，随后颜面出现红斑丘疹，自觉皮肤紧绷，瘙痒不适感加重。今来就诊。现症见：面部皮肤可见散在粟粒至米粒大小红色丘疹，以面颊、额部为著，面颊部可见水肿性红斑，触之皮肤有轻微灼热感，自觉紧绷不适、瘙痒。舌红，苔薄黄，脉数。

中医诊断：粉花疮。

西医诊断：化妆品接触性皮炎。

辨证：热毒蕴肤证。

治法：祛风止痒，清热解毒。

方药：消风散合生元饮加减。生地15g，赤芍15g，丹皮15g，紫草15g，野菊花15g，金银花15g，黄芩12g，防风15g，地肤子15g，白鲜皮15g，桑白皮13g，马齿苋30g，薄荷9g，蝉蜕5g，甘草9g。7剂，每日1剂，清水煎400ml，分2次早晚温服。外治以皮炎凉敷方（生地30g，马齿苋30g，大青叶20g，防风30g，菊花

30g），水煎300ml，置凉，用150ml药液将一次性压缩面膜完全浸湿，将含有药液的面膜稍拧（以不滴水为度），敷于面部，15～20min/次，2次/d。间歇期外用舒敏保湿类医用护肤品及氧化锌软膏。

二诊：内服和外用7d后，自觉瘙痒、灼热、紧绷感明显减退，面部潮红较前明显减轻。知方药切中病机，症状较前明显减轻，故原方继用。照前方续用7剂，用法同前。

三诊：前后内服、外敷各14剂，今日复诊见面部症状基本消失，无明显不适感，停用内服药，嘱继续使用舒敏保湿类医用护肤品护肤。1个月后来告愈。

按语：马老师认为化妆品接触性皮炎，中医学称该病为"粉花疮"。常因使用化妆品美容或油彩上妆及染发引起的面部或其他化妆部位皮肤的急性炎症性皮肤病，临床上皮损表现为红斑、丘疹、水疱、渗液及结痂、毛细血管扩张，伴有瘙痒、灼热、紧绷、刺痛等症状。有明确的化妆品接触史，发于化妆部位皮肤，皮损呈多形性，必要时进行化妆品的斑贴实验可呈阳性。总因化妆品属辛燥、温热之品，加之患者禀赋不耐，久用则助阳化热、日久伤阴，毒热化风而生瘙痒。热毒入营，蕴阻肌肤则为红斑、丘疹；热毒壅盛则面部潮红、灼热；脉络瘀热、气血不畅，则出现毛细血管扩张；热灼营阴，阴液亏虚，不能濡养肌肤则皮肤干燥脱屑。总结本病病因病机为外邪入络，蕴于肌肤所致，证属热毒蕴肤证。

本医案系因患者先天禀赋不耐，面部腠理不密，外用护肤品感染毒邪，风热毒邪搏结于面部肌肤，故见红斑丘疹；肌肤受损，津血化生不能濡润，故见皮肤灼热、紧绷、瘙痒。故方中以野菊花、金银花、黄芩、马齿苋清热解毒，生地、赤芍、丹皮、紫草凉血散瘀，黄芩清热燥湿，桑白皮利水消肿，蝉蜕、防风、薄荷、地肤子、白鲜皮祛风胜湿止痒，甘草调和诸药。再配伍外用凉敷方剂和保湿护肤品舒敏保湿护肤，全方具有祛风止痒，清热解毒凉血的作用。这样内外兼治，用药切中病机，药达病所，故收效甚好。

医案 3（激素依赖性皮炎）

王某，女，35 岁，咸阳人。2014 年 12 月 19 日初诊。

主诉：颜面红斑、丘疹，潮红 1 年余，加重 1d。

现病史：1 年前患者外敷面膜后颜面出现红斑、丘疹，瘙痒，自行涂抹皮康王，皮损消失，停药后则发作，又复涂皮康王，症状缓解，如此反复半年，共外用皮康王乳膏 5 支，皮损不断加重。曾在多家医院治疗，用药不详，用药治疗则症状减轻，每遇热或用护肤品则颜面潮红、红斑、丘疹、瘙痒即发作，面部非常敏感，昨天因参加婚礼现场闷热，即感面部灼热，随即颜面肿胀，尤以双眼睑显著，前症又复发生且较前明显加重，即来就诊。现症见：颜面潮红，肿胀，尤以双眼睑明显，前额、面颊、下颌部散在红斑、丘疹，颧颊部见细小毛细血管扩张，自觉灼热紧绷和瘙痒感，伴有心情急躁，情绪易激动。舌红，苔薄黄，脉细数。

中医诊断：药毒。

西医诊断：激素依赖性皮炎。

辨证：热毒蕴肤。

治法：清热解毒凉血。

方药：生元饮加减。生地黄 20g，玄参 14g，金银花 25g，防风 15g，牡丹皮 14g，赤芍 15g，槐花 13g，紫草 15g，黄芩 13g，麦冬 12g，山栀 14g，蝉蜕 9g，白茅根 30g，白鲜皮 18g，桑白皮 13g，甘草 9g。7 剂，水煎 400ml，每日 1 剂，分 2 次早晚空腹温服。外治以皮炎凉敷方（马齿苋 30g，大青叶 20g，防风 30g，菊花 30g，生地 30g），水煎 300ml，置凉，用 150ml 药液将一次性压缩面膜完全浸湿，将含有药液的面膜稍拧（以不滴水为度），敷于面部，15～20min/次，3 次/d。间歇期外用舒敏保湿类医用护肤品及氧化锌软膏。嘱患者停用其他外用药及护肤化妆品，避免情绪激动、兴奋，忌辛辣刺激性食物、酒等，避免室温过高及闷热环境。

二诊：面部潮红、肿胀、灼热明显减轻，红斑、丘疹减少，情绪平稳，仍时有灼热、瘙痒感，伴有面部脱屑、干燥，舌偏红，苔薄，脉细数。前方加养阴清热、润肤止痒之品，黄精12g，野菊花15g，去黄芩、槐花、山栀、桑白皮。续用7剂，用法同前。外用中药方改为每日凉敷2次，继用舒敏保湿医用护肤品及氧化锌软膏。

三诊：灼热感及肿胀、红斑、丘疹、紧绷、瘙痒基本消失，面部仍有轻度潮红，继续用前方外治法，内服药生地、金银花减量至15g，去白茅根、白鲜皮、麦冬、槐花、蝉蜕。继服10剂以巩固。

四诊：面部潮红、灼热感及红斑、丘疹、瘙痒消失，但面颊仍留有毛细血管扩张，建议行激光治疗。继续外用舒敏保湿医用护肤品，以抗炎舒敏保湿修复损伤之角质层。

按语： 糖皮质激素依赖性皮炎是指由于较长时间持续或间断的外用糖皮质激素（TGCs）制剂或含激素的化妆护肤品，患处皮肤对其产生依赖性而导致的炎症性改变。尤以面部多发，相当于中医的"中药毒""膏药风""面疮"范畴。激素乃辛热之品，久用则助阳化热，热毒蕴阻肌肤，稽留营卫，则面部潮红、灼热、红斑、丘疹、瘙痒；热瘀脉络、气血不畅，则出现红血丝（毛细血管扩张）；日久灼伤营阴，阴液亏虚，不能濡养肌肤则皮肤干燥脱屑。故治以解毒凉血，清热疏风，养阴润燥，祛风止痒，内外并治。方中以黄芩、栀子、金银花清热解毒；生地、玄参、赤芍、丹皮、紫草、槐花意在凉血养阴；白茅根、桑白皮清热凉血，利尿消肿；防风、蝉蜕、白鲜皮祛风胜湿止痒；麦冬清热生津，养心除烦；甘草调和诸药。再配伍外用凉敷方剂和保湿修复护肤品及收湿止痒氧化锌软膏药剂，清热解毒凉血。内外兼治，坚持治疗，彻底戒断激素，避免刺激，注重修复、恢复皮肤屏障功能为治疗原则，可取得较好的疗效。

四、马老师治疗面部皮炎经验总结

由于本病具有长期性、反复性，患者往往自行地、持久地、间断地、反复地应用某些含有激素类的护肤品、面膜或乳膏，以致面部皮肤的角质层被损伤，出现皮肤变薄、敏感，对外界环境，风吹、日晒或劣质护肤品耐受性差，每遇刺激则面部潮红、灼热感，甚至肿胀，紧绷感及红斑、丘疹、瘙痒，或湿疹、毛细血管扩张、痤疮样改变等。马老师经多年在临床上潜心研究观察，反复总结及筛选，认为内治应清热凉血解毒，祛风止痒；外治应清凉、安抚、保湿、护肤；后期施以持久保湿修复的治疗原则。由于面部是暴露部位的特殊性，以及有些患者面部皮炎的严重程度和角质层损伤的程度不同，对治疗用药及护肤品的敏感性和耐受度强弱的差异，有些患者面部非常敏感，不能耐受任何外用药物及护肤品，不良环境的刺激。可给予应用生理盐水凉敷面部，生理盐水不能耐受者，可用纯净水或凉开水凉敷，等待可以耐受时逐渐恢复应用外用药或医用护肤品。而且马老师特别重视日常调护，包括以下几个方面：

（1）清洁皮肤方面：停用一切可疑面部清洁剂，强调要用软水洗脸。

（2）饮食起居方面：戒烟戒酒，忌食辛辣刺激性、海鲜类食物。

（3）环境方面：防晒，避免室温过高以及闷热的环境。

（4）精神情志方面：嘱患者平日心情平和，避免精神过度紧张、激动、兴奋。

与患者充分交流，用通俗易懂的语言向其讲解本病的病因病机及防护和目前的治疗方案，预后，嘱患者要有忍耐戒断激素引起的面部不舒、坚持治疗的心理准备，使患者树立治愈本病的信心，从而增加病人的依从性。马老师临证时对每一个患者都要耐心详细地讲解这些注意事项。

第七节　足癣

足癣是皮肤癣菌寄生或腐生于足跖、趾间表皮引起的浅部真菌感染性疾病。俗称"脚气"。本病因足趾缝糜烂流滋而有特殊臭味，故称脚湿气，中医文献中"臭田螺""田螺泡""脚丫痒烂"等，均指本病。在临床最为常见，是浅部真菌病中发病率最高的一种。在我国南方温暖潮湿地区，夏季，尤以成人患病率最高。其皮损早期往往是单侧足部发病，逐渐再感染到对侧。

一、病因病机

足癣大多是由于足部湿气较重，加之鞋袜包裹，湿热郁滞于足部，引起脚湿气；足趾缝水疱糜烂，多为湿热郁滞所致；干燥皲裂，多为素体血虚，肤失濡养，毒邪入侵所致。

二、治疗原则

本病以除湿解毒，止痒为主要治法，以外治为主。若皮损广泛，自觉症状较重，或抓破染毒者，则以内治、外治相结合为宜，抗真菌外用药简单方便，有一定优势，可中西药合用。

三、辨证论治

1. 内治

1）风湿毒聚证

症状：脚丫缝糜烂，浸渍剧痒。舌淡，苔薄白，脉濡。

治法：祛风除湿，杀虫止痒。

方药：消风散加地肤子、白鲜皮、威灵仙或苦参汤加白鲜皮、威灵仙。

2）湿热下注证

症状：多见于脚湿气伴抓破染毒，症见足丫缝糜烂渗流臭水或化脓，肿连足背，或见红丝上窜，胯下臀核肿痛，甚或形寒高热。舌红，苔黄腻，脉滑数。

治法：清热化湿，解毒消肿。

方药：湿重于热者用萆薢渗湿汤，湿热兼瘀者用五神汤，湿热并重者用龙胆泻肝汤加减。

2. 外治

（1）水疱型：可选用 1 号癣药水（院内制剂）、2 号癣药水（院内制剂）、复方土荆皮酊、黄连软膏、硫黄软膏外涂，或二矾汤熏洗，或鹅掌风浸泡方或藿黄浸剂（藿香 30g，黄精、大黄、皂矾各 12g，醋 1000g）浸泡外洗，或中药 1 号洗剂浸泡外洗。

（2）糜烂型：中药 2 号洗剂、中药 3 号洗剂加减浸泡外洗，二矾汤或半边莲 60g 煎汤待温浸泡，或以硫黄软膏或雄黄膏外涂，硝酸咪康唑乳膏外用。

（3）脱屑型：可选用复方土荆皮凝胶、5% 水杨酸软膏，或以硫黄软膏或雄黄膏外涂，中药 3 号洗剂加减浸泡外洗。如角化增厚较显著，可选用 10% 水杨酸软膏厚涂，外用油纸或用塑料保鲜膜覆盖封包，每晚 1 次。

四、足癣常用外洗经验方

马老师讲，本病多见于成年人，男女均可发生。夏重冬轻，以皮下水疱，趾间浸渍糜烂，滋水淋漓，或以角化过度、脱屑、瘙痒等为特征。春夏发病者，多起水疱，糜烂；秋冬发病者，多干燥，皲裂。临床上分为水疱型、糜烂型、脱屑型，三型可同时存在，或者以某一型为主。水疱型多发生于足弓及趾的两侧，为成群或分散的深在性皮下水疱，瘙痒，疱壁厚，内容物清澈，不易破裂，数天后干燥脱屑，或融合成多房性水疱，撕去疱壁可显示蜂窝状基底及鲜红色糜烂面。糜烂型发于趾缝间，尤以 3、4 趾间多见，表现为趾间潮湿，皮肤浸渍发白，如将白皮除去后，基底呈鲜红色，剧烈瘙痒，往往搓至皮烂疼痛、渗流血水方止，此型易并发染毒（感染）。脱屑型多发于趾间、足跟两侧及足底，表现为角化过度，干燥，粗糙，脱屑，皲裂，常由水疱型发展而来，且老年患者居多。水疱型和糜烂型常因抓破而继发染毒（感染）致小腿丹毒、红丝疔或足丫化脓，局部红肿，趾间糜烂，渗流腥臭滋水，胯下臖核肿痛，并可出现形寒发热、头痛骨楚等全身症状。对该病的治疗，马老师以中药湿敷、外洗浸泡和外用药膏为主，继发感染重者，常可中西药合用，常用外洗方如下：

水疱型：苦参、蛇床子、地肤子、苍耳子、白矾、百部、花椒、艾叶、藿香、黄精各30g。

糜烂型：苍术、黄柏、土荆皮、苦参、蛇床子、地肤子、苍耳子、白矾、百部、藿香各30g，若糜烂渗出较重者加焦地榆、五倍子各30g。

干燥皲裂者：土荆皮、蛇床子、地肤子、百部、白及、石榴皮、黄精各30g，火麻仁60g。

上述外用药用法：水煎，待温，湿敷、外洗浸泡30～40min，后用10%硫黄软膏或达克宁霜外涂，每天2次。若合并局部红肿者，加清热解毒药蒲公英、败酱草、金银花各30g。

五、预防与调护

马老师临证针对患者的不同病情分别给予详细嘱咐，具体如下：

（1）要注意足部清洁，保持皮肤干燥，每天清洗，勤换袜子。

（2）勿与他人共用鞋袜及洗脚盆、擦脚毛巾等，以免传染他人。

（3）平时不宜穿运动鞋等不透气鞋子，以免脚汗过多，脚臭加剧。指（趾）缝紧密的人可用干净纱布或棉球加在中间或选择穿戴分趾袜，以利于吸水通气。鞋袜宜干爽透风，并经常洗涤、暴晒。

（4）少食辣椒、生葱、生蒜等易引起出汗的食品。

（5）避免搔抓，预防自身传染及继发染毒（感染）。

第八节　带状疱疹

一、病因病机

由于情志内伤，肝气郁结，久而化火，肝经火毒蕴积，夹风热毒邪上窜头面而发；或夹湿热毒邪下注，多发于阴部及下肢；火毒炽盛者多发于躯干。年老体弱者，常因血虚肝旺，湿热毒蕴，导致气血凝滞，经络阻塞不通，以致疼痛剧烈，病程迁延。《医宗金鉴·外科心法》缠腰火丹记载："此证俗名蛇串疮，有干湿不同，红黄之异，皆如累累珠形，干者色红赤，形如云片，上起风粟，作痒发热，此属肝心两经风火，治宜龙胆泻肝汤，湿着色黄白，水疱大小不等，作烂流水，较干者多疼，此属脾肺两经风火，治宜除湿胃苓汤。"

二、治疗原则

带状疱疹是一种皮肤上出现成簇丘疱疹，多呈带状分布，痛如火燎的急性疱疹性皮肤病。相当于中医的蛇串疮。其特点是皮肤上出现红斑、水疱或丘疱疹，排列成带状，沿一侧周围神经分布区出现，皮损区皮肤敏感，作痒或刺痛，重者可伴局部淋巴结肿大。绝大多数患者愈后很少复发，再次发病者罕见。好发于成人，老年人及体质虚弱者病情尤重。本病多发于胸胁部，故又名腰缠火丹，亦称为火带疮、蛇丹、蜘蛛疮等。马老师认为，本病多以过劳虚损，经络空虚，感受火毒湿热所致，后期以正虚，气滞血瘀为患。治疗原则初期以清热解毒利湿为主；后期以行气活血、通络止痛为治则；体虚者，以扶正祛邪与通络止痛并用。

三、辨证论治

1. 马老师总结多年经验，将该病分为 2 个阶段论治

1）疱疹期

症状：局部皮肤出现成簇状红斑、丘疱疹，或水疱，多呈带状分布，疱壁紧张，大小不等，作痒刺痛，多沿身体一侧分布，伴口苦咽干，急躁易怒，疲乏纳差，或食后腹胀，大便时溏或干，小便黄。舌红，苔薄黄或黄腻，脉弦滑数等。

治法：分上、中、下三部位论治，以清热解毒，清肝泻火，健脾除湿为治则，临床多选龙胆泻肝汤加减用药。

方药：龙胆泻肝汤加减。龙胆草12g，黄芩14g，山栀14g，板蓝根30g，赤芍15g，连翘15g，泽泻14g，生地12g，蒲公英15g，延胡索15g，柴胡12g，土茯苓15g，金银花25g，白鲜皮13g，甘草6g。

按语：方中龙胆草清泻肝胆实火、利肝经湿热；黄芩、山栀苦寒泻火、燥湿清热；泽泻、土茯苓除湿；板蓝根、蒲公英、金银花、连翘清热解毒；白鲜皮、赤芍具有清热止痒作用，相协使清热解毒、散瘀止痛、消肿散结之效增强；方中苦寒燥湿居多恐其伤阴，故加生地养血养阴，使邪去阴血不伤；柴胡有解热、镇静、镇痛作用，又可引药入肝经；延胡索活血行气止痛；甘草调和诸药。

2）疼痛期

症状：患部皮损已消退，或有暗褐色斑，麻木疼痛不止或阵发性刺痛、抽痛、胀痛，刺痒痛或隐痛绵绵，以中老年人多见，伴心烦，急躁易怒，夜寐不安。舌质紫暗，苔白，脉细涩等。

治法：活血化瘀，通络止痛。

方药：活络效灵丹合桃红四物汤加减。当归12g，川芎14g，白芍12g，制乳香6g，制没药6g，丹参15g，红花12g，桃仁12g，延胡索20g，川楝子12g，青皮14g，陈皮12g，三七粉3g（冲服），丝瓜络12g，酸枣仁15g，甘草9g，蜈蚣2条。

按语：本证多见于后遗神经痛阶段。疱疹消退后，往往遗留程度不同的色素沉着斑，年老体弱者，常因血虚肝旺，湿热毒盛，气血凝滞，以致疼痛剧烈，日久才能消失。马老师根据自己多年临床经验认为色素斑颜色愈深范围越大，后遗神经痛越严重，反之则较轻。方中当归、川芎、桃仁、红花、丹参能养血活血，调经络，祛瘀止痛；白芍、乳香、没药、延胡索联用活血行气止痛；川楝子、三七理气止痛，气血得行则疼痛渐止；青皮、陈皮理气健脾、燥湿化痰，使脾健则无源生湿生痰；丝瓜络能活血祛风通络；蜈蚣解毒散瘀、通络止痛，加强通络之效；甘草调和诸药。诸药合用可以达到通经活络，行气止痛，活血化瘀，益气养血的目的。

马老师讲本病病因病机、症状体征基本相同，不同的是发病部位不同而异，因此，老师临证强调应根据发病部位加减用药，具体用药如下：头部加引经药（藁本、川芎），面部（菊花、凌霄花），眼睑（谷精草、木贼），眉棱（白芷），鼻部（辛夷花），口唇（芡实），耳轮（龙胆草），胸部（厚朴），乳房（橘皮、橘叶），上肢（片姜黄），背部（羌活），腰部（杜仲），腹部（干姜、厚朴），下肢（牛膝），体弱（黄芪、党参），便秘（大黄）。

2. 外治法

根据皮损表现选用相应剂型的药物，如初期红斑、丘疱疹，作痒刺痛者，用自制甘石冰脑洗剂或创愈液（院内制剂）外涂，以清凉、消肿、止痛、收敛；若疱疹较大未破裂者，可采用无菌针抽出疱液，使疱液排出，使毒随液泄；湿热偏重而有糜烂浸渍者，用解毒燥湿之中药2号洗剂或创愈液（院内制剂）湿敷患处，然后用青黛散以植物油调外涂，以解毒燥湿；皮损干燥结痂者，甘石冰脑洗剂外涂，以收敛保护；后遗神经痛者，局部有色素沉着斑或浅疤痕者，用桃红四物汤加花椒30g，透骨草30g，外洗或渍溻湿敷。

3. 其他疗法（针刺治疗）

循经取穴，用于带状疱疹后遗神经痛。常规消毒后，在皮损发病部位相应经络取穴针刺，针刺后留针半小时，每日1次。或留置皮内针，或局部围刺。

四、预防与调护

（1）嘱患者畅情志，勿烦躁，保持平和心情，则肝气条达顺畅。

（2）注意休息，避免劳累。

（3）嘱患者忌食辛辣刺激及发性食物（海鲜、羊肉等），宜食清淡易消化富营养饮食。

五、典型医案

医案1

张某，女，62岁，咸阳人。2014年4月25日初诊。

主诉：右腰腹部散在簇集红斑、丘疱疹，作痒刺痛3d。

现症见：右腰腹部可见散在簇集红肿斑片，红斑上粟粒至黄豆样大小丘疱疹，部分融合成片，呈带状分布，皮损区皮肤敏感，作痒刺痛，浑身乏力，失眠，纳差，大便干燥，小便黄。舌红，苔薄黄，脉弦数。

中医诊断：蛇串疮。

西医诊断：带状疱疹。

辨证：肝郁脾虚，湿热内阻证。

治法：清肝泻火，健脾除湿。

方药：龙胆泻肝汤加减。龙胆草12g，黄芩14g，山栀14g，板蓝根30g，赤芍15g，连翘15g，茯苓15g，生地12g，蒲公英15g，延胡索15g，柴胡12g，金银花15g，白鲜皮13g，姜厚朴15g，大黄8g（后下），白术12g，酸枣仁15g，甘草6g。7剂，每日1剂，水煎400ml，分早晚2次温服。皮损处以甘石冰脑洗剂外涂，每日4次。嘱其避免劳累、搔抓，以防抓破染毒；忌酒及辛辣发物。

二诊：红斑丘疱疹变暗褐色，部分水疱干燥，无新出皮损，疼痛较前减轻，仍感乏力，睡眠尚可，大便调，小便稍黄。在前方的基础上去掉大黄，继服7剂。

三诊：皮损结痂脱落，仅见轻微色素沉着斑，偶有疼痛，可耐受，睡眠可，饮食可，二便调，舌淡苔薄黄，脉沉弦。在上方基础上去龙胆草、黄芩、山栀、板蓝根、连翘、公英，加红花10g，川芎13g，当归12g，增加原方活血化瘀之功，继服7剂，巩固疗效。半月后电话随访，疼痛完全消失，色素斑片消失。

医案2

谭某，男，72岁，咸阳人。2013年11月12日初诊。

主诉：左侧颞顶部疼痛3个月。

现病史：患者3个月前左侧颞顶部出现成簇状红斑、丘疹、水疱，疼痛剧烈，以带状疱疹治疗，具体治疗措施不详。皮损逐渐消退，但至今持续疼痛不止，遂来就诊。既往史：有高血压病史，经治疗平稳，无其他病史。现症见：左侧颞顶部头皮可见片状暗褐色沉着斑，疼痛呈持续性隐痛，阵发性刺痛，昼轻夜重，影响休息。精神差，乏力，口干，食纳差，睡眠不佳，大便秘结，3d1 行，小便正常。舌质暗红，边有瘀斑，苔薄白花剥，脉沉弦。

中医诊断：蛇串疮。

西医诊断：带状疱疹后遗神经痛。

辨证：气滞血瘀，气阴两虚证。

治法：行气止痛，活血化瘀，益气养阴。

方药：散偏汤合桃红四物汤合益胃散加减。当归 13g，川芎 15g，白芍 15g，生地 15g，丹参 15g，红花 12g，桃仁 12g，延胡索 22g，玉竹 12g，柴胡 14g，白芷 14g，全蝎 3g，沙参 15g，麦冬 15g，白芥子 8g，三七粉 3g（冲服），丝瓜络 12g，大黄 9g（后下），磁石 15g（先煎），甘草 9g。7 剂，每日 1 剂，水煎 400ml，分早晚 2 次温服。

二诊：自觉疼痛较前有减轻，夜休欠佳，饮食尚可，二便正常。在前方的基础上去掉大黄，加酸枣仁 15g，黄芪 20g，以增加养心安神之效，提高患者睡眠质量，以助正气恢复。

三诊：效不更方，上方继服 14 剂。

四诊：疼痛基本消失，夜眠、精神、食纳转佳。上方延胡索、川芎、三七粉减量，去磁石、酸枣仁、丝瓜络、白芥子、麦冬、全蝎，继服 7 剂，巩固疗效。十余天后告疼痛消失，食纳睡眠正常，原患处色素沉着斑基本消退，告愈。

第九节　疣

一、病因病机

《薛氏医案》指出："疣属肝胆少阳经，风热血燥，或怒动肝火，或肝客淫气所致。"马老师认为其病因多为气血不和，腠理不密，风热毒邪乘虚而入，化火炼津为痰，日久血瘀，痰瘀凝结，稽留肌肤而成；或怒动肝火，肝旺血燥，筋气不荣，肌肤不润而成。

二、治疗原则

本病是由风热湿毒痰瘀之邪搏结于腠理筋脉，致气血瘀滞，痰瘀凝结，稽留肌肤所致。故以疏风清热，疏肝解郁，健脾燥湿，化痰散结，活血化瘀为治疗原则。本病宜内外并治，尤其是对传染性软疣和丝状疣则以局部治疗为主，或配合激光治疗。

三、辨证论治

1. 内治

1）风热血燥证

症状：疣目结节如豆，坚硬粗糙，大小不一，高出皮肤。色黄或红，舌红，苔薄，脉弦数。

治法：养血活血，清热解毒。

方药：治瘊方加板蓝根、夏枯草。治瘊方组成：熟地黄、何首乌、杜仲、赤芍、白芍、牛膝、桃仁、红花、赤小豆、白术、穿山甲。

2）湿热血瘀证

症状：疣目结节疏松，色灰或褐，大小不一，高出皮肤。舌暗红，苔薄，脉细。

治法：清热化湿，活血化瘀。

方药：马齿苋合剂加薏苡仁、冬瓜仁。马齿苋合剂组成：马齿苋、紫草、败酱草、大青叶。

3）风热蕴结证

症状：皮疹扁平淡红，多发面部，数目较多，或微痒，或不痒，病程短，伴口干不欲饮。舌红，苔薄白或薄黄，脉浮数或弦。

治法：清热疏风，解毒散结。

方药：祛疣合剂加郁金、浙贝母。祛疣合剂组成：黄芪、板蓝根、马齿苋、木贼、生薏苡仁、白术、香附、连翘。

4）热瘀互结证

症状：病程较长，皮疹扁平较硬，多发颜面及手背，大小不一，其色黄褐或黯红，不痒不痛。舌红或暗红，苔薄白，脉沉弦。

治法：活血化瘀，清热散结。

方药：桃红四物汤合祛疣合剂加减。

2. 外治

局部可选用祛疣合剂（院内制剂），每次 1 袋，每日 2 次，温服，再用药液温洗湿敷患处。

四、典型医案

患者王某，女，30 岁，咸阳人。2012 年 4 月 16 号初诊。

主诉：颜面泛发散在扁平丘疹 1 年，近日增多。

现症见：颜面泛发淡褐色米粒大小扁平丘疹，表面平滑，可见散在线状排列，以额、颞、颧、面颊部显著，轻度瘙痒。舌质淡红，苔薄，脉弦数。

中医诊断：面部扁瘊。

西医诊断：扁平疣。

辨证：风热蕴结证。

治法：清热解毒，化瘀散结。

方药：祛疣合剂加减。处方：金银花 15g，板蓝根 30g，马齿苋 30g，木贼 15g，生薏苡仁 30g，白术 15g，当归 12g，柴胡 12g，香附 15g，赤芍 15g，连翘各 15g，浙贝母 14g，莪术 14g。14 剂，每日 1 剂，水煎 400ml，分早晚温服。第三煎待温用毛巾蘸取药液溻渍皮损处，每天 2 次，每次 30min，敷完后用温水清洁面部。

复诊：2 周后复诊，皮疹较前变薄，颜色变淡，舌质红，苔白腻，脉弦细滑。此为风热之邪未尽，仍应清热解毒，以达除邪务尽之效，同时理气活血。原方板蓝根、马齿苋减量至各 20g，再服 2 周。

三诊：颜面皮疹已基本消退，接近正常皮肤，嘱患者外用洗剂巩固治疗2周。2个月后回访已愈。

按语： 疣为皮肤黏膜感染人类乳头瘤病毒所引起的良性赘生物。因其皮损形态及发病部位不同而名称各异，如发于手背、手指、头皮等处者，称千日疮、疣目、枯筋箭或瘊子；发于颜面、手背、前臂等处者，称扁瘊；发于胸背部如状脐窝的赘疣，称鼠乳；发于足跖部者，称跖疣；发于颈周围及眼睑部位，呈细软丝状突起者，称丝状疣或线瘊。本病西医一般分为寻常疣、扁平疣、传染性软疣、掌跖疣和丝状疣等。本例患者为面部扁瘊，治宜清热解毒，化瘀散结。祛疣合剂是马老师在原经验方祛疣汤的基础上加黄芪、马齿苋研制而成的院内中药制剂。方中马齿苋为君清热解毒，化瘀散结；以木贼、板蓝根、金银花、连翘为臣清热解毒疏风；佐以当归、香附、赤芍、莪术、浙贝母以加强理气活血、软坚散结作用，白术、生薏苡仁健脾燥湿，顾护脾胃。现代药理研究表明，马齿苋、板蓝根、木贼、香附有较强的抗病毒、抗菌作用，香附有抗炎作用，板蓝根能调节机体免疫功能。诸药合用共奏清热解毒、化瘀散结之功。

第十节　白发

本篇所指"白发"是指头发过早变白，呈花白状，医学上称少年白发，俗称"少白头"。马老师根据《黄帝内经·素问·上古天真论》中："女子五七阳明脉衰，面始焦，发始堕；男子五八肾气衰，发堕齿槁。"将白发的年龄认定为男子40岁以下，女子35岁以下。

一、病因病机

传统多认为白发的病因病机为血热、肝肾不足或者脾肾两虚，古医籍记载："肝主藏血，发为血之余""肾主藏精，其华在发""心主血脉""肺主皮毛""脾为气血生化之源"。头发的生长和色泽变化，与五脏六腑的机能盛衰、阳气精血的温煦濡养息息相关。若脏腑机能旺盛，阳气精血充盈，毛发得到充分濡养则黑润秀美，不易脱失。相反，若先天不足，后天失养，脏腑机能虚弱，气血阴阳亏虚，无以充养毛发则白发早生，稀疏易折。而其中与脾、肾、肝的关系最为密切。马老师认为凡先天肾气禀赋不足、肾精亏虚、髓少失充者，或性情急躁、血热偏盛、伤阴耗血者，或忧愁思虑、脾失健运、气血乏源者，或劳神过度、失眠多梦、肝血暗耗者，皆可伤及五脏，气血虚损，推动无力，运行失常而导致气滞血瘀，使毛发失养而早白。

西医目前对本病病因、机理尚不明确，认为可能与以下因素相关：①精神因素：可能与长期抑郁，精神高度紧张，操劳过度，过度焦虑、悲伤等严重精神创伤或精神过度疲劳有关。②营养状况：毛发是皮肤的附属器，它同身体其他各部位的器官、组织一样，需要充足的营养。如果身体长期缺乏蛋白质、维生素 B_1、维生素 B_2、维生素 B_6，也会导致头发由黑变白。③疾病、药物和遗传：疾病、药物和遗传也是致使头发由黑变白的因素，脑垂体机能下降、甲状腺功能亢进等内分泌紊乱，结核、伤寒、恶性贫血等消耗性病证，自主神经功能障碍等，均是已发现的可能与头发由黑变白有关的因素。

二、临床表现

在青少年或青中年时发病（男 40 岁，女 35 岁，以 12 岁至 25 岁居多）。可散在发生，大部分首先出现在头皮的后部或顶部，夹杂在黑发中呈花白状。白发可逐渐或突然增多，但不会全部变白，可长时间内白发维持而不增加，也可骤然发生。一般无自觉症状。

三、辨证论治

马老师通过多年的临床观察认为少年白发是由于肾、脾、肝先天禀赋不足，精血亏虚，气滞血瘀所致，故分为两证论治：

（1）肝肾不足，气滞血瘀：头部白发相间夹杂，可伴头晕，耳鸣，口舌干燥，腰膝酸软，五心烦热，神疲乏力，胁痛，夜间盗汗，男子遗精，舌红苔黄，脉弦细数。

治法：补益肝肾，活血化瘀。

方药：左归丸合桃红四物汤加减。常用药：红花、桃仁、生地、当归、川芎、赤芍、丹皮、泽泻、茯苓、山药、枸杞子、山萸肉、菟丝子、何首乌、甘草等。

（2）脾肾两虚，气滞血瘀：头部白发相间夹杂，可伴面色白，平素畏寒，四肢冷，腰痛，腰膝酸软，食纳少，神疲乏力，气息短，下腹冷痛，腹泻腹胀，舌淡苔白，脉沉迟。

治法：益肾健脾，活血化瘀。

方药：右归丸合桃红四物汤加减。常用药：红花、桃仁、熟地、当归、川芎、赤芍、淫羊藿、菟丝子、巴戟天、山萸肉、何首乌、黄芪、白术、党参、甘草等。

四、调护

（1）学会心理保健和调节方法。劳逸结合，力求保持心情舒畅，避免精神紧张，心身压力。

（2）坚持体育锻炼，增强体质。

（3）合理饮食，营养均衡。

五、典型医案

张某，男，19岁，陕西咸阳人。2014年4月5日初诊。

主诉：双侧颞顶及枕部白发逐渐增多4~5年。

现症见：头后枕、双侧颞顶部白发密集，黑白相间，前额部、头后枕下部发际边缘以黑发为主，平素口干，面部黯黑，腰部隐痛，易疲乏。舌质红，苔薄黄，舌底暗，脉弦数。

实验室检查血流变示：高黏滞血症。

中医诊断：白发。

西医诊断：①白发；②高黏质血症。

辨证：肝肾不足，气滞血瘀。

治法：补益肝肾，活血化瘀。

方药：左归丸合桃红四物汤加减。红花 12g，桃仁 12g，熟地 13g，当归 12g，川芎 12g，丹参 15g，赤芍 15g，丹皮 12g，泽泻 12g，茯苓 13g，山药 15g，枸杞子 15g，山萸肉 15g，菟丝子 15g，何首乌 10g，鸡血藤 15g，甘草 9g。15 剂，每日 1 剂，水煎 400ml，分早晚温服。

二诊：服上方 15 剂后，无明显不适。原方不变，继服 15 剂。

三诊：患者服上药后无明显不适，饮食佳，二便正常，自述白发较前稍有减少，黑发较前增多。嘱继服上方 1 个月。

四诊：患者继服 1 个月后来诊，述身体无明显不适，饮食馨香，二便正常，自己感觉白发较前有所减少，黑发明显增多。嘱查肝功，指标无异常。原方继续服 30 剂，水煎 400ml，分早晚温服。

五诊：患者述无明显不适，精神好，已无疲乏感，腰部隐隐酸痛消失，食欲旺盛，食量较前有所增加，体重增加约 2kg，白发较前明显减少。原法不变，前方继续服 2 月余。

六诊：服药已 5 月余，患者与原来照片对比白发较前有明显减少，黑发明显增多，自述全身无明显不适，饮食可，自感身体轻便有力，精力较前旺盛，舌质淡红，苔薄稍腻，脉弦。复查血流变、肝功，次日化验单回报，各项数据全部正常。继服前方加减，红花 10g，桃仁 12g，生地 13g，当归 12g，川芎 12g，丹参 15g，赤芍 15g，红花 10g，泽泻 12g，陈皮 12g，茯苓 15g，山药 15g，枸杞子 14g，山萸肉 15g，菟丝子 15g，白术 13g，旱莲草 13g，甘草 9g，再服 1 个月。1 个月后来复诊，患者对疗效非常满意，白发较前继续减少，因服药时间已达半年有余，建议停药 3 个月后再诊。

按语：白发与肝肾脾三脏关系密切，尤其是肾，肾气充则毛发盛，肾为先天之本。本例患者白发病程较长，正值青年精力旺盛时期，反而平素口舌干燥，面部黯黑，腰部隐痛，乏力。多为先天肾气禀赋不足，为肝肾不足阴虚之症，该患者舌底暗紫，是为瘀血证候。马老师经多年的临床实践观察，认为青少年白发，并不是血热，而是与血瘀有关，此类发病人群，与个体素质、遗传因素均有关系。尽管青少年血瘀者很少，但通过现代检验发现，这部分人血液黏稠度增高的比例较没有白发的人偏多。而本例检验正好证明此观点。马老师以此经验补益肾肝脾，活血化瘀治疗白发，取得了较好的疗效。

第十一节　银屑病

银屑病中医称白疕，又称其为"松皮癣""蛇虱""白壳疮"等，俗称"牛皮癣"。以皮肤红斑上反复出现多层银白色干燥鳞屑为特征，是一种慢性复发性炎症性皮肤病。本病任何年龄均可发病，男性多于女性，有一定遗传倾向。男性 20 ~ 39 岁，女性 15 ~ 39 岁为多发年龄段。北方多于南方，冬春季复发或加重，夏季减轻或自行痊愈，部分患者可相反，病程数年之后则季节性不明显。其病情顽固，病程较长，易于复发。

一、病因病机

本病形成原因主要是素体血分蕴热，血分热毒炽盛，营血亏耗，生风生燥，肌肤失养所致。其血热的产生是由多种因素引起，如七情内伤，气机壅滞，郁久化火，以致心火亢盛，心主血脉，心火炽盛则热伏营血；或饮食不当，过食辛发动腥之品，以致脾虚蕴湿，郁久化热，加之肌热当风，环境潮湿，外受风寒、风热、风湿之毒邪，内外之邪相搏而发病。病初血分热盛，毒热入营，蕴伏血络则红斑泛布，疹色鲜红，续出不已；血热伤阴，脉络阻滞，气血运行不畅，则起丘疹斑块；湿热燥盛，热伤营阴，肤失濡养则皮损干燥，叠起鳞屑；病久或反复发作，阴血被耗，气血失和，化燥生风，或经脉阻滞，气血凝结不通，则斑块顽厚，日久不消失，缠绵难愈。

二、治疗总则

马老师提倡中西医结合认识本病，中西医结合治疗本病，须遵循以下4点总体原则：

（1）必须引导患者及家属正确认识银屑病，本病病因不清，发病机理复杂，目前尚无特效的治疗方法。采用各种药物和方法，可使病情缓解，近期临床治愈，但不能根治。

（2）注意解除思想顾虑，消除精神创伤，包括科普教育、心理疏导、行为治疗等，尤其是病程较长、复发频繁的患者。进行期病人禁用刺激性强的药物。急性期或伴有明显瘙痒者应尽量少食刺激性食物。

（3）银屑病是一个慢性良性皮肤病，治疗中尽可能避免使用危及机体健康对内脏器官有损害的药物，如长期外用糖皮质激素、细胞毒性药物及对肝肾有损害的药物等。

（4）药物治疗遵循个体化原则，根据病情程度、病期、皮损部位与面积、诱发因素、治疗历史、患者年龄与性别和社会经济背景来选择治疗方法。

三、各型银屑病治疗原则

1. 寻常型银屑病

（1）对于皮损少而局限者，只需局部外用药物治疗。

（2）初发病例或长期缓解突然再发者，应详细询问病史，针对可能诱因积极治疗。对因扁桃体化脓感染后出现急性点滴状银屑病，首先应予以抗感染治疗。

（3）避免各种诱发因素如清除或及时治疗感染病灶等。某些药物可能会加剧原有银屑病病情如抗疟药、受体阻滞剂、碘化物等应慎用。

（4）急性期不宜外用刺激性强的药物以免激发红皮症，稳定期斑块型可涂作用较强的药物。

（5）对轻中度银屑病可采用去除诱因配合局部用药，病情重者、皮损顽固者可在去除诱因基础上采用局部用药和系统用药联合疗法。对轻中度门诊治疗，重者应住院治疗。皮损鲜红、皮损周围有红晕、红肿等炎症明显，处于急性进行期者应选择刺激性小，具有安抚作用的外用药物，如3%~5%硼酸软膏、3%~5%水杨酸软膏、湿润烧伤膏、单乳膏、舒缓保湿抗炎类的医用护肤品等，禁用紫外线照射或强烈刺激的外用药物，否则易致病情加重或转为红皮症型。病情稳定、皮损炎症不重者能耐受刺激性药物，应从低浓度开始，逐渐提升至较高浓度。皮损局限或面积小者单用外用治疗即可。皮损广泛者宜同时给予内用药物治疗，严重者应给予2种以上方法综合治疗，注意此时外用药物宜考虑吸收因素，不用大量吸收后引起明显副作用的药物，慎用糖皮质激素外用制剂。寻常型银屑病禁止内用糖皮质激素（包括口服、肌内注射和静脉用药），勿滥用免疫抑制剂。

（6）面部、外阴、黏膜处皮损禁用刺激大、毒性大的药物。对于慢性反复发作者应详细询问用药史及其疗效，以便选择效果较好而未曾使用过的药物，避免重复使用效果不佳或无效的药物，以增强患者治疗疾病的信心。

（7）用药时还应考虑年龄、性别和社会经济背景，处于生育年龄而尚未生育的青年女性，不宜较长期用维A酸（维甲酸）类致畸作用及细胞毒性的药物。

2. 关节型银屑病

关节型银屑病涉及轻中度关节炎和肌肉与肌腱在骨起止点处的病变，其治疗目的是控制炎症，必要时用非类固醇性抗炎药。用物理治疗可以维持关节活动范围和功能，避免对关节强烈的创伤性的极度压迫。中度严重关节炎，可以选用柳氮磺吡啶和金盐。严重毁坏性关节炎用 MTX、环孢素等生物制剂。现在 MTX 和环孢素已作为治疗严重关节病型银屑病的首选。中医以独活寄生汤、麻黄附子细辛汤为基础方辨证论治。

3. 红皮症型银屑病

红皮症型银屑病应密切观察病人的一般情况，注意体温调节和保持水电解质平衡，预防和治疗并发感染。由于大量脱屑和进食减少，常有低蛋白血症和贫血，应适当补充血浆蛋白，必要时可输血。红皮症阶段严禁应用刺激性大的外用药，可应用润肤剂、安抚性软膏，如复方羊毛脂软膏、单乳膏、湿润烧伤膏、保湿剂等以保护皮肤，减少水分及热量的蒸发和皮肤的不适。糖皮质激素制剂不宜大范围使用，一是大量吸收后可导致全身性毒副作用，二是停药后常复发，且更难治疗。中医以清热解毒、凉血消斑为治则。

4. 脓疱型银屑病

全身性脓疱型银屑病需住院治疗。一般状况处理同红皮症型银屑病，去除诱因。在妊娠期发病者应根据病情轻重在尊重患者意愿的情况下可终止妊娠。马老师曾尊重患者的意愿，并在患者知情的情况下，运用中医中药内服和外用治疗 2 例相对较轻的妊娠期脓疱型银屑病，能基本控制病情，平稳渡过妊娠期，孕妇顺利生产，2例均经儿科医生检查，新生儿身体健康。脓疱型银屑病的局部治疗对局限的皮损可外用糖皮质激素，必要时可封包。脓疱的糜烂面根据轻重选用 1∶2000 呋喃西林液或中药黄柏洗液、中药 1 号洗剂（自拟经验方）、创愈液（院内制剂），清热解毒燥湿类药液清洗溻渍、湿敷，控制糜烂，预防感染。泛发的皮损可用润肤剂。对轻型脓疱型银屑病，推荐联合用药作为一线治疗，重型脓疱型银屑病和连续性肢端皮炎患者应以阿维 A 和 MTX 作为一线用药，除严重的急性泛发性脓疱型银屑病和疱疹样脓疱病外，应尽量避免给予糖皮质激素。

由于银屑病目前尚不能彻底根治，易反复，需长期用药。所以在选择药物时，除考虑药物的近期和远期疗效外，还应考虑药物的近期和远期毒副作用，尤其是严重的毒副作用，如致癌、致畸、转型（从无生命危险的寻常型转为威胁生命的红皮症型或脓疱型），停药后加重复发等。

总之，治疗中应考虑患者整体的利益和弊端、疗效与风险比例，根据患者的不同情况采用不同的治疗方案，即所谓"个体化"。

四、预防与调护

1. 药浴注意事项

药浴治疗银屑病被广泛应用，马老师强调药浴要以中医基本理论为指导，辨证施治选方用药，根据病情多选用清热凉血，养血活血，润燥止痒类药物，煎汤浸浴或熏蒸。要求如下：

（1）适用于能自行活动者。凡饥饿、体弱、年老、儿童、精神欠佳者慎用。严重心脑血管病、精神疾病、出血倾向、体质虚弱、行动不便、女性经期、孕期不宜药浴。

（2）药浴温度一般在 39～42℃，水位以胸部以下不感憋闷为宜，软毛巾拭洗，避免用力揉搓，以 20～30min 为宜，每日或隔日1次。此外，浴室要通风。

（3）药浴后，温水冲洗皮肤药液，蘸干水分，及时外涂药膏，避免干燥，同时有利于药物的吸收。

（4）询问观察患者药浴后有无皮肤刺激现象，应及时调整治疗方案。

2. 饮食宜忌

（1）一般给予普食，少食油腻食物，忌食酒类、辛辣刺激腥发动风之品。

（2）银屑病患者大量脱屑或红皮症时，体内蛋白及微量元素、热量会大量丢失，应给予饮食补充，以保证营养，如猪肉、各种蛋类、乳类、豆制品、蔬菜、水果等。忌食鱼虾蟹、牛羊肉、动物油、酒类以及易致敏食物。

2001 年美国 Pegano 医生提出银屑病的自然疗法，即用改善生活方式治疗银屑病。他认为合理饮食是治疗银屑病的主要措施，银屑病患者应吃 75% 碱性食物（水果和蔬菜），只吃 25% 酸性食物（肉类）。限煎炸、油腻、腌制食品，戒烟戒酒，注意多饮水，保持每日 1~2 次大便，并通畅。

3. 情绪调理

勤与患者沟通，可采用倾听、安慰病人的方法，避免急躁不安情绪，忌怒，心情舒畅，保持良好情绪。

4. 健康指导

向患者讲解本病特点、治疗过程、用药常识、预防复发措施及注意事项，提高对本病的认知程度。指导患者要生活规律，起居有常，合理调配饮食，戒烟戒酒，避免外伤、感冒和滥用药物，以防本病复发或加重。

五、典型医案

医案 1

梁某，男，21 岁，咸阳人。2011 年 12 月 23 日初诊。

主诉：全身散在红斑、斑丘疹半月余。

现病史：半月前患者感冒，出现咽痛，在当地诊所按"上呼吸道感染"治疗，给予"抗病毒、消炎、清热解毒"药物（具体药物不详）治疗，感冒，咽痛症状缓解，发现皮肤出现散在红斑及斑丘疹，以为药物过敏，遂停止口服一切药物，观察，随后皮损逐渐增多泛发，以背部、四肢显著，红斑及斑丘疹上覆白色鳞屑，瘙痒明显，搔抓后，皮屑脱落，遂来我院诊治。现症见：躯干、四肢见散在类圆形红斑、斑丘疹，上覆厚层银白色鳞屑，鳞屑周围有红晕，刮除鳞屑，可见淡红色发亮的薄膜（薄膜现象），刮去薄膜有点状出血（露滴现象），伴口渴，咽干，大便干结，2d1 行，小便黄，咽喉红，扁桃体肿大。舌质红，苔薄黄，脉浮数。

中医诊断：白疕。

西医诊断：银屑病寻常型（进行期）。

辨证：血热蕴肤。

治法：清热解毒，凉血化斑，润肤止痒。

方药：生元饮加减。水牛角 60g（先煎），生地 30g，槐花 15g，玄参 15g，山豆根 10g，板蓝根 30g，金银花 30g，连翘 15g，桔梗 12g，菊花 20g，赤芍 15g，当归 10g，天花粉 15g，蒲公英 20g，白蒺藜 15g，防风 15g，大黄 8g（后下），甘草 9g。12 剂，水煎 400ml，分 2 次早晚温服。外治以药浴外洗方（马齿苋汤）：马齿苋、生地、蛇床子、地肤子、侧柏叶、金银花各 60g，水煎温洗患处，每日 1 次。3% 硼酸软膏外涂，3 次/d。忌食辛辣刺激、鱼腥海鲜等发物。忌机械性刺激。

复诊：皮损颜色稍变淡，鳞屑减少，口渴咽干好转，二便正常。舌质红，苔薄黄，脉浮数。上方去大黄，水牛角减至 30g，继服 12 剂，药浴外洗方继续温洗患处，每日 1 次。3% 硼酸软膏外涂，2 次/d。

三诊：斑丘疹颜色变淡褐，鳞屑明显减少，已无瘙痒感，未见新皮疹出现，扁桃体不肿大。舌质淡红，苔薄黄，脉数。前方去水牛角、山豆根、槐花、防风，继服 12 剂，停用外洗药，外用软膏改为湿润烧伤膏外涂，2 次/d。

四诊：斑丘疹基本消失，留有散在褐色斑，无新皮疹出现，舌质淡红，苔薄白，脉数。前方去板蓝根、桔梗，生地、金银花减至 15g，加丹参 15g，白术 15g，土茯苓 15g，再服 10 剂水煎服，以巩固治疗。嘱停外用软膏，平素加强锻炼，避免劳累、感冒。3 个月后随访，未复发。

按语：本例患者属于白疕血热蕴肤证，为银屑病寻常型进行期，由于外感风热之邪，蕴于肌肤不散，即上呼吸道感染后，热毒炽盛，蕴于血分，伤阴化燥，故宜清热解毒，凉血化斑，润肤止痒。马老师讲，此患者病程较短，内服用中药，外用清热凉血之品药浴，外涂抗炎硼酸软膏，初期主张用油润安抚，不主张用糖皮质激素类药物，忌具有刺激性的、浓度高的药物。方中用水牛角、生地、生槐花、板蓝根、天花粉清热凉血，清营分、血分之热毒，不可用大寒之品，以免耗伤阳气，损伤脾胃后天之本。以生地、天花粉、玄参清热滋阴，濡养干燥之肌肤，使干燥鳞屑得到滋润。当归、赤芍养血活血，避免凉血过度而瘀血，又寓"治风先治血，血行风自灭"之意。板蓝根、金银花、连翘、山豆根、玄参、桔梗清热解毒、凉血利咽。肺主皮毛，桔梗入肺经，不仅有开宣肺气之功效，可疏风解表，又可引经入药，直达病所。现代医学研究认为桔梗具增强抗炎和免疫作用，其抗炎强度和阿司匹林相似，水提物能增强巨噬细胞的吞噬功能，增强中性粒细胞的杀菌力；大黄泻下、凉血解毒，使邪有出路，从大肠而出；土茯苓性甘、淡平，解毒除湿，长于去湿。《本草正义》："土茯苓，利湿去热，能入络，搜剔湿热之蕴毒。"马老师提倡中西医结合治疗银屑病，常常宏观与微观两方面分析疾病，既注重辨病、辨证相结合，又善于中医系统、整体的调理，常把中医富有抽象性的概念与西医简明、直观、具体的描述深层剖析、对比，以患者为中心，以疾病为靶点，采用单靶点取效和多因素协调中西医结合治疗疾患。

医案 2

王某，男，42 岁。2010 年 11 月 3 日初诊。

主诉：全身反复红斑、鳞屑 10 余年。

现病史：患者自诉 10 余年前吃海鲜后全身皮肤开始出现红斑、鳞屑，微痒，曾住院按"银屑病"治疗后好转。此后 3 年未发。7 年前再发，曾在多家医院中西医治疗，内服、输液、外涂药物，虽控制住了病情，但停药后复发，时轻时重，全身散在红斑，鳞屑从未间断，干燥瘙痒，遂来就诊。现症见：四肢、躯干皮肤散在暗红色斑块，上覆银白色鳞屑，干燥，形状大小不一，部分融合成片，刮去鳞屑见薄膜及露滴现象，口干喜饮，食纳可，夜休差，二便调。舌质淡红，苔薄黄，脉沉细。

中医诊断：白疕。

西医诊断：银屑病寻常型（静止期）。

辨证：血虚风燥证。

治法：滋阴润燥，养血祛风。

方药：当归饮子加减。生地 25g，当归 13g，麦冬 15g，白芍 15g，川芎 12g，黄芪 30g，炒蒺藜 15g，制何首乌 10g，荆芥 9g（后下），防风 15g，鸡血藤 15g，酸枣仁 20g，地肤子 15g，乌梢蛇 10g，甘草 6g。20 剂，水煎 400ml，分 2 次温服。嘱凡士林外涂皮肤，每日 2 次。

二诊：瘙痒减轻，鳞屑明显减少，皮损变薄，颜色变淡，部分皮损从边缘消退，范围缩小，部分大片皮损中央消退，舌质淡红，苔薄黄，脉细数。效不更方，继服原方 20 剂。皮疹局部继续外涂凡士林，每日 2 次。

三诊：躯干、四肢近端皮损明显消退，微痒，大便偏稀，夜休好，余无不适感。舌质淡红，苔白，脉细数。原方生地减量至 15g，当归 10g，去酸枣仁、乌梢蛇、制何首乌，加白术 15g，茯苓 15g。继服 20 剂。水煎 400ml，分 2 次温服。嘱凡士林每日 1 次外涂皮损。

四诊：大部皮损基本消退，遗留红斑色泽暗褐，前方继服 10 剂。外用药改为湿润烧伤膏，隔日 1 次外涂，以巩固疗效。1 个月后复诊临床告愈。

按语：本例患者为银屑病寻常型静止期，病程日久，热邪化燥，热伤营阴，营血亏虚，经络阻塞，加之久病多虚、多瘀，气血运行不畅，肤失濡养而反复不愈。故以滋阴润燥，益气养血，祛风止痒为治则。方中当归、生地、麦冬、白芍、制何首乌滋阴养血润燥；久病多瘀加川芎、鸡血藤活血化瘀；久病多虚则加黄芪益气，亦可扶正祛邪，"气为血之帅"，气行则血行，使补而不滞；蒺藜、荆芥、防风、乌梢蛇、地肤子可疏风解表，利湿止痒，腠理开则郁邪散，营卫和则气血畅，顽疾自愈。马老师认为银屑病静止期病程日久则血虚风燥，常兼有脾虚、气虚、阴虚等症状，故多以当归饮子酌情加减治之。

第五章　师徒对话

第一节　乳腺疾病篇

1. 徒（薛艳）问：随着社会的发展，生活水平的提高，广大女性提高了乳房健康的意识，临床就诊中最常见到的是乳腺增生症，那么什么是乳腺增生症？临床有何特点？

师（马拴全）答：乳腺增生症是乳腺组织的良性增生性疾病，其本质既非炎症，又非肿瘤，而是一种由于乳腺各组成成分增生导致的乳腺组织结构不良（紊乱）性疾病，是以乳腺腺泡上皮和导管上皮细胞增生、乳腺间质结缔组织增生、乳腺导管扩张和囊肿形成为基本变化的一类疾病的总称。中医属"乳癖"范畴。依其病变的阶段、程度和病理变化等不同，临床上又有许多名称，中华医学会乳腺病协作组近年将其命名为乳腺增生症。临床主要特点是单侧或双侧乳房疼痛并出现肿块，乳房疼痛和肿块与月经周期及情志变化密切相关，常在月经前加重，月经后减轻。少数患者还有乳头溢液。乳腺增生症肿块分型主要有以下几种：

（1）片块型：其肿块为厚薄不等的片块状，数目不一，呈扁圆或长圆形。若表面明显不平，软硬不一，称为结节状片块。

（2）结节型：呈结节状，形状不规则，立体感强，中等硬度，活动，表面光滑或不平，边界清楚或比较清楚，大小多在 0.3 ~ 0.5cm。若直径小于 0.3cm，称为"砂粒样"结节；大于 0.5cm，称为"颗粒样"结节。

（3）混合型：同一乳房内有片块、结节、条索、砂粒等2种形态以上的肿块。

（4）弥漫型：肿块分布的范围超过3个象限以上，或分散于整个乳房内。若肿块分布广泛，形态多样则称为混合弥漫型。临床上以片块型多见，结节型较少，且在治疗上其结节也较难以消失。

本病为最常见的乳房疾病，其发病率占育龄妇女的40%～50%，占全部乳房疾病的75%左右，并且具有一定的癌变倾向，尤其是伴有乳腺癌家族史的患者更应高度重视。

2. 徒（薛艳）问：乳腺增生症是怎么引起的？

师（马拴全）答：西医学对乳腺增生症病因病理尚未完全明了，一般认为与内分泌激素失调或紊乱有密切关系。乳腺组织作为性激素作用的靶器官，与子宫内膜一样受卵巢内分泌调节，并产生相应的增殖和复旧的周期性变化。周期性的激素分泌失调或乳腺组织对激素的敏感性增高是本病发生的主要原因。具体说是排卵前期黄体生成素和雌二醇分泌不足，以及黄体期雌二醇绝对或相对增高，黄体酮分泌相对或绝对不足，失去制约雌二醇与保护乳腺组织的作用，或黄体期泌乳素异常增高，直接刺激乳腺组织和进一步抑制孕激素的分泌，使乳腺组织长期处于雌激素的刺激之下，不能由增殖转入复旧或复旧不全，久而久之导致乳腺组织增生。此外，泌乳素的升高可直接刺激乳腺组织，并进一步抑制黄体期黄体酮的分泌，同时能刺激雌二醇的合成，使雌激素水平升高，导致内分泌失调。

中医认为多因郁怒伤肝，肝郁气滞，气滞血瘀，思虑伤脾，脾失健运，痰湿内蕴，以致肝脾两伤，痰瘀互结，瘀滞而成。妇人以冲任为本，若冲任失和，阳明经热，则气壅不散，结聚乳间而发。冲任两脉隶属于肝肾，冲任夹脐上行到胸，任脉循腹里上关元亦至胸中，胸乃乳房之所在，肾之经脉通过乳房，故冲任失调，肾气虚衰，为发病之本。

3. 徒（薛艳）问：老师您是如何辨证治疗乳腺增生症的？

师（马拴全）答：中医治疗本病从整体出发，辨病与辨证相结合，内治与外治相结合，能从多方面、多角度起到调整内分泌的作用，保护和修复乳腺组织的增生性病理损害。我在临床上根据病情发展过程中不同阶段的具体变化进行辨证论治，将辨病论治与辨证论治有机地结合起来。将此病分为五型：

（1）肝郁痰凝证：临床治以疏肝解郁，化痰散结为主。证候：乳房肿块，多呈片块型，肿痛，质地较软，触痛较轻，肿块大小及疼痛可随喜怒而消失，平素性情急躁或抑郁，胸胁疼痛。苔白腻，脉滑或弦。方选自拟经验方止痛消结汤加减（见常用经验方章节）。

（2）冲任不调证：临床治以调理冲任，温阳化痰为主。证候：乳房肿块以双侧为多见，胀痛，经前加重，有乳头溢液，常伴月经不调，量少色淡，腰膝酸软，神疲乏力。舌淡苔薄白，脉沉细。方选二仙汤合逍遥散加减。经前乳房疼痛严重者，加山慈菇、浙贝母、香附、郁金、延胡索、川楝子等；月经量少或闭经者，加鹿角胶、红花；月经色黑有血块者，加红花、泽兰、三棱、莪术。

（3）气滞血瘀证：临床治以活血化瘀、理气止痛为主。证候：乳房肿块多呈结节型或混合型，质地较硬，痛处固定而拒按，胀痛或刺痛明显，月经色紫有块，伴有痛经。舌质紫暗，或有瘀点、瘀斑，脉弦涩。方选桃红四物汤合开郁散加减。

（4）脾肾阳虚证：临床治以温补脾肾为主。证候：乳房结块多呈弥漫型，经前或经期胀痛加重，乳头溢液黄色或淡清液，月经不调，白带多清稀，面疲神倦，腰酸腿软，形寒肢冷，便溏溲冷。舌淡嫩或边有齿痕，苔薄白，脉沉迟或细弱。方选右归丸合二仙汤加减。乳头溢清水样或黄色液体者，加炒麦芽、焦山楂、桑螵蛸、黄芪、白术；若乳房疼痛遇寒加重，肿块较硬，日久难消，同时伴明显阳虚寒凝表现如畏寒肢冷，腰膝酸软或冷痛，面色㿠白，舌质淡胖，苔白，脉沉细者，可根据王洪绪"阳和通腠，温补气血"，用阳和汤加减，药用熟地黄、麻黄、鹿角胶等；肾阳虚明显者，可选加巴戟天、肉苁蓉等温阳补虚。

（5）肝肾阴虚证：临床治以补益肝肾，化痰活血为主。证候：乳房结块多呈混合型，质地坚硬，隐痛，或窜痛，经前及经后均有疼痛，或伴乳头溢液暗红，耳鸣眼花，手足心热，心烦盗汗，失眠多梦，月经量少色暗。舌红少苔，脉细数。方选一贯煎合消瘰丸加减。阵热面红汗出者，加知母、黄柏、龟甲；乳房肿块难消者，加三棱、莪术、僵蚕、全蝎、浙贝母。

一般通过上述辨证治疗，调整了肝、脾、肾功能失调等全身因素，又标本兼治，整体与局部并重，疗效较为满意。

外治一般采用阳和解凝膏、消结止痛膏、消结止痛软膏敷贴患部。或用内服中药的药渣湿热敷患部。

4. 徒（马婉婷）问：随着现代女性对乳房健康意识的普遍提高，平时该如何自我检查，才能及时预防乳房疾病，及时早发现、早治疗？

师（马拴全）答：平时及时、正确地进行自我乳房检查，对乳腺疾病的早期发现、早期诊断有着重要的意义。首先，乳房检查的体位可采用站立位或坐位或仰卧位。

（1）用眼观察：观察时应注意乳房的形状、大小、是否对称，乳房表面有无突起或凹陷，乳头的位置有无内缩或抬高，乳房皮肤有无发红、水肿或橘皮样、湿疹样改变，乳房浅表静脉是否扩张。乳房皮肤如果有凹陷，可用手抬高整个乳房，若凹陷部分更为明显，局部可触及肿块，应怀疑肿瘤可能，应及时去医院就诊。

（2）用手触摸检查：用手触摸时应四指并拢，用指腹平放于乳房上轻柔触摸，切勿用手指抓捏，否则会将捏起的腺体组织误认为是乳腺肿块。其顺序是先触按整个乳房，然后按照一定次序触摸乳房的4个象限，即内上、外上（不要遗漏乳腺尾部）、外下、内下象限，继而触摸乳晕部分，挤压乳头并注意有无液体从乳头导管中溢出，最后触摸腋窝、锁骨下及锁骨上区域淋巴结。另外，检查时间最好选择在月经来潮后的第7～10d，这是乳房生理最平稳的时期，如有病变容易被发现。如发现乳房内有肿块时，应注意肿块的位置、形状、数目、大小、质地、边界、表面情况、活动度及有无压痛等。判断肿块是否与皮肤粘连，可用手指轻轻提起肿物附近的皮肤，以确定有无粘连。如果感觉乳房有疼痛，或乳房内有肿块，或乳头有溢液时应及时来医院检查。

5. 硕士研究生（冯莹）问：哺乳期妇女经常可见到乳痈的发生，该怎样才能预防？

师（马拴全）答：乳痈是由热毒蕴结乳房而引起的急性化脓性疾病，相当于西医的急性化脓性乳腺炎，多见于产后 2～4 周的初产妇哺乳期妇女，那么如何预防呢？首先，在妊娠 5 个月后应经常用温开水或肥皂水洗净乳头，乳头内陷者可经常提拉矫正；再者，哺乳期乳母应保持心情舒畅，情绪稳定，饮食清淡富有营养，忌食辛辣之物；其三，保持乳头清洁，不使婴儿含乳而睡，注意乳儿口腔清洁，要定时哺乳，每次哺乳应将乳汁排空，如有积滞，可按摩或用吸奶器帮助排出乳汁；其四，若有乳头擦伤、皲裂，可用麻油或蛋黄油调生肌散外涂，身体其他部位有化脓性感染时应及时治疗；其五，断乳时应先逐步减少哺乳时间和次数，再行断乳；其六，用胸罩或三角巾托起乳房。

第二节　痤疮篇

1. 硕士研究生（杜凡）问：您在临床中常按面部分候脏腑论治痤疮，什么是面部分候脏腑？

师（马拴全）答：痤疮中医属"粉刺"范畴，其皮损在面部区域分布有一定的特点和规律，或显著发生于额头部，或鼻唇沟、下颌部，或面颊部，或双下颌、颌颈部，或全面部散发，或兼背、胸部发病，根据面部分候脏腑论治痤疮，是我在多年的临床实践中根据痤疮在面部发病的不同部位，及根据中医基本理论也就是脏腑、经络在面部的分布及投影的相对应部位，按相对应脏腑论治痤疮的一种方法。如《素问·刺热论》的分候方法：额—心，左颊—肝，鼻—脾，右颊—肺，颏—肾；《灵枢·五色》："明堂骨高以起，平以直，五脏次于中央，六腑夹其两侧，首面上于阙庭，王宫在于下极"，"五色各有脏部，有外部，有内部也"，"庭者，首面也；阙上者，咽喉也；阙中者，肺也；下极者，心也；直下者，肝也；肝左者，胆也；下者，脾也；方上者，胃也；中央者，大肠也；挟大肠者，肾也；当肾者，脐也；面王以上者，小肠也；面王以下者，膀胱、子处也……此五藏六腑肢节之部也，各有部分。"以上2种方法，也可以说是《黄帝内经》关于面部分候脏腑的2种不同学说，均可以作为临床诊治的参考。一般内伤杂病多应用《灵枢·五色》面部分候脏腑，而外感热病则多按《素问·刺热》面部分候脏腑。

根据以上理论，将痤疮面部皮损的分布特点及部位与面部分候脏腑相对应的脏腑、经络予以判断确定，进而以此来结合皮损的颜色、形态、部位、舌、脉象、全身症状及皮损病位属于何脏何腑来进行辨证论治。例如：颜面皮损以额部、眉心（阙中）显著，皮损细小红色丘疹，黑头粉刺，白头粉刺，兼证伴有痒痛，鼻翼两旁皮肤发红、油腻、脱屑，兼见口干渴，大便秘，小便黄，舌红，苔薄黄，脉浮数。此即为肺经风热证。《灵枢·五色》曰："阙上者，咽喉也；阙中者，肺也。"阙中正为眉心之处，额部为阙上之所，咽喉为肺之门户，故以额部、眉心皮损显著在脏腑候肺。皮损细小红色丘疹，黑头粉刺，白头粉刺，兼证伴有痒痛，鼻翼两旁皮肤发红、油腻、脱屑，兼见口干渴，大便秘，小便黄，舌红，苔薄黄，脉浮数，据八纲辨证理论，为风热证。故此即为肺经风热证，治宜疏风清肺，方选枇杷清肺饮加减。

2. 徒（杜凡）问：如何理解"有诸内必行于诸外"？在诊治痤疮患者的过程中，我们应该如何将其皮损与脏腑病变相联系？

师（马拴全）答："有诸内者，必形诸外"语出《丹溪心法》，是朱丹溪根据《黄帝内经》"视其外应，以知其内者，当以观外乎诊于外者，斯以知其内，盖有诸内者，必形诸外"所言。人体是一个有机的整体，人体外在局部的病变，如面、舌体等可以影响到全身，而体内的气血、脏腑、经络等的病理变化，必然会在体表相应的部位反映出来。例如：皮损以粉刺、红丘疹、结节或脓疱为主，以颜面（鼻、鼻唇沟、口周）、胸背显著，面部油腻，伴口臭口苦，大便黏滞不爽，尿赤，白带多，舌红苔黄腻，脉象弦滑数。纵观全身症状此为湿热证，局部皮损红、面部油腻正为湿热在体表的表现。以颜面（鼻、鼻唇沟、口周）、胸背显著，《灵枢·五色》面部分候脏腑中，鼻、鼻翼候脾胃，故辨证为脾胃湿热证。方选茵陈蒿汤加减。

3. 硕士研究生（任楠）问：您在临床具体是如何运用面部分候脏腑来辨证论治痤疮的？

师（马拴全）答：我在临床上根据面部分候脏腑理论将痤疮分为 7 个证来辨证论治：即肺经风热证、肺胃积热证、脾胃湿热证、肝经郁热证、痰湿瘀滞证、阳郁寒凝证、肝肾阴虚证。我简单介绍如下（肺经风热证与脾胃湿热证在上述已举例说明，以下不再赘述）：

（1）肺胃积热证：皮疹多发于额部、鼻翼、唇周、胸背。典型临床表现以毛囊炎性丘疹，潮红，有脓疱为主。多伴有口干渴，口臭，心烦，大便干，小便黄。舌红，苔黄，脉弦滑。治法以清泻肺胃积热为原则。方药多选用泻白散合清胃散加减。

（2）肝经郁热证：皮疹多发于鼻梁、面颊两侧、下颌。典型临床表现以炎性脓疱、丘疹为主。经前增多，兼见心烦易怒，乳房胀满不舒，大便干结。舌质红，苔薄黄，脉弦数。治法以疏肝解郁，清热解毒为原则。方药多选用丹栀逍遥散合五味消毒饮加减。

（3）痰湿瘀滞证：皮疹多发于颜面与胸背。本病病程较长，反复发作，结节、囊肿或遗留疤痕色素沉着或呈细米粒样丘疹隐现于皮下，皮疹暗红或呈皮色。伴有纳呆，便滞。舌淡胖或紫暗有瘀点，苔薄白，脉滑。治法以除湿化痰，化瘀散结为原则。方药多选用二陈汤合桃红四物汤加减。

（4）阳郁寒凝证：皮疹多发于面、胸背部。典型临床表现以暗红丘疹、结节、囊肿，少数新疹肿痛为主。兼有下半身怕冷，手足不温，食后腹胀，易困倦，面色晦暗，大便稀溏，口干喜饮。舌暗紫或淡胖有齿痕，苔白腻，脉沉弱。治法以温阳解郁，通络解毒为原则。方药多选用麻黄附子细辛汤加减。

（5）肝肾阴虚证：皮疹多发于颧、颊或下颏、下颌、上唇。典型临床表现以紫红丘疹、结节，偶发新疹刺痛为主。兼见女性患者月经前加重，或伴月经不调，痛经，多见于中年女性，反复发作。舌边尖红，苔薄黄，脉细数。治法以滋养肝肾，调摄冲任为主。方选二至丸加减。

4. 硕士研究生（任楠）问：痤疮在治疗中有哪些误区？

师（马拴全）答：有些患者多认为痤疮是一种在青春期发生的疾病，随着年龄增长会自行消退，不予重视和治疗。其次医生对中重度痤疮治疗缺乏整体观念，仅给局部使用外用药物，忽略了内服药物的重要性或仅服内服药，不使用局部外用药物和治疗，易使疗效不佳；或用药千篇一律，不遵循痤疮的辨证论治规律，轻型痤疮及重型痤疮的治疗用同样药物，影响效果；或不注意维A酸（维甲酸）类外用药物的刺激反应对面部皮肤屏障的损伤，大部分治疗痤疮的外用药物，如硫黄洗剂、对氧苯甲酰凝胶、阿达帕林凝胶、维A酸（维甲酸）类等，均有一定的刺激性，常引起或加重皮肤屏障的损伤，出现皮肤红斑、干燥、脱屑及瘙痒等不良反应，导致皮肤敏感增加，患者不能坚持局部治疗，影响疗效；或缺乏维持治疗的理念，治疗1至2周后，皮损开始好转时，即停止用药，使痤疮再发；或在生活中未避免诱发因素，比如贪吃香燥、甜腻、炙煿、辛辣的食物及日晒、辐射等可诱发或加重痤疮的皮损。

5. 硕士研究生（任楠）问：如何应对痤疮治疗中这些常见的问题？

师（马拴全）答：首先，应树立早期治疗观点。痤疮早期应该积极治疗干预，对于有家族史的患者，更需要早期治疗，否则，容易引起囊肿、结节发生，留下瘢痕，影响美观。其次，应建立系统治疗的理念。痤疮为一种多因素的疾病，须进行系统的治疗，采用内服、外用药物，配合物理辅助，医学护肤品等方法治疗。最后，应选择针对性治疗药物。皮损以粉刺为主的轻型痤疮，可口服中成药（消痤胶囊、大解毒颗粒、排毒养颜胶囊、珍珠暗疮片、芩连口服液）等。皮损以炎性丘疹、结节、囊肿为主的重型痤疮，不仅需要口服上述中成药还可加中药汤剂内服，皮损更为严重者，必要时可中西医结合抗感染治疗，在治疗中或生活中应避免诱发因素。

第三节　带状疱疹篇

1. 硕士研究生（邢梦）问：带状疱疹初期疼痛您为何不应用活血化瘀止痛之法？

老师（马拴全）答：带状疱疹属中医的"蛇串疮"范畴。其皮损为红斑，继而在红斑上出现粟米至黄豆大小聚集成群的丘疱疹或水疱，累累如串珠，聚集而排列成带状，疱液澄清，继发染毒后可化脓，形成溃疡。轻者无皮损仅有刺痛感。首先其病因病机多为情志内伤，肝郁气滞，久而化火，肝经火毒，外溢肌肤而发蛇串疮；肝属木，主疏泄，肝对全身气机的疏通、调畅，促使全身之气通而不滞，散而不郁，而人体气血相依，循环不息，气为血之帅，气行则血行，气滞则血凝，气血又为全身脏腑经络等组织器官功能活动的物质基础。唐容川《血证论·脏腑病机论》说："肝属木，木气冲和调达，不致郁结，则血脉得畅。"肝的疏泄功能失常常表现为两类病理情况：一为疏泄不及，通常称为"肝气郁结"，或因为肝之气血阴阳不足，升发冲动无力或因受阻而升动不利，以至气机阻滞，表现为胸胁、乳房、少腹等部位的胀满疼痛不适，若气滞血瘀，则可见以上部位的刺痛，甚者肿物；其二是疏泄太过，即肝的阳气旺盛，升发冲动过于亢奋，以至气行逆乱，肝气上逆或横逆，而见头胀头疼，面红目赤，胸肋胀满，烦躁易怒等症状，甚则血随气逆，导致吐血、咯血等出血，或突然昏扑之暴厥证。故应以清泻肝火，解毒止痛为治法。其次，饮食不节，脾失健运，湿邪内生，蕴而化热，湿热内蕴，外溢肌肤亦可致蛇串疮发生。脾主运化，喜燥恶湿，脾气健旺，运化水湿功能正常，则既确保了对水液的充分吸收，以免津液生成乏源，又促使水液在体内及时输布代谢，而不致积聚潴留形成水湿痰饮等病理产物。而当饮食不节，损伤脾土，脾气亏虚，或湿浊困脾，脾运化水湿的功能障碍，可导致水湿痰饮内生之证，故《素问·至真大要论》中有"诸湿肿满，皆属于脾"。因此对于脾失健运，湿邪内生，蕴而化热，湿热内蕴，外溢肌肤而生者应以健脾利湿，解毒止痛为治法。再次，感染毒邪，湿热火毒蕴结于肌肤而成。其初期主要以湿热火毒为主，因湿热蕴结肌肤而成红斑、水疱，火毒炽盛，湿热火毒壅阻肌腠经络，经络阻塞不通，气血被阻而运行不畅，故而致作痒刺痛，或抽掣疼痛，或灼痛，因此治疗大法应为清热解毒利湿为主。湿邪去则疱消痒止，火热之毒邪清解则疼痛自止。故带状疱疹初期疼痛主要是湿热火毒壅阻肌腠经络而致疼痛，并非气滞血瘀所致，因而不应运用活血化瘀止痛之法，该法所用药物多为温燥之药，有助火热炽盛之嫌。

2. 硕士研究生（张敏）问：带状疱疹为什么发生在身体上部疼痛较重？在下肢疼痛尚轻？

老师（马拴全）答：带状疱疹为一种皮肤上出现成簇水疱，多呈带状分布，疼痛如火燎的疱疹性皮肤病，其特点是皮损出现前后，多数患者局部皮肤有敏感刺痛，甚至疼痛难忍，老年人疼痛症状尤重。疼痛为本病主要症状，给患者带来极大痛苦。其疼痛可因部位的不同而程度各异。本病的发病部位大体分为沿三叉神经分布的头面部、身体躯干的胸肋部以及会阴和下肢。

患病头面颈部者，多因感受火热毒邪，夹风邪上窜头面颈而发。火性炎上，易侵袭人体上部，故其沿肝经上行至头面部位，又因其性燔灼炎上为阳邪，因此其疼痛多为灼热刺痛，原因为火热之毒壅阻肌腠经络，气机阻滞，阻塞不通而致剧痛。

发于躯干胸胁部者多为郁火毒邪，《医方考·胁痛门》又谓："胁者，肝胆之区也。"且肝胆经脉布于两胁，若情志不舒，或抑郁，肝气郁结，郁久化火，或暴怒气逆，均可导致肝脉不畅，肝气郁结，气机阻滞，郁久化火。故其发病多由于肝郁气滞，气机不通，肝经火毒蕴结，疼痛的性质多为刺痛、胀痛、抽掣痛，甚至疼痛难忍。

发于身体下部，会阴及下肢者，多因湿热之邪下注。因湿为阴邪，其性重浊、黏滞、趋下，易损伤阳气，侵犯人体下部。六淫之中，唯有湿为重浊有质之邪，故湿邪致病，临床症状以沉重为特点，如湿邪客于肌表，阻滞气机，困阻清阳，可见头身困重，四肢酸楚沉重，头重如裹等；湿邪滞留经络、关节，阳气布达受阻，则可见肌肤不仁，肢体关节酸楚沉重等。故湿邪致病，临床的症状多以沉重为特点，症状则以肌肤不仁，酸楚沉重疼痛等临床表现为主。

第四节　慢性荨麻疹篇

1. 硕士研究生（童丹蕾）问：老师您认为辨证慢性荨麻疹的核心在哪里？

师（马拴全）答：《普济方》："夫风瘙痒者，由风邪气客于肌肉，则令肌肉虚，真气散，寒气搏于皮肤，外发腠理，阴邪与虚。"古代医家多认为荨麻疹的发生主要与风邪外袭，肌肤失养，或脏腑的功能失调，腠理开合失司，或素体本虚，风邪外袭所致。而慢性荨麻疹并不是急性荨麻疹的简单延续。中医治疗本病，防止其复发，应注重治病求本，标本兼治。

"虚"贯穿于慢性荨麻疹发生发展的始终，而卫虚则是致病的关键。生理情况下，营气化生血液，濡养脏腑以内守。卫气温煦皮肤，调节腠理开合以御外。两者协调作用维持机体攘外安内功能的正常运行。当营卫运行失和，卫弱不能内和于营，或营弱不能外谐于卫，邪气此时客于皮毛肌肤腠理之间，经络气机失常，导致气血津液运行障碍而起风瘙瘾疹。如《伤寒论·辨脉法》中有"营卫不通，血凝不流"。然营卫失和，虽有营卫之间的偏胜偏衰，但总以卫气受病在先。如《医门法律明营卫之法》："可见调营卫之义，为人身之先务矣，深维其机，觉卫气犹在所先焉……是卫气者，保卫营气之金汤也，……邪气之浅，气留而不行，所以卫气先病。及邪入渐深，而血壅不濡，其营乃病，其营病在卫病后矣。"所以当卫弱御外功能减弱时，邪气趁虚侵袭，郁于皮毛肌腠之间，以致内不得疏泄，外不得透达，津液溢于局部肌肤而发疹。

然五脏各有其虚，表现也不尽相同。《三因极一证治方论·卷之十六·瘾疹证治》："诸痛痒疮皆属于心。心实热则痛，虚寒则痒。"一方面心气散于表，又可行营血，若心气虚无力推动，血液运行障碍，营气难于布达于表。另一方面，心为神之处，若心血虚无力藏神，神不内守，或心失濡养，心动失常。均可导致腠理失养发而为疹。临床上常可见患者在情绪紧张、劳累、失眠后病情加重。这与现代医学中胆碱能性荨麻疹有相类似之处。《灵枢·经脉》说："手太阴气绝则皮毛焦。"《诸病源候论·风瘙身体瘾疹候》中所说："邪气客于皮肤，复逢风寒相折，则起风瘙瘾疹。"可见肺与皮毛关系密切，肺气旺盛则皮毛密固，抵御外邪能力强。肺气虚损，则皮毛不密，憔悴枯槁，六淫邪气乘虚侵入发而为疹。临床可见部分患者在遇冷、遇热加重，或者平素易于感冒。这与现代医学中寒冷性荨麻疹有相类似之处。相关流行病学调查也表明，慢性荨麻疹患者常伴有过敏性鼻炎、哮喘等呼吸道疾病。临床上有部分患者也会伴有胃肠道症状，如腹痛、腹泻、便秘，有学者把这类荨麻疹称为胃肠型荨麻疹或腹型荨麻疹，正如《灵枢·本藏》："肺合大肠，大肠者皮其应。"孙思邈在《千金方》中云："其身皮皆甲错，腹皮急。"肺气虚推动无力，大肠功能失调则会伴发相应的胃肠道症状。《丹溪心法·卷二》："瘾疹多属脾，隐隐然在皮肤之间，故言瘾疹也。"脾胃乃后天之本，脾胃气血运化之功正常，则营卫之气生成有源，肌肤皮毛得以滋养，腠理毫毛有节密固。脾胃虚弱则运化无力，导致营血亏虚不足以滋养腠理，卫气亏虚御外无力，则外邪易乘虚而入致患瘾疹。临床患者常伴有疲乏，食纳差，便溏等脾气虚的症状。西医学研究也证实，幽门螺杆菌感染可导致慢性荨麻疹的发生和迁延不愈。《景岳全书·四十七卷贤集》："赤白游风……或因虚火内动，外邪所乘；或肝火血热、风热所致。"肝的主要生理功能是调节气机和调控血液。若全身气机失调，卫外失司，腠理不固。若调控血液功能异常，则肝之阴血耗伤而致血虚，血虚生风生燥，从而皮肤不荣。故临床上常见患者多兼有情志不畅，情绪烦躁，皮肤干燥，夜间发作或病情加重等的表现。有学者认为丙型肝炎病毒（HCV）感染或重症肝炎、黄疸可能会导致Ⅲ型变态反应有关的荨麻疹。《素问》："冬不藏精，春必病温。"章虚古曰："热闭营中，故多成斑疹。"肾脏为先天之本，是气之根，也是生命力活动的原动力，具有营养脏腑组织的作用，防御外邪入侵的作用。若肾之气血阴阳不足，失于封藏，则至春季阳气始动，风热侵袭，邪气乘虚直入营分，而致卫营同病发为荨麻疹。临床一些难治性、顽固性慢性荨麻疹常属此类。但有一部分患者因先天禀赋不耐也会出现接触某些特定物品（粉尘、鱼虾、酒肉等）后发病。

2. **硕士研究生（童丹蕾）问：慢性荨麻疹易反复发作且伴有剧烈瘙痒，常常给人们生活上带来诸多不便，那么如何预防其发生呢？**

师（马拴全）答：《证治要诀·发丹》说："瘾疹，病此者，有人一生不可食鸡肉及章鱼动风之物，才食则丹随发，以此见得系脾风。"指出了禀赋不耐体质者食用"动风之物"会引发过敏反应，出现瘾疹。而禀赋不耐体质者，多是由于先天禀赋对某些物质不耐受或后天失于调养，其营卫气血功能紊乱或减弱是发病的主要原因。预防本病复发，治疗应从 2 个方面着手：避免接触不耐受致敏物质和增强机体脏腑、营卫气血功能。首先要尽可能地找出发病诱因并将之避免。如慎防吸入花粉、动物皮屑、羽毛、灰尘、蓖麻粉，避免接触不耐受致敏物质，禁用或禁食某些对机体致敏的药物或食物等。如因冷热刺激而诱发者，尽量注意避免。但大部分患者很难找到明确的致敏源。故增强机体抵抗力尤为重要。随着机体脏腑、营卫气血的功能提高，慢性荨麻疹也会自我缓解。

3. 硕士研究生（童丹蕾）问：慢性荨麻疹有些患者常诉总是在特定时间出疹或者加重，这是什么原因呢？

师（马拴全）答：在临床工作中，常碰到患者诉风团瘙痒在夜间或早晨易发生。现代有流行病学调查发现，慢性荨麻疹存在于北京时间 23 时至凌晨 1 时和早晨 9 时至 11 时的时间段发病为多的"两峰值"现象。这主要与营卫循行及阳气的生理规律有关。卫气昼行于阳，夜行于阴。夜间卫气欲入阴经以得到补充，而散行在外的卫气失去固密机表之功不足以御邪，故慢性荨麻疹多于夜间至清晨这一时段发作。但从慢性荨麻疹日出疹时间分布的统计中，可以发现夜间出疹率并不随着卫阳入脏而持续增加，而是在子时后有一个缓解的过程。这与阳气一日的消长规律有关。《素问·金匮真言论篇第四》云："阴中有阴，阳中有阳，平旦至日中，天之阳，阳中之阳也；日中至黄昏，天之阳，阳中之阴也；合夜至鸡鸣，天之阴，阴中之阴也；鸡鸣至平旦，天之阴，阴中之阳也。"即指子时阴气旺盛到了极点，也是由盛转衰的转折点，阴气渐退，阳气渐生，故疾病在子时后得到相对缓解。晨时卫气应由脏出表，但当阳气本就不足，或是阴虚无以化阳时，卫气动力不足，则留于阴，不得行于阳，会再次导致疾病发作，故出现第二个高峰。慢性荨麻疹日出疹与卫阳循行的关系揭示了日出疹趋势的宏观规律。有部分学者以经脉流注来解释这一高峰现象，由此推演到具体脏腑功能。但是值得注意的是通过统计学观察可以发现在达到高峰的前后出疹率已经有所增加。所以荨麻疹患者定时出疹与具体脏腑功能不足是否相关还有待进一步探讨。西医学则认为，慢性荨麻疹的昼夜发作规律可能与肾上腺皮质激素的分泌规律相关，在人体激素水平较高时风团的发作会减少。

第五节　神经性皮炎篇

1. 硕士研究生（纪春艳）问：皮肤病与经络有什么关系？

老师（马拴全）答：皮肤是位于人体最外层，是人体最大的组织器官，肉眼可见，具有护卫机体、排泄汗液、调节体温、新陈代谢等重要功能，是机体防御病邪的一道屏障，也是人体表现于外的生理病理征象；脏腑深居于里，化生贮藏精气，受盛传化水谷，是人体表现于内的生理病理征象；经络纵横交错，遍布全身，将外在皮肤与内在脏腑有机地联系起来。生理上，皮肤通过经络与五脏六腑相通，五脏六腑通过经络将气血津液输送于皮肤，以润泽肌肤，营养毫毛。病理情况下，很多脏腑病变可通过经络反映至皮肤，如皮肤瘙痒症、湿疹、慢性荨麻疹等，是由于脏腑功能失调，经气不通，营卫失调而表现于外的疾病；反之，通过观察皮肤的色泽、明暗，皮损的分布、大小、形态，可以外测内，诚如《灵枢经·本脏》曰："视其外应，以知其内脏"，关于此，明代陈实功也提到"内之症或不及其外，外之症则必根于其内也"。二者病证相互反映的同时，也会出现病证的相互导致。如硬皮病、皮肌炎等某些皮肤病，初起为一种皮肤损害，日久会损害内脏；糖尿病、肿瘤等一些慢性消耗类疾病，日久患者往往会伴有黯色神衰，皮肤萎黄、干枯，肌肤失于濡养等症状，故皮肤是内脏的外在反映，内脏是皮肤的内在本质，经络是二者联系的桥梁，皮肤有赖于脏腑经气的濡养，脏腑的正常功能活动可在皮肤的屏障功能下，充分舒展，三者的表里、依存、桥梁、纽带关系，使其密不可分。

2. 硕士研究生（纪春艳）问：神经性皮炎的好发部位与经络病变是否有关？

老师（马拴全）答：神经性皮炎的好发部位多见于颈项、眼睑、腰骶、四肢伸侧等部位，主要原因除了其好发部位易于摩擦、搔抓，皮肤张力较大，以及近几年有学者提出的关于皮损沿 Blaschko 线分布的相关研究之外。伴随着循经皮肤病、经络与皮肤病的相关理论的逐渐成熟，也进一步证明，经络病变与皮肤病的产生确实存在着密切的关系。根据临床观察大量的神经性皮炎病人，其皮损的好发部位与经络中阳经的循行分布甚为相似。手三阳从手走头，其循行所经的双上肢伸侧、颈侧面、颈背部，足三阳从头走足，循行所经双下肢伸侧、颈项，督脉位于后正中线，其循行所经的颈项、腰骶部均为神经性皮炎之好发部位，究其生理，探其病理。手阳明大肠"主津"之所生病，主津功能失常，可出现肠道壅塞不通、口臭、便秘、神志异常、烦躁等大肠实热证；小肠受盛化物、泌别清浊，主液之所生病，与大肠共同参与了人体的水液代谢，其功能失常则会影响人体水谷精微的吸收、化生及水液代谢，与心相表里，心火上炎可下移小肠，小肠实热，也可以影响到心；胃为"水谷之海"，主受纳腐熟水谷，化生精、气、血、津液等营养物质，喜润恶燥，病理情况下，胃失受纳，则食欲不振，脘腹胀痛，情志烦躁，喜怒异常；膀胱"津液之腑"，三焦"决渎之官，水道出焉"，二者均参与了机体水液代谢，其中三焦是机体水液运行与排泄的通道，主持诸气，总司全身气机，将机体的水液通过气化输布周身，以营润肌肤；胆主决断，在精神意识思维活动中，具有影响个体判断事物、做出决定的作用，同时可消除某些精神刺激的不良影响，维持和调节气血的正常运行，保持脏腑之间的协调关系，则胆气虚怯之人，优柔寡断、焦虑，长此以往，会出现易惊、善恐、失眠、多梦等情志异常的表现，因与肝相表里，故其情志方面多受肝疏泄功能的控制和调节，与此同时，胆生成与排泄胆汁，促进饮食水谷的消化吸收，也参与了水液的代谢。"大肠、小肠、胃、胆、三焦、膀胱"共同参与了人体的水液代谢,因此,当其脏腑功能失调时,水液代谢失常,津亏血燥,不能濡润肌肤,肠道蕴阻,实热内结,生燥化热。然"燥""热"乃神经性皮炎之发病主因,风、湿之邪化热阻滞肌肤,蕴结不散,或脾胃湿热,蕴阻肌肤而发病,均属因"热"发病;心火上炎,煎灼营血,耗伤阴液,生风化燥而发作,或长期情绪烦躁,肝血不和,疏泄失常,火气郁滞,经络失畅,肌肤失泽,病久耗伤阴液,营血不足,致血虚生风化燥,皮肤失于濡养而反复发作。可见从神经性皮炎的好发部位与经络循行相关,可探讨其经络病变影响神经性皮炎的发生,及所谓的究其生理,探其病理。

3. 硕士研究生(纪春艳)问:基于经络理论如何治疗神经性皮炎?

老师(马拴全)答:神经性皮炎是一种慢性、炎症性皮肤病,可从皮论治;其好发部位与经络中阳经经络循行分布甚为相似,可从经论治;其经脉所属脏腑的病变与神经性皮炎的发生也具有密切关系,也可从脏腑论治;谈及治标治本,从皮部、经脉论治可谓治标,然从脏腑论治即治本,所以三者有效的结合,往往在临床上可产生事半功倍的效果。

(1)从皮论治:皮部刺激法是皮肤病从皮部治疗最常见的一种方法,历史悠久,效果显著,治疗直达病所。它和穴位刺激一样,都是借助外来的刺激来刺激皮肤表面气血运行,以此激发经络脏腑功能,达到疏通经络,调节脏腑气血、活血化瘀、止痛止痒之效。关于皮部刺激法,古代较为常见的如"毛刺、扬刺、半刺、络刺、豹文刺、赞刺"等,我们现代较为常见的有三棱针刺、梅花针刺、针刺、艾灸、拔罐等。神经性皮炎可通过皮肤的好发部位分为局限性及播散性,针对局限性神经性皮炎,因其发病部位局限,治疗过程中我们可通过辨识皮损的形态、颜色采取相应的皮部刺激法。如皮损色红、丘疹密集,有扩散之势,我们暂不采取皮部刺激疗法,避免在疾病急性期刺激皮损;如皮损色暗,融合成片,呈苔藓样变或皮损播散分布，发病日久，我们可对于发病皮损处采取豹文刺或刺络放血疗法，消瘀除斑，促进局部气血运行等。

（2）从经论治：杨继洲的《针灸大成》中总结到"经脉所过，主治所及"，则可在神经性皮炎皮损分布处选取相应经脉上的腧穴，即循经取穴。如皮损发生于双上肢伸侧，可选取手三阳经脉上的腧穴，少海、曲池、手三里、天井等穴，常规针刺，以泻法为主；皮损发生于后背者，可以督脉穴为主，大椎泻热镇惊，腰俞、腰阳关、命门平补平泻等。循经选穴属于从表象治疗，除此之外，还需"分经辨证"，详询病史，结合望闻问切，辨清患者所属经脉病证，如患者除发病皮损外还自觉有目涩，口干，喉咙痛，心情烦躁，颈部枢机不利，即可辨为手阳明大肠经病证，针刺治疗以阳明大肠经穴为主。通过患者的主要临床表现结合皮损分布部位，确定主要经脉病证，即可进行选穴，可近部选穴，体现"经脉所过，主治所在"的治疗规律，远部选穴，体现"经脉所过，主治所及"的治疗规律，也可根据疾病的证候特点，分析病因病机而辨证选穴，如播散性神经性皮炎，皮损大面积分布于全身，无法辨病位，就必须根据病证的性质进行辨证分析，将病证归属于某个脏腑或经脉，然后再按经取穴。对症取穴方面，治疗神经性皮炎血海和膈俞属于特效穴，血海和膈俞都可以补益气血，养血化燥，与神经性皮炎之病因病机相应。

（3）从脏腑论治：局限性神经性皮炎因其皮损较为局限，所以分经论治，临床诊断治疗会更加明确，但播散性神经性皮炎，因其皮损较为严重，且分布无规律可循，所以需要紧密结合其脏腑辨证进行治疗。皮肤病不同于内科疾病的重要特点是其病变可在皮肤有所反应，故其皮损形态是临床辨证论治的重要靶点。如皮疹色红，心烦易怒，失眠多梦，口苦咽干，伴见舌边尖红，脉弦数，多为肝郁化火证，治疗可予以疏肝理气，清肝泻火，龙胆泻肝汤加减；皮损呈淡褐色，粗糙肥厚，剧烈瘙痒，夜间尤甚，伴见舌淡红，苔薄白，脉细缓，多为脾胃湿热证者，可予以健脾利湿，祛风止痒，参苓白术散合消风散加减；发病日久，皮损色淡，状如枯木，肥厚粗糙似牛皮，心悸，失眠，伴见舌淡，苔白，脉细，多为血虚风燥证，治疗予以养血润燥，息风止痒，当归饮子加减。目前，临床较为常见的证型即为肝郁化火证、脾蕴湿热证、血虚风燥证；与此同时，脏腑辨证需要与经络辨证紧密结合，可从经络为脏腑辨证提供契机，也可通过脏腑辨证为经络辨证治疗提供新的靶点。最后，运用经络理论进行治疗时，引经药的使用极为重要，引经药是药物按照主治及性能归入相应的经脉，属于药物与经络在治疗上的一种完美结合，其可调和诸药，引诸药直达病所，增强治疗作用。因皮肤病患者的皮损分布部位的特殊，或者伴有一定的兼证，治疗药物如果没有上升或下降等作用，药效则无法分散，达不到治疗作用。引经药的出现弥补了这一治疗上的缺陷。正如《外科明疮论》曰："随经者引经必要之药，引者，导引也，引领也，如将之用兵，不识其路，纵兵强将勇，不能取胜。"药物都有归经，如柴胡治往来寒热，归少阳经，桂枝治畏寒发热，能愈太阳之病等。故治疗神经性皮炎的患者，可根据其皮损部位，或相应的兼证，选用引经药。如皮肤发于阳明经者，可选用白芷、葛根、升麻、石膏等；发于太阳经者，可选羌活、川芎、防风等；发于少阳经者，可选柴胡、龙胆疏利肝胆等。若皮损位于上焦，可加一些薄荷、防风轻清宣发之品，位于下焦，可加牛膝、独活等引药下行之物。"针之不及，药之所达"，通过辨经络添加相应的引经药，可使药物更快地融入相应的脏腑经络，内调脏腑，外调皮部。

第六节　溻渍法篇

1. 徒（马婉婷）问：什么是溻渍法？有何功效？在中医外科都适应哪些病证？

老师（马拴全）答：溻渍法，是用药物煎汤湿敷、淋洗、浴渍或熏洗患部，以达到治疗目的之方法。敷是用敷料浸湿药液敷于患处，外敷敷料包扎，使药液长时间作用于患处的一种治疗方法；溻是将含有药液的纱布或棉絮湿敷于患处；渍是将患处浸泡于药液中。四肢远端能浸泡的病变部位适用渍法，不能浸泡的部位适用溻法，两法往往同时进行，故合称为溻渍法，包括了湿敷、淋洗等疗法。溻渍法治疗中医外科疾病疗效满意，是常用的外治方法。

溻渍疗法历史悠久，早在《殷墟卜辞》中就有不少中药外治的史料。在《素问·阴阳应象大论》中说："其有邪者，渍形以为汗"，这里的"渍形"就是用热汤洗浴治疗疾病的方法。《五十二病方》中就有药浴法、蒸汽熏法等的记载。湿敷（溻）方首见于《肘后备急方》，载："又丹痈疽始发浸淫少小丹擒方。"《刘涓子鬼遗方》称本方为"擒汤方"，并叙述有"令极冷，擒肿上"及"温洗疮上，令恒湿"的冷敷和热敷2种方法。《备急千金要方》载有数种溻方，如"揄肿方""治痈疽始作，肿赤掀热长甚速方""升麻揄汤方""大黄擒洗方"等；对于具体应用方法也有论述："故帛四重内汁中""故帛两重内汤中""擒肿上，干易之，日夜数百度""常令湿"等，与现在临床常用的湿敷法是完全一致的。

湿敷法：按湿敷液的温度可分为冷湿敷和热湿敷，按包扎方式分为开放式湿敷和封闭式湿敷，按治疗时间的长短又可分为持续性湿敷和间歇性湿敷。创面上涂抹油剂，称为油湿敷。主要适用于皮肤潮红、肿胀、糜烂、渗出等急性皮肤炎症过程。其作用主要通过皮肤血管的收缩或血管扩张后，反射性收缩而达到消炎和抑制渗出的作用，又可通过冷热变化减少末梢神经的冲动而达止痒作用，还可以清除患部表面的污垢或刺激物。

《外科精义》的溻渍疮肿法专论、《外科大成》中都详细描述了湿敷的操作方法和作用。《外科精义》卷上载："溻渍法，疮疡初生经一二日不退须用汤水淋射之。在四肢者，溻渍之。"并指出其作用原理"夫溻渍疮肿之法，宣通行表，发散邪气，使疮内消也，盖汤有荡涤之功……此调疏导腠理，通调血脉，使无凝滞也。"

因本法要把患处浸泡于药液之中，所以以四肢远端的疾患为宜。祁坤说："以软帛叠成七八重，勿令太干，带汤于疮上，两手轻盈施压片时，帛温再换，如此洗按四五，流通气血，解毒止痛，此手功之要法，大疮不可缺也。"如治疮疡初肿未溃的葱归溻肿汤，治诸疮已溃的猪蹄汤，用活血化瘀、消肿止痛药物组成的熏洗剂以治疗骨伤肿瘀，用祛风除湿、温经活络药治疗痹证等。类似现代药液疗法，属当今物理疗法之一。

湿敷的功效：活血化瘀、通络止痛、清热解毒、利湿消肿、改善肢体微循环。适用于急性糜烂渗出性皮肤病的早期、急性化脓性皮肤病、血管神经性水肿、软组织损伤疾病。

冷敷可使毛细血管收缩，减轻局部充血，可使神经末梢的敏感性降低而减轻疼痛，降温退热，可减少局部血流，防止炎症和化脓扩散。可将体内的热传导发散，增加散热，降低体温。可以用于痤疮肺胃积热证，过敏性皮炎，小面积轻度烫伤等。

热敷可促进炎症的消退，在炎症的早期，热敷可促进炎症的吸收和消散；后期可使炎症局限，有助于瘀血的吸收及坏死组织的消除和组织修复。热敷能使肌肉、肌腱和韧带等组织松弛，解除因肌肉痉挛、强直而引起的疼痛，如腰肌劳损、扭伤等。还可减轻深部组织充血，使局部血管扩张，有益于疾病的恢复。药物热敷还可使药物通过局部吸收，达到直达病所的目的，使治疗更直接、更有效。热敷对小儿、老年人及末梢循环不良的患者或危重病人进行保暖，以促进其血液循环，可用于跌打损伤，阴疽症等。

冰敷可收缩血管、止血、减轻组织肿胀、止痛。适用于扁桃体摘除术后、鼻出血、早期局部软组织损伤、高热病人、中暑者、牙痛及脑外伤病人。

2. 硕士研究生（冯锁艳）问：在临床湿敷操作中我们应该注意些什么？冷、冰、热湿敷如何操作？

老师（马拴全）答：①冷湿敷：药液温度一般低于正常手温，10～15℃，凉湿敷的温度一般在15～20℃，将6～8层纱布按皮损大小制成纱布垫（也可以用毛巾），完全浸入冷的药液中浸泡后，稍加挤压（以不滴水为度），将纱布块平溻在皮损上，每隔3~5min取下重复1次，每次冷湿敷20~30min，湿敷结束后创面换药或皮肤涂药膏。人体的胸前、腹部、颈后等部位对冷敏感，所以要禁止冷湿敷；面积不能超过全身面积的1/3，以免引起患者体温下降。冷湿敷用的药液不宜过冰，注意室温及其他部位的保温，以防感冒。用过的纱布垫应洗净，煮沸消毒后可再用。冷湿敷液应新鲜配制，防止因溶液升温变质影响效果。②冰敷的温度：5~10℃，可用毛巾或纱布垫在冷水或冰水中浸湿，拧成半干，敷于局部，每隔2~3min更换1次，持续10~15min。也可用冰袋裹上毛巾敷于局部，但要注意避免冻伤，不可大面积使用。一般的急性闭合性软组织损伤48h后停止冷冰敷，改用热敷。③热湿敷：药液温度高于正常手温，掌侧腕部试温以不感烫手为宜，一般温度38~42℃。温湿敷一般温度35~40℃为宜。方法同冷湿敷的操作。如患部不忌挤压，亦可用热水袋放于湿敷垫上，然后盖上棉垫，以保持恒温。此外操作时也要注意患者有创口者，应注意无菌操作，敷后按换药法处理创口。眼部热敷时嘱患者闭上眼睛；头面部热敷患者，敷后30min内勿外出，以防感冒；还要注意防止烫伤患者等。

后 记

　　本书从构思到成稿历时三载，从框架建立到资料的收集、整理、撰写以及最后的完稿感触颇多。吾在总结个人经验的同时，也学习了其他名医大家的行医过程，深感中医学之博大精深，各家对疾病的认识与治疗更是各有所长，甚是钦佩。近年来，中医外科发展蓬勃，取得了令人瞩目的成就，吾在学习、传承前辈们的理论、经验基础之上，结合临床所得，不断创新，力求从新旧知识中找到新的突破，形成新的理论体系。由于成书匆匆，在思路整理、结构安排、文字表达方面都有着太多的遗憾。本书存在的诸多不足之处，敬请各位专家和读者在阅读的过程中多予批评指正。

　　本书编撰过程中，在框架结构、文字用词等方面深受陕西省中医文献研究所焦振廉老师的悉心指导，表示衷心的感谢。周永学校长从本经验集整理到完稿给予了大力支持，并欣然作序，特此感谢。多少个休息日，我的同事、学生们都不辞辛苦，积极参与到本书的编撰过程中，特此感谢。最后，向为本书的成稿给予帮助的所有部门、老师及学生们表示诚挚的谢意！

马拴全

2019 年 7 月